高等职业教育"十四五"药品类专业系列教材

中药鉴定技术

谢蜜蜜　周在富　李海燕　**主编**

化学工业出版社

·北京·

内容简介

《中药鉴定技术》依据中药质量检测、中药验收等岗位群中的中药鉴定相关职业能力要求进行编写，打破传统的课程模式，改为适用于中药实际生产检验的"项目-任务式"课程体系，以"来源鉴定、性状鉴定、显微鉴定、理化鉴定"四大经典鉴定以及其他鉴定方法为基础，划分出6个项目36个典型工作任务，优化课程内容体系，突出实用性，是一本具有医药高等职业教育鲜明特色的教材。本书旨在培养理想、信念坚定，德、智、体、美、劳全面发展，具有较强的专业理论知识及熟练的专业实践技能高素质技术技能型人才。

本书适合全国高职院校药学、中药学、中药材生产与加工、中药制药技术及其相关专业使用，也可作为中药技能竞赛、职业资格考核与鉴定、执业中药师考试等的参考用书。

图书在版编目（CIP）数据

中药鉴定技术/谢蜜蜜，周在富，李海燕主编.
北京：化学工业出版社，2024.8.--（高等职业教育
"十四五"药品类专业系列教材）.-- ISBN 978-7-122
-45924-4

I. R282.5

中国国家版本馆 CIP 数据核字第 2024NS0502 号

责任编辑：王 芳　蔡洪伟　　文字编辑：丁 宁　朱 允
责任校对：李雨函　　　　　　装帧设计：关 飞

出版发行：化学工业出版社
　　　　　（北京市东城区青年湖南街 13 号　邮政编码 100011）
印　　刷：北京云浩印刷有限责任公司
装　　订：三河市振勇印装有限公司
787mm×1092mm　1/16　印张 17¼　彩插 2　字数 377 千字
2024 年 8 月北京第 1 版第 1 次印刷

购书咨询：010-64518888
售后服务：010-64518899
网　　址：http://www.cip.com.cn
凡购买本书，如有缺损质量问题，本社销售中心负责调换。

定　　价：52.00 元　　　　　　　　　　　　版权所有　违者必究

编审人员名单

主　　编　谢蜜蜜（重庆化工职业学院）
　　　　　　周在富（重庆化工职业学院）
　　　　　　李海燕（河南省药品医疗器械检验院）

副 主 编　姚彦君（重庆化工职业学院）
　　　　　　苏婷婷（重庆化工职业学院）
　　　　　　鹿　君（重庆化工职业学院）

参编人员（按姓氏笔画排序）
　　　　　　万刘静（重庆工贸职业技术学院）
　　　　　　王　园（重庆化工职业学院）
　　　　　　王高峰（贵州工程职业技术学院）
　　　　　　王维斌（北京电子科技职业学院）
　　　　　　冯敬骞（衢州职业技术学院）
　　　　　　向甜甜（重庆化工职业学院）
　　　　　　刘忠洪（重庆化工职业学院）
　　　　　　杨艳娟（云南新兴职业学院）
　　　　　　邹　青（湖南环境生物职业技术学院）
　　　　　　宋少辉（重庆市九龙坡区妇幼保健院）
　　　　　　张　波（广西工业职业技术学院）
　　　　　　陈光明（云南新兴职业学院）
　　　　　　罗芳贞（湖南环境生物职业技术学院）
　　　　　　胡立中（洛阳职业技术学院）
　　　　　　姜仁禹（山东中医药高等专科学校）
　　　　　　高珊珊（黑龙江农垦职业学院）
　　　　　　郭秀梅（黑龙江农业经济职业学院）
　　　　　　黄之英（重庆药友制药有限责任公司）
　　　　　　曹　侃（芜湖职业技术学院）
　　　　　　董术发（黑龙江职业学院）
　　　　　　薛莉君（重庆化工职业学院）

主　　审　谢守兰（陕西步长高新制药有限公司）
　　　　　　罗庆林（重庆科瑞南海制药有限责任公司）

出版说明

为了更好地贯彻《国家职业教育改革实施方案》，落实教育部《"十四五"职业教育规划教材建设实施方案》（教职成厅〔2021〕3号），做好职业教育药品类、药学类专业教材建设，化学工业出版社组织召开了职业教育药品类、药学类专业"十四五"教材建设工作会议，共有来自全国各地120所高职院校的380余名一线专业教师参加，围绕职业教育的教学改革需求、加强药品和药学类专业"三教"改革、建设高质量精品教材开展深入研讨，形成系列教材建设工作方案。在此基础上，成立了由全国药品行业职业教育教学指导委员会副主任委员姚文兵教授担任专家顾问，全国石油和化工职业教育教学指导委员会副主任委员张炳烛教授担任主任的教材建设委员会。教材建设委员会的成员由来自河北化工医药职业技术学院、江苏食品药品职业技术学院、广东食品药品职业学院、山东药品食品职业学院、常州工程职业技术学院、湖南化工职业技术学院、江苏卫生健康职业学院、苏州卫生职业技术学院等全国30多所职业院校的专家教授组成。教材建设委员会对药品与药学类系列教材的组织建设、编者遴选、内容审核和质量评价等全过程进行指导和管理。

本系列教材立足全面贯彻党的教育方针，落实立德树人根本任务，主动适应职业教育药品类、药学类专业对技术技能型人才的培养需求，建立起学校骨干教师、行业专家、企业专家共同参与的教材开发模式，形成深度对接行业标准、企业标准、专业标准、课程标准的教材编写机制。为了培育精品，出版符合新时期职业教育改革发展要求、反映专业建设和教学创新成果的优质教材，教材建设委员会对本系列教材的编写提出了以下指导原则。

(1) 校企合作开发。本系列教材需以真实的生产项目和典型的工作任务为载体组织教学单元，吸收企业人员深度参与教材开发，保障教材内容与企业生产实际相结合，实现教学与工作岗位无缝衔接。

(2) 配套丰富的信息化资源。以化学工业出版社自有版权的数字资源为基础，结合编者团队开发的数字化资源，在书中以二维码链接的形式或与在线课程、在线题库等教学平台关联建设，配套微课、视频、动画、PPT、习题等信息化资源，形成可听、可视、可练、可互动、线上线下一体化的纸数融合新形态教材。

(3) 创新教材的呈现形式。内容组成丰富多彩，包括基本理论、实验实训、来自生产实践和服务一线的案例素材、延伸阅读材料等；表现形式活泼多样，图文并茂，适应学生的接受心理，可激发学习兴趣。实践性强的教材开发成活页式、工作手册式教材，把工作任务单、学习评价表、实践练习等以活页的形式加以呈现，方便师生互动。

(4) 发挥课程思政育人功能。教材结合专业领域、结合教材具体内容有机融入课程思政元素，深入推进习近平新时代中国特色社会主义思想进教材、进课堂、进学生头脑。在学生学习专业知识的同时，润物无声，涵养道德情操，培养爱国情怀。

(5) 落实教材"凡编必审"工作要求。每本教材均聘请高水平专家对图书内容的思想性、科学性、先进性进行审核把关,保证教材的内容导向和质量。

本系列教材在体系设计上,涉及职业教育药品与药学类的药品生产技术、生物制药技术、药物制剂技术、化学制药技术、药品质量与安全、制药设备应用技术、药品经营与管理、食品药品监督管理、药学、制药工程技术、药品质量管理、药事服务与管理等专业;在课程类型上,包括专业基础课程、专业核心课程和专业拓展课程;在教育层次上,覆盖高等职业教育专科和高等职业教育本科。

本系列教材由化学工业出版社组织出版。化学工业出版社从2003年起就开始进行职业教育药品类、药学类专业教材的体系化建设工作,出版的多部教材入选国家级规划教材,在药品类、药学类等专业教材出版领域积累了丰富的经验,具有良好的工作基础。本系列教材的建设和出版,既是对化学工业出版社已有的药品和药学类教材在体系结构上的完善和品种数量上的补充,更是在体现新时代职业教育发展理念、"三教"改革成效及教育数字化建设成果方面的一次全面升级,将更好地适应不同类型、不同层次的药品与药学类专业职业教育的多元化需求。

本系列教材在编写、审核和使用过程中,希望得到更多专业院校、一线教师、行业企业专家的关注和支持,在大家的共同努力下,反复锤炼,持续改进,培育出一批高质量的优秀教材,为职业教育的发展做出贡献。

本系列教材建设委员会

前言

本教材依据中药质检员、中药验收员等岗位群对中药鉴定技术相关职业能力要求，以职业活动为主线，参照《中华人民共和国药典》（2020年版）、《国家执业中药师考试大纲》和《中药士（师）卫生专业技术资格考试大纲》，对接国赛——中药传统技能赛项及行赛——中药调剂员赛项标准，设计教学内容，并配套数字化教学资源，可作为高等职业院校药学类、中药学类等相关专业教学用书，也可作为中药技能竞赛、职业资格考核与鉴定、执业中药师考试等的参考用书。

和传统的理论课程不同，中药鉴定技术是基于传统中药经验鉴别的基础上，辅以现代生物学及化学的理论和技术方法而进行的，要想准确熟练地判断中药的真伪优劣就必须实际大量地对中药材进行观察和比较。因此，在教材编写中我们以实际应用为导向，形成以中药四大鉴别方法为主，结构从上到下、由简入繁，难度依次递增的6个项目，改课堂教学为工作情境教学，将理论与实践融为一体，在学习任务编排上遵循学生能力发展规律，构建出适合实际生产需求的教材。

本教材共包含中药鉴定通用知识与技能、中药来源鉴定、常用中药的性状鉴定、常用中药的显微鉴定、常用中药的理化鉴定、中药鉴定其他鉴别方法等6个项目。每个项目依次介绍常见根及根茎类、茎木类、皮类、叶类、花类等中药的鉴定。本教材具有以下特点：①贴近岗位，以岗位中涉及中药鉴定的基本技能为依据，开发出"项目-任务式"课程体系，着重培养学生精益求精的工匠精神，较强的就业能力和可持续发展的工作能力，使学生能够快速融入中药材种植与养殖、中药饮片生产、中药调剂、药物制剂生产、药品质量检测、药品营销与管理、临床合理用药等方面工作。②包含执业中药师、中药士（师）资格考试大纲内容，增加实用性，便于学生技能资格的提升。③设置知识延伸、辨一辨等模块，拓宽学生视野及学习思维的同时，插入思政元素，践行社会主义核心价值观，把立德树人融入"做中学、学中做"的育人全过程，培养学生良好的人文素养、职业道德和创新意识。④文字及排版相对精练、简洁、直观、实用。⑤书中配套微课、练习思考答案，利于学生更深入地自学。

本教材在编写过程中得到了化学工业出版社及各编者所在单位的大力支持与帮助，谨此表示诚挚的感谢。

本教材是在传统教材的基础上进行的改革与创新，不足之处在所难免，恳请广大读者提出宝贵意见，以便修订和完善。

编　者
2024年5月

目录

项目一　中药鉴定通用知识与技能　/　001

任务一　学习中药鉴定基本知识　/　001
【学习目标】　/　001
【基本知识】　/　001
一、中药鉴定的定义　/　001
二、中药鉴定的任务　/　002
三、中药的分类与拉丁名　/　003
四、我国中药材的主要产地和道地药材　/　003
五、中药资源的保护和可持续利用　/　004
六、中药的采收、加工与贮藏　/　005
【能力训练】　/　008
【练习思考】　/　009

任务二　掌握中药鉴定的方法　/　010
【学习目标】　/　010
【基本知识】　/　010
一、中药鉴定的概念、依据与一般程序　/　010
二、中药鉴定的基本方法　/　012
【能力训练】　/　019
【练习思考】　/　020

项目二　中药来源鉴定　/　022

任务一　辨识植物形态特征　/　022
【学习目标】　/　022
【基本知识】　/　022
一、藻类植物　/　024
二、菌类植物　/　024
三、地衣植物门　/　025
四、苔藓植物门　/　025
五、蕨类植物门　/　026
六、裸子植物　/　026
七、被子植物　/　027
【能力训练】　/　027
【练习思考】　/　029

任务二　来源鉴定　/　030
【学习目标】　/　030
【基本知识】　/　030
一、观察及描述植物形态　/　030
二、核对文献　/　031
三、核对标本　/　031
【能力训练】　/　031
【练习思考】　/　033

项目三　常用中药的性状鉴定　/　034

任务一　常用根及根茎类中药性状鉴定　/　034

【学习目标】 / 034

【基本知识】 / 034

一、性状鉴定概述 / 034

二、重点掌握 / 036

狗脊

牛膝

大黄

何首乌

川乌

制川乌

草乌

附子

白芍

黄连

防己

延胡索

苦参

甘草

黄芪

人参

西洋参

三七

当归

防风

柴胡

丹参

黄芩

天花粉

党参

天南星

制天南星

半夏

法半夏

姜半夏

川贝母

麦冬

山药

天麻

【能力训练】 / 052

【练习思考】 / 055

任务二 常用茎木类中药性状鉴定 / 056

【学习目标】 / 056

【基本知识】 / 056

一、性状鉴定概述 / 056

二、重点掌握 / 057

苏木

钩藤

木通

川木通

降香

大血藤

鸡血藤

【能力训练】 / 062

【练习思考】 / 064

任务三 常用皮类中药性状鉴定 / 065

【学习目标】 / 065

【基本知识】 / 065

一、性状鉴定概述 / 065

二、重点掌握 / 066

牡丹皮

肉桂

厚朴

杜仲

黄柏

秦皮

白鲜皮

【能力训练】 / 072

【练习思考】 / 074

任务四 常用叶类中药性状鉴定 / 075

【学习目标】 / 075

【基本知识】 / 075

　　一、性状鉴定概述 / 075

　　二、重点掌握 / 077

　　番泻叶

　　枇杷叶

　　大青叶

　　紫苏叶

　　艾叶

【能力训练】 / 081

【练习思考】 / 083

任务五　常用花类中药性状鉴定 / 084

【学习目标】 / 084

【基本知识】 / 084

　　一、性状鉴定概述 / 084

　　二、重点掌握 / 085

　　辛夷

　　丁香

　　金银花

　　红花

　　西红花

　　菊花

　　玫瑰花

　　槐花

【能力训练】 / 091

【练习思考】 / 093

任务六　常用果实及种子类中药性状鉴定 / 093

【学习目标】 / 093

【基本知识】 / 094

　　一、性状鉴定概述 / 094

　　二、重点掌握 / 095

　　枳壳

　　枳实

　　佛手

　　五味子

　　木瓜

　　山楂

　　苦杏仁

　　决明子

　　补骨脂

　　小茴香

　　连翘

　　枸杞子

　　栀子

　　槟榔

　　砂仁

　　桃仁

　　火麻仁

　　乌梅

　　陈皮

　　酸枣仁

　　使君子

　　化橘红

　　女贞子

　　草果

　　紫苏子

　　川楝子

【能力训练】 / 111

【练习思考】 / 114

任务七　常用全草类中药性状鉴定 / 114

【学习目标】 / 114

【基本知识】 / 115

　　一、性状鉴定概述 / 115

　　二、重点掌握 / 115

　　麻黄

　　金钱草

　　广金钱草

　　广藿香

　　薄荷

　　穿心莲

青蒿

紫花地丁

益母草

肉苁蓉

茵陈

蒲公英

鱼腥草

【能力训练】 / 123

【练习思考】 / 126

任务八　常用藻、菌、树脂及其他类中药性状鉴定 / 126

【学习目标】 / 126

【基本知识】 / 127

一、性状鉴定概述 / 127

二、重点掌握 / 128

茯苓

猪苓

灵芝

乳香

没药

血竭

五倍子

海金沙

冰片（合成龙脑）

天然冰片（右旋龙脑）

昆布

冬虫夏草

【能力训练】 / 133

【练习思考】 / 135

任务九　常用动物类中药性状鉴定 / 136

【学习目标】 / 136

【基本知识】 / 137

一、性状鉴定概述 / 137

二、重点掌握 / 137

珍珠

全蝎

蜈蚣

蛤蚧

金钱白花蛇

乌梢蛇

蕲蛇

鹿茸

羚羊角

地龙

海螵蛸

桑螵蛸

蝉蜕

鸡内金

阿胶

【能力训练】 / 145

【练习思考】 / 147

任务十　常用矿物类中药性状鉴定 / 148

【学习目标】 / 148

【基本知识】 / 148

一、性状鉴定概述 / 148

二、重点掌握 / 149

朱砂

雄黄

石膏

自然铜

芒硝

赤石脂

滑石粉

【能力训练】 / 151

【练习思考】 / 153

项目四　常用中药的显微鉴定　/　154

任务一　中药显微鉴定　/　154

　【学习目标】　/　154

　【基本知识】　/　154

　一、显微制片方法　/　155

　二、植物细胞壁和细胞后含物性质的鉴别　/　155

　三、显微临时制片常用封藏液　/　155

　【能力训练】　/　156

　【练习思考】　/　158

任务二　常用根及根茎类中药显微鉴定　/　158

　【学习目标】　/　158

　【基本知识】　/　158

　一、显微鉴定概述　/　158

　二、重点掌握　/　162

　　大黄

　　何首乌

　　牛膝

　　附子

　　黄连

　　防己

　　甘草

　　人参

　　当归

　　川贝母

　　天麻

　【能力训练】　/　168

　【练习思考】　/　170

任务三　常用茎木类中药显微鉴定　/　171

　【学习目标】　/　171

　【基本知识】　/　171

　一、显微鉴定概述　/　171

　二、重点掌握　/　172

　　木通

　【能力训练】　/　173

　【练习思考】　/　175

任务四　常用皮类中药显微鉴定　/　176

　【学习目标】　/　176

　【基本知识】　/　177

　一、显微鉴定概述　/　177

　二、重点掌握　/　177

　　牡丹皮

　　厚朴

　　黄柏

　【能力训练】　/　179

　【练习思考】　/　181

任务五　常用叶类中药显微鉴定　/　182

　【学习目标】　/　182

　【基本知识】　/　182

　一、显微鉴定概述　/　182

　二、重点掌握　/　184

　　番泻叶

　　艾叶

　【能力训练】　/　185

　【练习思考】　/　187

任务六　常用花类中药显微鉴定　/　187

　【学习目标】　/　187

　【基本知识】　/　188

　一、显微鉴定概述　/　188

　二、重点掌握　/　188

　　金银花

　　菊花

红花

【能力训练】 / 189

【练习思考】 / 191

任务七　常用果实及种子类中药显微鉴定 / 192

【学习目标】 / 192

【基本知识】 / 192

一、显微鉴定概述 / 192

二、重点掌握 / 193

五味子

小茴香

苦杏仁

槟榔

【能力训练】 / 196

【练习思考】 / 198

任务八　常用全草类中药显微鉴定 / 199

【学习目标】 / 199

【基本知识】 / 199

一、显微鉴定概述 / 199

二、重点掌握 / 200

麻黄

金钱草

薄荷

穿心莲

【能力训练】 / 202

【练习思考】 / 204

任务九　常用藻、菌、树脂及其他类中药显微鉴定 / 205

【学习目标】 / 205

【基本知识】 / 205

一、显微鉴定概述 / 205

二、重点掌握 / 206

茯苓

猪苓

【能力训练】 / 207

【练习思考】 / 209

任务十　常用矿物类中药显微鉴定 / 210

【学习目标】 / 210

【基本知识】 / 210

一、显微鉴定概述 / 210

二、重点掌握 / 210

石膏

【能力训练】 / 211

【练习思考】 / 212

项目五　常用中药的理化鉴定 / 213

任务一　常用根及根茎类中药理化鉴定 / 213

【学习目标】 / 213

【基本知识】 / 213

大黄

附子

黄连

甘草

人参

川贝母

天麻

【能力训练】 / 217

【练习思考】 / 219

任务二　常用茎木类中药理化鉴定 / 220

【学习目标】 / 220

【基本知识】 / 221

木通

苏木

钩藤

【能力训练】／222

【练习思考】／223

任务三　常用皮类中药理化鉴定　／224

【学习目标】／224

【基本知识】／224

牡丹皮

厚朴

黄柏

【能力训练】／225

【练习思考】／227

任务四　常用叶类中药理化鉴定　／227

【学习目标】／227

【基本知识】／228

番泻叶

大青叶

【能力训练】／228

【练习思考】／230

任务五　常用花类中药理化鉴定　／231

【学习目标】／231

【基本知识】／231

丁香

金银花

菊花

红花

【能力训练】／233

【练习思考】／235

任务六　常用果实及种子类中药理化鉴定　／236

【学习目标】／236

【基本知识】／236

五味子

苦杏仁

马钱子

槟榔

【能力训练】／238

【练习思考】／239

任务七　常用全草类中药理化鉴定　／240

【学习目标】／240

【基本知识】／240

麻黄

金钱草

薄荷

穿心莲

【能力训练】／242

【练习思考】／244

任务八　常用藻、菌、树脂及其他类中药理化鉴定　／244

【学习目标】／244

【基本知识】／245

冬虫夏草

猪苓

茯苓

血竭

珍珠

鹿茸

牛黄

【能力训练】／248

【练习思考】／249

任务九　常用矿物类中药理化鉴定　／250

【学习目标】／250

【基本知识】／250

朱砂

石膏

【能力训练】／251

【练习思考】／253

项目六　中药鉴定其他鉴别方法 / 254

任务一　DNA 分子遗传标记技术 / 254

【学习目标】 / 254

【基本知识】 / 254

一、DNA 分子遗传标记技术 / 254

二、分子遗传标记在中药学上的

　　应用 / 255

【能力训练】 / 256

【练习思考】 / 256

任务二　扫描电镜技术 / 256

【学习目标】 / 256

【基本知识】 / 257

一、扫描电镜基本工作原理 / 257

二、应用于中药鉴定领域 / 257

【能力训练】 / 258

【练习思考】 / 258

任务三　中药化学指纹图谱 / 258

【学习目标】 / 258

【基本知识】 / 258

一、指纹图谱技术的概念 / 258

二、指纹图谱技术的分类 / 258

三、中药鉴定指纹图谱技术的具体

　　应用 / 259

【能力训练】 / 260

【练习思考】 / 260

参考文献 / 261

练习思考参考答案

项目一

中药鉴定通用知识与技能

项目引导

近年来,随着《中华人民共和国中医药法》和《中华人民共和国药典》的实施,国家对中药材质量的管理不断加强。然而,中药材市场中依然存在以假乱真、以次充好的问题,这对中药的有效性和安全性构成了威胁。为此,进一步发展和完善中药鉴定技术,确保临床用药的安全性,仍是当务之急。

任务一 学习中药鉴定基本知识

【学习目标】

一、知识目标

(1) 掌握中药鉴定的定义、任务;
(2) 掌握中药真伪优劣的概念;
(3) 掌握道地药材的概念;

二、能力目标

(1) 能辨别中药真伪优劣;
(2) 学会识别中药贮藏中常见的变质现象;

三、素质目标

千百年来中医药护佑着民生安康。即便在非典、疟疾等突发疫情面前,中医药也发挥着重要作用。通过本部分内容的学习,能让学生坚定中医药文化自信,充分挖掘中医药文化精髓,拓宽文化传播覆盖面,增强文化自信。

【基本知识】

一、中药鉴定的定义

中药鉴定是指对中药品种和质量进行的检验,包括来源鉴定、性状鉴定、显微鉴定、理化鉴定等方法；涵盖药品标准中的"性状""鉴别""检查""浸出物""含量测定"等项目。

二、中药鉴定的任务

（一）鉴定中药品种的真伪

中药品种的真伪和质量优劣直接关系到人民身体健康与生命安危，关系到中药临床的有效性、安全性、稳定性和中药的标准化、国际化等大问题。中药鉴定主要任务是鉴定中药的真伪优劣，确保中药质量。"真"，即正品，凡是国家药品标准所收载的中药均为正品；"伪"，即伪品，凡是不符合国家药品标准规定的品种以及以非中药冒充中药或以他种中药冒充正品的均为伪品；"优"，即质量优良，是指符合国家药品标准各项指标要求的中药；"劣"，即劣药，是指虽品种正确，但质量不符合国家药品标准规定的中药。

当前假冒和伪劣药材与饮片的表现形式有：

(1) 以相对价廉的他种药材伪充此种药材 以人参伪充西洋参，以平贝母的幼小鳞茎和东贝母的小鳞茎冒充松贝，以独活伪充当归，以水半夏伪充半夏等。

(2) 有意造假，以假充真 以淀粉和石膏加工仿制茯苓；以中华大蟾蜍或黑斑蛙的输卵管伪充蛤蟆油；以幼小的柚或甜橙伪充香橼等。

(3) 掺伪 在海龙、海马腹中充填泥沙、鱼粉，西红花掺非药用部位，在桂圆肉中加红糖，在芥子中掺油菜籽等。

(4) 药材被提取部分成分后再流入市场 如红花、人参、西洋参、三七、五味子、黄柏等。

(5) 染色 五味子、蒲黄、黄芩、红花、沉香、乌梅、朱砂、山茱萸、制何首乌、青黛、石斛等，通过染色使药材或饮片颜色鲜亮，容易出售或高价出售，但染色所用色素大多是人工色素，对人体健康有害。

(6) 一些名称相近或外形相似或基原相近的品种之间产生混淆 木香与川木香，苦杏仁与桃仁，海金沙与蒲黄，鸡内金与鸭内金等。

(7) 误种、误采、误收、误售、误用 在西北、华北地区，常将大黄误种为藏边大黄、河套大黄导致药农损失严重；将金钱草（过路黄）误采为风寒草（聚花过路黄）；市场上曾大量出售十字花科蔓菁 *Brassica rapa* L. 的种子，以其伪充菟丝子。

（二）鉴定中药质量的优劣

中药质量的优劣主要表现为有效成分或有效物质群含量的高低、有效成分之间的比例关系、有害物质存在情况以及中药的纯净度等方面。对中药质量的科学评价，除临床疗效、性状鉴定外，目前常以其有效成分的含量、有害物质的限量指标和涉及中药纯净度检查的各项指标等作为主要评价指标评价其有效性、安全性。

三、中药的分类与拉丁名

中药的概念

（一）中药的分类

中药的分类，就是根据中药同和异将其分成不同的类别，从而达到掌握药物特性和更好地利用药物的一种方法。不同的学科根据不同的目的，采用切合实际的分类方法，将众多无序的药物进行系统地分门别类，可为对中药的认识、掌握和利用，提高效率和提供许多的便利。

在本草书籍中，分类的记载始见于《神农本草经》，书中根据药性、功效、毒性等特性，将365种药物分别归纳为上品、中品、下品三类。《本草纲目》将中药按自然属性分类。

现代中药的分类，根据需求不同，分类的方法也非常多，主要有：

(1) 按照中药功能分类 如解表药、清热药、化湿药（芳香化湿药）、利水渗湿药等。

(2) 按照药用部位分类 根类、根茎类、皮类、茎木类、叶类、花类、果实类、种子类和全草类等。

(3) 按植物学分类 根据中药的原植（动）物在分类学上的位置和亲缘关系，按门、纲、目、科、属和种分类排列。

(4) 按中药化学成分分类 如含生物碱类的中药、含有机酸类的中药、含苯丙素类的中药、含香豆素类的中药、含木脂素类的中药等。以上各种分类方法各有优缺，只需根据需求不同选择不同的分类方法即可。

（二）中药的拉丁名

中药拉丁名是国际通用的名称，有利于国际交流、贸易和合作研究，以及中药材名称的规范化、标准化和国际化。中药拉丁名是用拉丁文字按一定语法为中药命名的一种中药学名。中药拉丁名和植物、动物的学名一样，采用一物一名的命名方式。

《中国药典》收载有药材拉丁名。药材拉丁名的命名格式为：属名或属名＋种名在先，药用部分名在后；中药拉丁名中的名词和形容词第一个字母均大写，连词和前置词一般均小写。按药用部位分类法分为植（动）物类中药、矿物类中药。药用部位的拉丁名名称：根 Radix；根茎 Rhizoma；茎 Caulis；全草 Herba；皮 Cortex；叶 Folium；花 Flos；果实 Fructus；种子 Semen。

四、我国中药材的主要产地和道地药材

（一）我国中药材的主要产地

我国历史悠久，土地辽阔，地跨寒、温、热三带，地形错综复杂，气候条件多种多

样,为丰富多彩的药材生长提供了有利的环境。从北部寒冷的黑龙江,到南部炎热的南海诸岛;从帕米尔高原到东海之滨;从高山到平原,从陆地到江河湖海,蕴藏着极为丰富的中药天然资源,其种类之多,藏量之大,为世界之冠。药材的种类繁多,《中药大辞典》已经载药 5767 种。根据自然区划分,我国的中药材资源划分为东北产区、华北产区、华东产区、西南产区、西北产区、华南产区、内蒙古产区、青藏产区以及海洋产区等 9 个产区。

(二)道地药材

道地药材指那些历史悠久、品种良好、生产及加工技术成熟、质量优良、疗效显著的著名药材。道地药材通常的表示方法为"地名+药材名",如"怀地黄""川贝母""茅苍术"等,我国有 200 种左右道地药材,在全国各地均有分布。

在长期的历史发展过程中形成的道地药材主要有:怀药、浙药、川药、广药、云药、贵药、关药、北药、西药、南药、藏药、江南药等。关药指东北地区所出产的道地药材,如人参、平贝母、鹿茸等。北药指河北、山东、山西等省及内蒙古自治区中部和东部等地区所出产的道地药材,如黄芪、阿胶、酸枣仁等。西药指西安以西的广大地区所出产的道地药材,如当归、秦艽、枸杞子。南药指生长在我国南部热带至亚热带地区的道地药材,广药则是南药的一个分支。川药指四川、重庆等地所出产的道地药材,如产于重庆的黄连,四川的川芎、川牛膝等。广药指广东、广西南部及海南、台湾等地所出产的道地药材,如产于广东的砂仁、巴戟天、陈皮,海南的槟榔等。云药指滇南和滇北所出产的道地药材,如产于云南的三七、茯苓、儿茶等。贵药指以贵州为主产地的道地药材,如产于贵州的杜仲、吴茱萸等。怀药指河南境内所出产的道地药材,如产于河南的怀地黄、怀山药、怀牛膝、怀菊花,为著名的"四大怀药",此外尚有金银花、天南星等。浙药指浙江及沿海大陆架生产的道地药材,如以"浙八味"为代表的浙江道地药材。江南药指湘、鄂、苏、皖、闽、赣等淮河以南省区所出产的道地药材,如亳菊花、苍术、泽泻、枳壳、山麦冬、党参等。藏药是指青藏高原所出产的道地药材。

五、中药资源的保护和可持续利用

(一)我国的中药资源

中药资源指在一定地区或范围内分布的各种药用植物、动物和矿物及其蕴藏量的总和。2011—2020 年,国家中医药管理局组织开展了第四次全国中药资源普查,确认我国共有中药资源 18817 种,其中新物种 196 种,新物种中 60% 以上的物种具有潜在的药用价值。普查还有不少新发现,包括新分类群、新记录、新认知等,例如,发现了兰科新属先骕兰属和荨麻科新属征镒麻属。此次普查组建了 5 万余人的中药资源调查队伍,构建了由 1 个中心平台、28 个省级中药原料质量监测技术服务中心和 66 个县级监测站组成的中药资源动态监测体系,开展重点中药材品种的价格、流通量和种植面积等信息服务,实时掌握中药材的产量、流通量、价格和质量等信息;建设了 28 个中药材种子种苗繁育基地和 2 个中药材种质资源库，形成了中药资源保护和可持续利用的长效机制。

（二）中药材资源保护

我国中药资源丰富，但由于药材资源长时间的采集开发，而且随着人们对药物需求量的增加，许多资源的采集开发速度和数量已超过天然物种自身更新复苏速度。为此，医药和农林部门以至整个社会，在制定发展规划时，要把药材资源保护作为重要决策来研究，并采取相应措施，做到合理开发利用，道地药源常在，持续利用，越用越多，越用越好，实现生态和生产的良性循环。

（三）中药材资源可持续利用

我国药材种类繁多，目前已开发利用的中药材达 10000 多种。但是，在众多的植物、动物和矿物中，这个数字还是不大的。据统计，全世界植物约 40 万种，动物约 150 万种，我国有高等植物约 3 万种，动物约 15 万种，可见药材资源开发的潜力是很大的。药材资源开发的途径有：

① 调查药源及寻找新的资源。要想充分挖掘我国的资源潜力，首先必须调查药源，摸清资源家底，做到心中有数。

② 野生动植物引种驯化与发展道地药材。

③ 综合利用药源，推广趁鲜切片、节约药源。

④ 发展组织培养。

⑤ 大力开发海洋药物。

⑥ 开发民族药，如藏族、蒙古族、傣族、彝族、苗族等，特殊用药较多，应注意研究、开发利用。

六、中药的采收、加工与贮藏

（一）中药的采收

中药成分的含量高低除了与药材的品种、产地、栽培技术、生长年限、产地加工和炮制方法有关外，还与采收的季节、时间、方法有着密切的关系。这些因素的变化都可以引起中药的内在成分和外观性状发生较大的变化。

现代科学研究也证明，药材适时采收是非常重要的。如草麻黄中的生物碱，春天含量很低，8～9 月含量最高；薄荷在生长初期，挥发油中几乎不含薄荷脑，但至开花末期薄荷脑含量则急剧增加，说明有些药材的有效成分是需要一定的生长年限去积累的，所以适时采收可以提高中药的质量。因此，为了保证药材的产量及质量，应当根据药用植（动）物的生长发育状况及有效成分消长的一般规律，结合毒副作用成分的累积量和药用部位的多少来确定合理的采收期。

一般采收原则：

根据传统的采药经验，结合各种药用部位的生长特点，制定一般采收原则。根及根茎类药材一般在秋后春前（即秋冬季节及春初发芽前）采收；茎木类药材一般在秋冬采收；皮类药材一般在春末夏初（5~6月）采收；叶类药材宜在植株生长最旺盛，或花蕾将开放时，或果实未成熟前采收；花类药材一般在花蕾期或花初开时采收；果实和种子类药材在自然成熟或接近成熟时采收；全草类药材在植物生长最旺盛、花未开时采收；动物类药材的采收季节根据动物生长和活动季节的不同而异；矿物类药材四季均可采收。

（二）中药的加工

1. 产地加工

中药采收后，除少数如鲜石斛、鲜生地等鲜用外，大多数需要进行产地加工以促使干燥，符合商品规格，保证质量，便于包装、运输与贮藏。常用的加工方法有：

(1) 拣、洗　将采收的新鲜药材除去泥沙杂质和非药用部分。

(2) 切　较大的根及根茎类、藤木类和肉质的果实类药材大多趁鲜切成块、片，以利于干燥。

(3) 熏、煮、烫　有些药材为保持色泽洁白，防止霉烂，常在干燥前后用硫黄熏制，如山药等。含浆汁、淀粉或糖分多的药材，用一般方法不易干燥，须先经熏、煮或烫等处理，则易干燥。

(4) 去壳　种子类药材，一般采收果实后晒干去壳，取出种子，或先去壳取出种子而后晒干。

(5) 发汗　有些药材在加工过程中，需堆放起来发热、"回潮"，使其内部水分往外挥散，变软，变色，增加香味，有利于干燥。

2. 干燥

干燥的目的是及时除去新鲜药材中的大量水分，避免发霉、虫蛀以及有效成分的分解和破坏，保证药材质量，利于贮藏。根据药材的性质不同，常用的干燥方法有：

(1) 晒干　将中药材平铺在薄的芦苇席上或清洗后的水泥地板上，让阳光照射直至充分干燥的方法。该方法借助太阳的照射来干燥中药材。晒干这一干燥方法，成本低，易操作，但是由于在晒干的过程中不能控制外界环境，中药材会受到一定的影响，并且干燥时间长，不能科学有效地判断干燥后的含水率，因此就不能保证中药材的含水率达到药典的规定。

(2) 阴干　阴干法干燥是在阴凉通风处晾晒药材的方法，原理是利用空气和风的自然流动来吹走自由水，从而达到干燥的目的。这种干燥方法常用于含有挥发油的药材以及易走油、变色的药材。阴干与晒干其优势都在于操作简单，成本低，但是阴干的干燥时间较长，中药材也会受到污染。

(3) 烘干　将中药材置于烘房中利用人工加热的方式进行干燥，利用干燥的空气作为水分的载体进行干制的方法。其优势在于不受天气的制约，设备简易，可以用于规模化生产。

某些中药不适宜用上述方法进行干燥,可在装有石灰的干燥容器中进行干燥,如麝香等。

(三)中药的贮藏

贮藏与中药的质量密切相关。贮藏不当,会发生虫蛀、生霉、变色、走油等变质现象,造成中药有效成分的损失和破坏,导致疗效降低,造成经济损失和物质浪费,甚至产生有毒物质,危害人体健康。因此应高度重视中药的贮藏,要注意将传统经验与现代科学养护技术相结合,达到科学贮藏、保证药材质量的目的。

1. 贮藏中常见的中药变异现象

(1) **虫蛀** 指害虫侵入中药内部所引起的破坏性作用。

(2) **发霉** 指在适当温度(20～35℃)和湿度(相对湿度75%以上或中药含水量超过15%)和足够的营养条件下,中药表面附着或内部寄生的霉菌繁殖滋生的现象。

(3) **变色** 指中药在采收、加工、贮藏过程中,由于受到温度、空气、日光的影响而引起中药自身原有色泽改变的现象。

(4) **走油** 也称泛油,是指含有脂肪油、挥发油、黏液质、糖类等成分较多的中药,在温度和湿度较高的条件下,出现的油润、返软、发黏、颜色变深等现象。

2. 常用的中药贮藏与养护方法

(1) **干燥养护** 干燥是保存中药的最基本条件,因为没有水分,许多化学变化就不会发生,微生物也不易繁殖。常用的干燥方法有晒干法、阴干法、烘干法、木炭干燥法、生石灰干燥法、通风干燥法、密封吸湿干燥法、微波干燥法、远红外干燥法、太阳能集热器干燥法等。如枣仁、知母宜阴干;大黄、山药可以烘干;人参、鹿茸采用石灰干燥法;款冬花、红花运输时常采用木炭干燥法。

(2) **冷藏养护** 采用低温(0～10℃)贮存方法,可以有效防止不宜烘、晾中药的生虫、发霉、变色等变异现象发生。低温冷藏不仅可以防止中药材及饮片的有效成分变化或散失,还可以防止菌类孢子和虫卵的繁殖。如人参、哈蟆油等常用此法。

(3) **密封养护** 密封或密闭贮藏可以避免外界空气、光线、温度、湿度、微生物、害虫等对中药质量的影响。可在密闭容器中添加石灰、沙子、糠壳、木炭等吸湿剂或贮藏于地下室。如刺猬皮、蜣螂虫等动物类药材可以采用生石灰埋藏贮存,熟地黄、龙眼肉等可用薄膜材料密封于密闭容器贮藏等。

(4) **化学药剂养护** 本法主要适用于储存大量药材的仓库。但由于化学杀虫剂往往对人体也有不良影响,因此适用于中药的防霉杀虫剂很少,以选择毒性小的为宜,常选用不易残留的化学熏蒸法来灭菌杀虫。常用磷化铝或硫黄熏蒸。需注意熏蒸后通风排毒。

(5) **对抗同贮养护** 本法为利用不同性能的中药和特殊物质同贮具有相互制约,抑制虫蛀、霉变、泛油现象的传统贮藏养护方法。如泽泻、山药等与丹皮同贮可防虫保色,番红花防冬虫夏草生虫,花椒与地龙、蕲蛇、金钱白花蛇及全蝎同贮可防虫蛀,冰片与灯心草同贮可防霉变等。此外,乙醇或高浓度白酒是良好的杀菌剂,某些药物与乙醇或白酒密封贮存，也是较好的养护方法。

（6）气调养护 气调即空气组成的调整，简称"CA"贮藏。气调养护，系指通过采用一定的技术措施调节或控制密封容器内的气体组成成分，降低氧的浓度以防中药变质的方法；是一种无毒、无污染、科学而经济的贮藏方法。

【能力训练】

在生产实践中，我们应当掌握中药材的变质现象及中药材的主要产地，以便更好地进行中药鉴定工作。

一、任务分组

请以每组 5～7 人自由成组，每组选出一名小组长，并将小组成员情况填入表 1-1 中。

表 1-1　小组成员情况

班级		任务编号		指导老师	
组号		组长		学号	
组员	学号	姓名		学号	姓名
任务分工					

二、任务前准备

准备 10 种具有虫蛀、发霉、变色、泛油等变质现象的中药材。

三、任务实施

将以上 10 种药材的变质情况填入表 1-2 中。

表 1-2　中药材变质情况

序号	药材名	变质现象	备注
1			
2			
3			
4			
5			

续表

序号	药材名	变质现象	备注
6			
7			
8			
9			
10			

四、任务评价

根据小组成员进行能力训练的过程及任务完成情况进行自评、互评及教师评价,并将各项得分填入表1-3中。

表 1-3　任务评价

类别	评分内容	评价标准	分值	得分
学生自评 (20分)	团队协作及工作态度	优5良4中3差2	5	
	工作质量及结果	优5良4中3差2	5	
	职业素养	优5良4中3差2	5	
	创新意识	优5良4中3差2	5	
学生互评 (20分)	协调能力	优5良4中3差2	5	
	组织有序与团队合作	优5良4中3差2	5	
	工作效率与工作规范性	优5良4中3差2	5	
	任务完成与成果展示	优5良4中3差2	5	
教师评价 (60分)	考勤	无故迟到扣5、早退扣5、旷课扣15	15	
	任务纪律	优15良12中9差6	15	
	任务过程	优15良12中9差6	15	
	任务结果	优15良12中9差6	15	
	综合得分		100	

【练习思考】

一、客观题

1. 中药鉴定学的首要任务是(　　)。
   A. 鉴定和考证中药的品种　　　　B. 开发和保护中药资源
   C. 鉴定中药的真伪优劣　　　　　D. 发掘中药学遗产,整理中药品种
2. "四大怀药"包括(　　)。
   A. 怀牛膝、地黄、山药、菊花　　B. 怀牛膝、地黄、山药、红花
   C. 怀牛膝、地黄、山药、芫花　　D. 怀牛膝、地黄、山药、金银花

3. 含浆汁、淀粉或糖分多的药材在干燥前常（　　）。

A. 发汗　　　　　B. 干燥　　　　　C. 蒸煮烫　　　　　D. 切片

4. 一般叶类药材采收时期通常是（　　）。

A. 秋季至次年早春植株开始生长时期　　B. 开花前或果实未成熟前

C. 花开放至凋谢时期　　D. 果实成熟期

5. 中药加工时不需要"发汗"的药材是（　　）。

A. 厚朴　　　　　B. 杜仲　　　　　C. 玄参　　　　　D. 党参

二、主观题

（1）名词解释：真伪优劣、道地药材、走油。

（2）中药药用部位类别有哪些？

（3）影响中药质量的因素有哪些？

（谢蜜蜜　向甜甜）

任务二　掌握中药鉴定的方法

【学习目标】

一、知识目标

（1）掌握中药鉴定的依据、程序和取样要求；

（2）掌握中药鉴定的四大方法。

二、能力目标

（1）能正确选择中药鉴定的依据、方法；

（2）会进行中药鉴定取样。

三、素质目标

新时代需要大国工匠，新时代更需要崇尚"工匠精神"，特别是在青年一代中，需要大力培育和传承发扬，让更多的"工匠"在各自平凡的岗位上，创造出不平凡的业绩，用智慧和汗水为国家发展贡献出一份力量。

【基本知识】

一、中药鉴定的概念、依据与一般程序

（一）中药鉴定的概念

中药鉴定是指在继承中医药学遗产和传统鉴别经验的基础上，运用现代自然科学的

理论、知识、方法和技术，系统地整理和研究中药的历史、来源、品种、形态、性状、显微特征、理化鉴别、检查、含量测定等，建立规范化的质量标准以及寻找和扩大新药源的理论和实践。

（二）中药鉴定的依据

中药鉴定要正常进行，必须有一定的标准作为依据。一般国家颁布的有关药品标准是主要依据，其次是各省（自治区、直辖市）制定的药品标准。如《中华人民共和国药典》（简称《中国药典》），是国家药品标准的重要组成部分，是一部国家标准法典，由国家药典委员会编写，并由国务院药品监督管理部门颁布，具有法律约束力，是药品研制、生产（进口）、经营、使用和监督管理等相关单位均应遵循的法定技术标准。此外，未列入《中国药典》而由国家药品监督管理部门颁布的药品标准（局颁标准）同样属于国家药品标准，各有关单位也必须遵照执行。除上述标准外，还有《进口药材管理办法（试行）》等标准，也需遵照执行。因我国中药资源极其丰富、品种繁多，有许多品种在国家标准和地方标准中均没有收载，在鉴定药材时可根据有关的参考资料和书籍，进行分析、鉴定。

（三）中药鉴定的一般程序

中药鉴定是依据《中国药典》、部颁药品标准等，对检品的真实性、纯度、质量进行检定和评价的方法。中药鉴定的一般程序如下。

1. 取样

药材取样是指选取供检定用药材的样品，检品的来源包括送检与抽检两类。送检是中药生产单位或经营单位为保证中药品种和质量而委托本单位化验室、药检部门或有资质的商业检验机构进行鉴定的一种形式；抽检是药品监督部门为保证人民用药安全、有效，保证中药市场规范、有序而进行的随机抽样。所取样品应具有代表性、均匀性，并留样保存。取样的代表性直接影响鉴定结果的准确性，必须按《中国药典》四部通则中药材取样法规定执行。

(1) 取样前 应核对品名、产地、规格等级及包件式样，检查包装的完整性、清洁程度以及有无水迹、霉变或其他物质污染等情况，详细记录。凡有异样情况的包件，应单独检验并拍照。

(2) 取样原则 从同批药材包件中抽取，每一包件至少在2～3个不同部位各取1份供试品。①总包件数不足5件的，逐件取样；②5～99件，随机抽5件取样；③100～1000件，按5%比例取样；④超过1000件的，超过部分按1%取样；⑤贵重药材，不论包件多少均逐件取样；⑥对破碎的、粉末状的或大小在1cm以下的药材，可用采样器（探子）抽取。

(3) 药材的取样量 药材取样总量应不少于实验用量的3倍，所取样品需混匀平均分成3份，1/3供实验分析用，1/3供复核用，其余1/3则为留样保存，保存期限至少1年。①一般药材抽取100～500g；②粉末状药材抽取25～50g；③贵重药材抽取5～10g；④个体大的药材，根据实际情况抽取有代表性的样品。药材的个体较大时，可在包件不同部位（包件大的应从 10cm 以下的深处）分别抽取。

2. 鉴定

根据检品的不同情况和不同的检测目的，选择相应的鉴定方法进行鉴定。鉴定目的主要可分为 3 个方面：真伪鉴别，纯度检查（检查异质有机物和一般杂质），品质鉴定。

(1) 中药品种（真、伪）的鉴定　包括来源鉴定、性状鉴定、显微鉴定、理化鉴定及生物鉴定等内容。

(2) 中药质量（优、劣）的鉴定　包括：①中药纯度的检查，包括杂质、灰分（总灰分、酸不溶性灰分）、重金属、砷盐、农药残留量、浸出物等内容。②中药质量优良度的检查，主要包括有效成分或指标成分含量的测定，药材品质的鉴别。

3. 检验记录及检验报告书

(1) 检验记录　检验记录是出具报告书的原始依据，应做到记录原始、数据真实、字迹清楚、资料完整。药检工作者接受检品后，应做好登记记录及检验记录，包括抽检和送检单位（或人名）、日期、检品名称、检品数量、药材总量、产地、批号、包装、检验目的、检验依据、鉴定项目及方法、结果、鉴定人、复核人等。其中检验目的、鉴定项目及方法、检验数据及结果为记录的主要部分。在检验过程中所有数据、现象及结果均应据实详细记录，不得任意涂改。

(2) 检验报告书　检验报告书是对药品质量作出的技术鉴定，如果是药品检验所出具的检验报告书，则是具有法律效力的技术文件，应长期保存。检验完成后，要及时填写检验报告书，包括鉴定的依据、试验内容、结果、结论及处理意见等。每一个检品检验结束后，应将记录本、剩余检品、留样、检验报告书交主管人员审核，检验结果经复核无异议后，抄送有关部门备案，并由中药鉴定受理部门向送检单位或抽检部门分发报告书，同时将多余实验样品退样。

> **知识延伸**
>
> **弘扬中医药行业"工匠精神"**
>
> 当今时代提倡工匠精神，而在我们中医药领域内最能体现这种精神的，也许是在老药工们身上。他们遵循古训，"炮制虽繁，必不敢省人工；品味虽贵，必不敢减物力"，他们严遵古法炮制，让药物焕发出应有的生机，使其发挥治病救人之功效。如老药工黄腊如先生，带我们一起回看百年老店时代变革，赞叹万众国医古法再现，期待"忠、信、勤、谨"薪火传承！

二、中药鉴定的基本方法

药材鉴定常用的方法有基原（来源）鉴定、性状鉴定、显微鉴定及理化鉴定等。各种方法有其特点和适用的对象，有时需几种方法配合应用。如对完整的药材，首先使用性状鉴定方法，在有困难时，再配合显微鉴定及理化鉴定方法；对带花、果、枝叶或全草的植物类药材，或带皮毛、骨髓的动物类药材，可进行基原鉴定；单一器官外形完整的药材，宜首选性状鉴定，必要时再进行显微鉴定或理化鉴定；对粉末类药材，主要采用显微鉴定法。总之，各种鉴定方法，可根据检品的具体情况和要求灵活掌握。

（一）来源鉴定

来源鉴定又称基原鉴定，就是应用植（动）物分类学知识，对中药的来源进行鉴定，确定其正确学名；应用矿物学基本知识，确定矿物药的来源，以保证在应用中的品种准确无误。基原鉴定的特点是宏观，主要用于外形完整的药材的真伪鉴别。鉴定方法有：观察及描述植物形态、核对文献、核对标本。

（二）性状鉴定

性状鉴定即传统的经验鉴定法，就是通过眼看、手摸、鼻闻、口尝、水试、火试等手段对药材形、色、气、味、质地、断面六个方面进行鉴别，从而确定药材的真伪优劣。这些方法是从古至今一代代老药工、老师傅，通过数千年的经验积累，流传至今的丰富实践经验。性状鉴定具有简单易行及快捷迅速的特点，主要适用于药材、饮片的鉴别，必要时可配合其他鉴定方法加以佐证。一般方法和内容如下。

1. 看外形

观察外形是药材性状鉴定的重要内容，许多容易混淆的中药均可以通过外形的比较而得到区分。如白前与白薇，白前根茎横走，断面中空；而白薇根茎直立，断面空心，形如马尾。

2. 量大小

指测量药材的长短、粗细（直径）、厚度。每一个药材都有一定大小范围，过大过小有可能是劣质品，药材大小与生长环境、生长年份、是否施用肥料等因素有很大的关系，是判断药材质量的依据。

3. 观色泽

指在自然光或日光灯下观察药材颜色及光泽度。每种中药材都有其固定的着色，代表其品种的真伪与优劣。现代研究也表明，药材颜色与品质密切相关。如枸杞子色泽应鲜红，变红黑则质量差；玄参要黑，丹参要红，黄连要黄等。很多药材是复合色调，在描述药材颜色时，如果用两种以上的色调复合描述时，则应以后一种色调为主，如黄绿色，即以绿色为主。药材具2种不同的颜色，常见的颜色写在前面，少见的颜色写在后面，用"或"连接，如王不留行黑色（成熟）或棕红色（未成熟），则说明王不留行大多数为黑色；药材的颜色变化在一定的范围内时，可将2种颜色用"至"连接，如天冬的表面呈黄白色至黄棕色，是指天冬新货表面颜色黄白色，久放后呈黄棕色。

4. 查表面

指检查药材表面光滑还是粗糙，有无皱纹、皮孔或毛茸等。双子叶植物的根类顶部有的带有根茎；单子叶植物根茎及球茎表面节上有的具膜质鳞叶、根痕；蕨类植物的根茎表面有叶柄残基、鳞片或鳞毛。很多药材，外形相似，但表面性状不一样，如白花前胡与紫花前胡，前者根头部有叶鞘残存的纤维毛状物，而后者没有。

5. 验质地

指检验药材的软硬、轻重、坚脆、柔韧、松泡、紧结、粉质、角质、绵性、柴性、黏性、槽状等特征。有些药材因加工方法不同，质地也不一样，如盐附子易吸潮变软，黑附片质硬而脆；含淀粉多的药材，如经蒸煮加工，则因淀粉糊化，干燥后而质地坚实。在经验鉴别中，用于描述药材质地的术语很多，如质轻而松，断面多裂隙，称为"松泡"，如南沙参；药材富含淀粉，折断时有粉尘散落，称"粉性"，如粉葛；质地柔软，含油而润泽，称为"油润"，如熟地黄；药材含多量淀粉因加工而糊化，干燥后质地坚硬，断面半透明或有光泽，称为"角质"，如法半夏等。"柴性"表示纤维性强，木质成分较多，扎扎实实如柴，敲之作响，如柴胡。"黏性"是指有黏液质，如石斛嚼之有黏性。"槽状"表示中间有枯朽，呈朽木状，如川木香。

6. 看断面

包括自然断面和刀切（或削）面。自然断面，有折断面与破碎面，观察自然断面的现象，如有无粉尘飞扬或响声、折断时的难易；新鲜的药材有无汁液流出，以及折断面是否平坦，是否有颗粒性、纤维性，裂片状，有无胶丝，能否层层剥离等情况。此法主要用于皮类、长条形的根及根茎类、茎木类药材的鉴别。如茅苍术易折断，断面放置能"起霜"（析出白毛状结晶）；白术不易折断，断面放置不"起霜"。黄芪不易折断，断面显纤维性；杜仲折断时有银白色胶丝相连；黄柏折断面显纤维性，裂片状分层；苦楝皮折断面裂片状分层；肉桂折断面颗粒性，中部有黄棕色的"隔沙线"。

刀切面，用刀横切或削成平面，观察皮部、木部的比例，色泽、射线与维管束的排列形式，有些药材肉眼还可观察到黄棕色小点（分泌组织）等。此法主要适于不易折断或折断面不平坦的药材。常见的术语有："菊花心"指根或根茎的横切面的中心部位的放射状纹理，形如开放的菊花，如黄芪、甘草、白芍等；"车轮纹"是指药材的断面木质部射线呈均匀放射状排列的纹理，如北豆根、广防己等；"云锦花纹"是指何首乌的块根断面除了正常的维管束外，还具有许多异型的复合维管束排列在周边的皮层，形如云朵；"星点"是指大黄根茎的髓部异型复合维管束；"朱砂点"是指具有红色或红棕色的油细胞或油室，如茅苍术等；药材折断后其纤维束或维管束呈参差不齐的纤维状，犹如人体的筋脉，其在整齐的药材切面上所表现出的点状痕迹称为"筋脉点"，如千年健。

7. 嗅气

每种药材都有自己固有的气，用鼻子嗅闻即可分辨。含有挥发油的药材，香气明显。如当归、木香、白术气芳香，香加皮气香浓厚，丁香气香强烈，薄荷气香清凉等；有些药材气臭，如雄黄等；有些药材气特异，如鸡屎藤嗅闻如鸡屎味，白鲜皮有羊膻气，鱼腥草揉搓后有鱼腥气，阿魏有强烈的蒜臭气等；有些药材气酸，如乌梅、木瓜、山茱萸；也有相当一部分药材气微、气无。中药经验鉴别中，常用比较形象的名称形容各种气，如黄芪豆腥气、青黛青草气、大青叶菜干气、厚朴姜辣气、瓜蒌焦糖气、败酱草败酱气等。种子类如散发出败油气则是变质的表现。

8. 尝味

中药材有辛、酸、甘、苦、咸、甜、淡等味，除少数药材（如矿物类的朱砂、代赭石、自然铜、滑石等）无味外，每种药材都有一种或多种固有的味道。药材的味道与其内含化学成分的种类以及含量密切相关，同一种味道也因成分或含量不同表现也不一样。尝味时，宜先用舌尖舐舐，必要时再咬着少许。如乌梅、山茱萸、山楂含有有机酸成分，味酸；甘草、党参、枸杞含有大量糖类成分，味甜；黄连、黄柏味苦，与其所含的生物碱类成分有关，一般来说，味越苦，生物碱含量越高；具有辛味的中药往往含有挥发油类成分，如干姜、细辛等；味咸的中药多含盐类成分，如咸秋石、芒硝等；味涩中药多含鞣质，如何首乌、儿茶等。如有强烈刺激性和剧毒的药材，口尝时需谨慎，以防中毒。

9. 水试

利用某些药材在水中有各种特殊的变化，作为鉴别特征之一。如秦皮浸入水中，浸出液在日光下可见碧蓝色荧光；红花浸入水中，浸出液呈金黄色；西红花浸入水中，浸出液呈黄色；栀子浸入水中，浸出液呈黄色；黄连浸入水中，浸出液呈鲜黄色；水栀子浸入水中，浸出液呈棕红色；苏木浸入水中，浸出液呈桃红色；玄参浸入水中，浸出液呈黑色；紫草浸入水中，浸出液呈紫色；茜草浸入水中，浸出液呈红色；葶苈子、车前子加水浸泡，则种子黏滑，且体积膨胀；胖大海投入热水中，膨大呈海绵状，可达原体积的5倍以上；菟丝子用热水煮至种皮破裂时可露出黄白色卷旋状的胚；熊胆粉投入清水中，即在水面旋转并呈黄色线下沉而不扩散。

10. 火试

有些中药材用火烧或烘焙后，能产生特殊的气味、颜色、烟雾、响声等现象，可用来鉴别药材真伪。如降香灼烧，香气浓烈，有油流出，烧完残留白色灰烬；海金沙易点燃，发出爆鸣声及闪光，无灰渣残留；麝香火烧，香气浓烈，无臭气，灰烬白色；青黛火烧，有紫红色烟雾并放出特异的气味；冰片火烧有浓烟，并有带光火焰，烧后无残留物。

（三）显微鉴定

显微鉴定就是利用显微镜技术及显微化学方法观察药材的组织构造、细胞形状、内含物的特征及有效成分在组织中的分布状况，鉴别药材真伪优劣。适用于外形不易鉴定、破碎、粉末状药材及用药材粉末制成的中成药的鉴别。显微化学鉴定方法，对指导中药材的采收、加工和贮藏有一定的意义。主要仪器有各类光学显微镜、电子显微镜。这里对完整的药材、切碎的药材和粉末药材的显微鉴定方法进行简单的介绍。

显微化学分析技术

1. 完整药材的显微鉴定

完整的药材，首先选择药材的适当部位，然后按需要制成横切片、纵切片或者表面片进行观察。大多数药材可做成横切片，有的还可做成纵切片，如木类药材。而叶类、花类、全草类的叶片、花瓣、萼片等，则可制成表面片。切片的方法有徒手切片法、滑走切片法、石蜡切片法等。坚硬的动物、矿物类药材，可采用磨片法制片。其中以徒手切片法最为简便、快速，较为常用。为了能清楚地观察组织构造、细胞及其内含物的形状，必须把切片用适当的液体（如水、乙醇、甘油、水合氯醛溶液、5%氢氧化钾溶液）进行适当的处理。如直接加水或稀甘油封藏，适于观察细胞壁颜色及含有的淀粉粒、油滴、树脂等；如加水合氯醛溶液并适当加热处理，有清净、透明作用，使已收缩的细胞膨胀，便于观察组织构造和细胞形状，也适用于叶片、花和花粉粒等的封藏观察，也可作为观察草酸钙结晶的试剂，但不适用于观察淀粉粒、蛋白质、叶绿体、树脂、挥发油等。

2. 切碎药材的显微鉴定

方法上大体与完整药材的显微鉴定方法相同，但药材的块片较小、难以制成切片时，可用化学试剂把植物组织解剖开，制成解离组织片进行观察或刮取粉末进行观察，也可研成粉末进行观察。对于切碎的草类及叶类中药，仍采取表面制片法。

3. 粉末药材的显微鉴定

对于粉末状药材或已经切碎的药材，适宜研成粉末进行显微鉴定，需用适当的试液（如水、乙醇、甘油、水合氯醛溶液、5%氢氧化钾溶液）处理后制成粉末标本片在显微镜下观察组织碎片和粉末特征，鉴定其真伪和纯度。对于含有原药材粉末的中成药制剂如散剂、片剂、丸剂、丹剂等也可进行粉末鉴定，如二陈丸、六味地黄丸等。

随着科技的发展，电子显微镜的应用也越来越多，这在揭示细胞结构、表面特征和内含物等方面有了很大的突破。如运用扫描电镜观察植物的导管、纤维、花粉粒、气孔、毛茸、角质层、腺体等表面构造的微观特征，比光学显微镜效果好很多。

（四）理化鉴定

理化鉴定就是利用药材所含化学成分的物理或化学性质，用物理的、化学的或仪器分析方法，鉴定药材的真实性、纯度和品质优良程度的方法。本法对于同名异物药材，含不同化学成分的药材，尤其适合。理化鉴定的方法有很多，如物理常数的测定、水分测定、灰分测定、浸出物测定、化学定性、化学定量、仪器分析等。这些操作方法均按照药典通则的方法进行。现将有关的理化鉴定方法分述如下。

常用的分析技术

1. 微量升华法

中药中某些成分具有升华的性质，可将药材粉末进行微量升华，收集升华物于显微镜下观察结晶形状。如大黄粉末升华物有黄色针状（低温时）、片状和羽状（高温时）结晶，在结晶上加碱液则呈红色，可进一步证实其为蒽醌类成分。牡丹皮中的牡丹酚、安息香中的香脂酸等均可利用微量升华法检查。

2. 化学鉴别反应

指利用药材中的化学成分能与某些试剂产生特殊的颜色、沉淀、结晶、气味等，来鉴别中药的真伪。可直接在药材切片或断面上进行，亦可取药材粉末适量于试管中，加适当溶剂试验。如柴胡横切片，加无水乙醇-浓硫酸等量混合液后则在含有皂苷的组织开始显黄绿色，渐至绿色、蓝绿色、最终显蓝色；钟乳石表面滴加醋酸，会产生大量的气泡；浙贝母粉末醋酸提取液，加碘化铋钾试液则生成橙黄色沉淀；含皂苷的药材如人参，其水溶液振摇后能产生持久性的泡沫。

3. 荧光试验

中药的某些成分能在可见光或紫外灯光下产生荧光。如黄连含有小檗碱成分，折断面在紫外灯光下显金黄色荧光，木质部尤为显著。含有伞形花内酯成分的药材，新鲜切片显亮绿色荧光，如常山等。秦皮的热水浸出液在日光下显碧蓝色荧光。有的药材浸出液需加一定的试剂才能产生荧光，如芦荟水溶液加硼砂共热则有绿色荧光。不同来源的石决明粉末水浸液，加醋酸锌乙醇饱和液2～3滴，则杂色鲍贝壳粉末显草绿色荧光，皱纹盘鲍贝壳显浅黄绿色荧光，可作区别。药材表面如附有地衣或有某些霉菌和霉菌霉素时，也可能出现荧光，因此荧光分析还可用于检查某些中药的变质情况。一般观察荧光的紫外光波长为365nm，如用254～265nm时，应加以说明，因为两者荧光现象不同。

4. 分光光度法

分光光度法是通过测定被测物质在特定波长处或一定范围内的吸光光度或发光强度，对该物质进行定性和定量分析的方法。常用的波长范围为：200～400nm的紫外光区，400～760nm的可见光区，2.5～25μm（按波数计为4000～400cm^{-1}）的红外光区。所用仪器为紫外分光光度计、可见分光光度计（或比色计）、红外分光光度计和原子吸收分光光度计。

(1) 紫外分光光度法 对所含成分在200～400nm处有最大吸收波长的中药，常可选用此法。测定时一般应以配制样品的同批溶剂为空白。此法具有灵敏、简便、准确，既可作定性分析又可作含量测定等优点。

(2) 可见分光光度法 可见分光光度法是比较溶液颜色深浅以确定物质含量的方法。在可见光区400～760nm处，有些物质对光有吸收，有些物质本身并没有吸收，但在一定条件下加入显色试剂或经过处理使其显色后，可用此法测定。显色时由于影响呈色深浅的因素较多，所以测定时需用标准品或对照品同时比较。

(3) 红外分光光度法 此法主要用于物质的鉴别和结构分析。进行鉴别时，所得吸收光谱应与对照图谱一致，进行含量测定时，样品溶液与标准品溶液先后分别装入同一液体吸收池，在规定的波数范围测定吸收图谱，并按规定方法计算含量。

(4) 原子吸收分光光度法 本法的特点为专属性强、检测灵敏度高、测定快速，是目前用于测定中药中微量元素最常用的方法之一。

(5) 荧光分光光度法 荧光分光光度法是利用物质吸收较短波长的光能后发射较长波长特征光谱的性质，对物质进行定性或定量分析的方法。可以从发射光谱或激发光谱进行分析。该法灵敏度高（通常比紫外分光光度法高2、3个数量级），选择性好。

5. 色谱法

色谱法是一种物理或化学分离分析方法，也是中药化学成分分离和鉴别的重要方法之一。其基本原理是利用物质在流动相与固定相两相中的分配系数差异而被分离，当两相相对运动时，样品中的各组分将在两相中多次分配，分配系数大的组分迁移速度慢，分配系数小的组分迁移速度快而被分离。色谱法根据分离方法分为：纸色谱法、薄层色谱法、柱色谱法、气相色谱法、高效液相色谱法及毛细管电泳法等。现将常用的方法简介如下。

(1) 薄层色谱法（TLC） 薄层色谱法是将适当的吸附剂或载体涂布于玻璃板、塑料或铝板上，使成一均匀薄层，待点样、展开后，与适宜的对照物（对照品或对照药材）按同法在同板上所得的色谱图作对比，用以进行中药的鉴别。在薄层色谱鉴别中，一般选用已知主要成分的对照品或对照药材的相同提取物相对比，经薄层展开后，用一定方法显色，样品色谱应与对照物色谱在相应的位置上，有相同颜色的斑点或主斑点稳定的薄层色谱可作为中药的鉴别特征，目前薄层色谱法已成为中药鉴别最常用的重要方法之一。薄层色谱法既可作定性鉴别，又可作含量测定。用于主成分含量测定具有用量少、方法简便的特点。除刮取薄层上主要成分斑点，经溶剂洗脱后进行测定外，也可在薄层板上直接测定含量，当前应用较多的是薄层扫描法。薄层扫描法是用一定波长的光照射在展开后的薄层色谱板上，测定其对光的吸收或对所发出的荧光进行定量分析的方法。将扫描得到的图谱及积分数据用于中药的鉴别、杂质检查或含量测定。常用的仪器为薄层扫描仪。由于不必经洗脱等操作，因而方便、快速、灵敏度高。如人参、三七、大黄等均可使用薄层色谱法鉴定。

(2) 气相色谱法（GC） 因其流动相为气体，所以称为气相色谱法。其固定相有两种，一种为固体吸附剂，另一种为涂在化学惰性载体表面的液膜，后者比较常用。样品注入进样器被加热汽化，在色谱柱内，样品中各组分在气、液两相中进行反复分配，因分配系数的不同而达到分离目的，先后由柱出口进入检测器，产生信号，由记录仪、积分仪或数据处理系统记录色谱图。根据组分的量与检测响应值或峰高成正比，进行定性和定量分析，气相色谱法可以分析气体及有一定挥发性的液体和固体样品。最适合用气相色谱法分析的是含挥发油及其他挥发性成分的中药。一般用于易混淆中药品种鉴别，如对海南广藿香、石牌广藿香挥发油的测定。

(3) 高效液相色谱法（HPLC） 高效液相色谱法是采用高压输液泵将规定的流动相泵入具有填充剂的色谱柱进行分类测定的色谱方法。注入的供试品，由流动相带入柱内，各成分在柱内被分离，并依次进入检测器，由记录仪、积分仪或数据处理系统记录色谱信号。高效液相色谱法只要求样品能制成溶液而不需要汽化，因此不受样品挥发性的约束。对挥发性低、热稳定性差、分子量大的高分子化合物以及离子型化合物尤为有利，如氨基酸、蛋白质、生物碱、核酸、甾体、类脂、维生素以及无机盐类等都可以利用高效液相色谱法进行分离和分析。例如，应用高效液相色谱法可对黄连、功劳木、金莲花等药材所含的生物碱进行测定。

(4) 毛细管电泳法（CE） 毛细管电泳法是以弹性石英毛细管为分离通道，以高压直流电场为驱动力，依据供试品中各组分的淌度（单位电场强度下的迁移速度）和（或）分配行为的差异而实现各组分分离的一种分析方法。毛细管电泳和高效液相色谱一样，同是液相分离技术，它们可以互为补充，但无论从效率、速度、样品用量还是成本来说，毛细管电泳都显示了一定的优势。毛细管电泳柱效更高，可达 $10^5 \sim 10^6$ 块/m，故也称为高效毛细管电泳（HPCE），其分离速度快，几十秒至几十分钟内即可完成一个试样的分析；溶剂和试样的消耗极少，试样用量仅为纳升级；毛细管电泳没有高压泵输液,因此仪器成本更低;通过改变操作模式和缓冲溶液的成分,毛细管电泳可以有很大的选择性,可以对性质不同的各种分离对象进行有效的分离。如利用毛细管电泳法测定中药槐米中芦丁的含量、大黄及青海野生大黄中 3 种主要活性蒽醌成分含量。

(5) 纸色谱法(PC) 是液相色谱法的一种,是使用滤纸作为载体的色谱法。在滤纸的一端,用毛细管或微量注射器滴上样品,置于密闭容器中,流动相借助于滤纸的毛细管渗透作用而在纸上移动,达到色谱分离的目的。随流动相运动方向的不同,有上行法和下行法两种。通常纸色谱的分离机理是分配。经过分离后的样品,如有紫外吸收则直接在紫外灯下观察,如无紫外吸收则经显色剂显色后观察。纸色谱的设备简单,操作方便,也很灵敏,同时色谱图可保存。

【能力训练】

通过训练,使同学们能正确选择中药鉴定的方法。

一、任务分组

请以每组 5~7 人自由成组,每组选出一名小组长,并将小组成员情况填入表 1-4 中。

表 1-4 小组成员情况

班级		任务编号		指导老师	
组号		组长		学号	
组员	学号		姓名	学号	姓名
任务分工					

二、任务前准备

准备 10 种不同性状的中药材。

三、任务实施

将以上 10 种药材的鉴定方法填入表 1-5 中。

表 1-5 中药材鉴定方法

序号	药材名	鉴定方法	备注
1			
2			

续表

序号	药材名	鉴定方法	备注
3			
4			
5			
6			
7			
8			
9			
10			

四、任务评价

根据小组成员进行能力训练的过程及任务完成情况进行自评、互评及教师评价，并将各项得分填入表1-6中。

表1-6 任务评价

类别	评分内容	评价标准	分值	得分
学生自评（20分）	团队协作及工作态度	优5良4中3差2	5	
	工作质量及结果	优5良4中3差2	5	
	职业素养	优5良4中3差2	5	
	创新意识	优5良4中3差2	5	
学生互评（20分）	协调能力	优5良4中3差2	5	
	组织有序与团队合作	优5良4中3差2	5	
	工作效率与工作规范性	优5良4中3差2	5	
	任务完成与成果展示	优5良4中3差2	5	
教师评价（60分）	考勤	无故迟到扣5、早退扣5、旷课扣15	15	
	任务纪律	优15良12中9差6	15	
	任务过程	优15良12中9差6	15	
	任务结果	优15良12中9差6	15	
	综合得分		100	

【练习思考】

一、客观题

1. 火试是中药鉴别的方法之一，用火烧时有轻微的爆鸣声，起油点似珠，浓香四溢，灰烬白色的是（　　）。

　　A. 麝香　　　　　B. 海金砂　　　　C. 血竭　　　　D. 雄黄

2. 目前常用的灵敏度高、准确性强、能分析绝大多数有机成分的分析方法是（　　）。

　　A. 气相色谱法　　B. 薄层扫描法　　C. 紫外光谱法　　D. 高效液相色谱法

3. 粉末性中成药鉴定的首选方法是（　　）。

A. 基原鉴定　　　B. 性状鉴定　　　C. 显微鉴定　　　D. 生物鉴定

4. 观察粉末中淀粉粒的形状，最佳的装片方法是（　　）。

A. 乙醇装片　　　　　　　　　　B. 水合氯醛透化装片

C. 稀碘液装片　　　　　　　　　D. 甘油醋酸试液装片

5. 中药鉴定取样中平均样品的量一般不得少于实验用量的（　　）。

A. 2倍　　　　　B. 3倍　　　　　C. 4倍　　　　　D. 5倍

二、主观题

简述中药常用鉴定方法。

（谢蜜蜜　王高峰）

项目二

中药来源鉴定

项目引导

自然界大约有40万种植物,这郁郁葱葱、千姿百态的植物使我们的世界绚丽多彩,为地球上的生命提供了稳定的能量来源,也为人类的生存和繁衍默默地奉献着。中药的来源主要是植物,对疾病有防治作用或对人体有保健功能的植物称药用植物。第四次全国中药资源普查表明,我国中药资源种类已达18000余种,其中药用植物12000余种。每一种药材都有准确的学名,例如人参来源于五加科植物人参*Panax ginseng* C.A.Mey.的干燥根。因此,为了保证中药材每味品种的真实准确性,有利于临床用药的安全有效,进行基原鉴定是相当必要的。

任务一 辨识植物形态特征

【学习目标】

一、知识目标

(1) 掌握植物的分类;
(2) 掌握各类植物的结构特征;

二、能力目标

(1) 能区分植物的类型;
(2) 能指出植物的结构;

三、素质目标

如今中医药与现代科技的不断碰撞,以及医家对待患者的责任心,其中无不蕴含着思维、技术、人性、社会等多方面的育人价值,树立正确的职业目标,以期未来能够做一个有职业道德、有法制观念、有责任心、有使命感的"四有"中药专业人员。

【基本知识】

植物的分类设立各种单位,即分类等级。分类等级的高低常以植物之间亲缘关系的远近、形态相似性及构造的简繁程度来确定。随着科学技术深入发展,各种先进的技术手段运用于植物分类学，尤其近年来，化学成分和分子生物学技术的加入，药用植物的特征性化学成分和DNA指纹图谱等生物信息图谱，已被植物分类学家用作修订一些药用植物类群分类等级的佐证。

植物各个分类等级按照其高低和从属亲缘关系，顺序地排列起来，将植物界的各种类别按其大同点归为若干门，每个门分为若干纲，纲中分若干目，目中分若干科，科再分属，属下再分种。现将植物常用分类等级的（中文名，拉丁名）分类单位排列见表2-1。

表2-1 植物界分类单位排列

中文	英文	拉丁文
界	Kingdom	Regnum
门	Division	Divisio
纲	Class	Classis
目	Order	Ordo
科	Family	Familia
属	Genus	Genus
种	Species	Species

在各级单位之间，有时因范围过大，不能完全包括其特征或系统关系，而有必要再增设一级时，可在各级前加亚（sub）字，如亚门、亚纲、亚目、亚科、亚属及亚种。将整个植物界分成几个门，在门下设多少纲，就其分类法不同也就不一致。

在植物界各分类群中，最大的分类等级是门。由于不同的植物学家对分门有不同的观点，产生了16门、18门等不同的分法。另外，人们还习惯于将具有某种共同特征的门归成更大的类别，如藻类植物、菌类植物、颈卵器植物、维管植物、孢子植物、种子植物、低等植物、高等植物等。

根据目前植物学常用的分类法将药用植物的门排列成下图2-1。

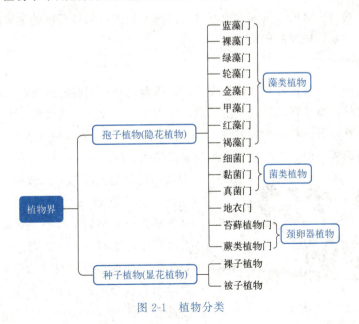

图2-1 植物分类

一、藻类植物

藻类植物体构造简单，没有真正的根、茎、叶分化。多为单细胞、多细胞群体、丝状体、叶状体和枝状体等，仅少数具有组织体分化和类似根、茎、叶的构造。常见单细胞的如微观藻、小球藻、衣藻等；多细胞呈丝状的如水绵、双星藻、刚毛藻等；多细胞呈叶状的如海带、昆布、裙带菜等；多细胞呈树枝状的如马尾藻、石花菜等。藻类植物各门的主要特征比较见表2-2。

表 2-2　藻类植物各门的主要特征比较表

门	色素成分	细胞壁的主要成分	鞭毛	例子
蓝藻门	叶绿素 a；藻蓝素；胡萝卜素；叶黄素	糖原	无	葛仙米
绿藻门	叶绿素 a、叶绿素 b；胡萝卜素；叶黄素	纤维素	2~8根相等鞭毛，顶生	石莼
红藻门	叶绿素 a；藻红素；胡萝卜素；叶黄素	纤维素藻胶	无	石花菜、鹧鸪菜
褐藻门	叶绿素 a、叶绿素 c；胡萝卜素；墨角藻黄素	纤维素加褐藻糖胶	2根不等长鞭毛	海带、昆布、海蒿子

二、菌类植物

菌类植物（fungi）和藻类植物一样，没有根、茎、叶分化，一般无光合作用色素，是靠现存的有机物质而生活的一类低等植物。其营养方式是异养，而异养的方式是多样的。凡是从活的动植物吸取养分的称寄生。凡是从死的动植物或无生命的有机物吸取养分的称腐生。凡是从活的有机体吸取养分，同时又提供该活体有利的生活条件，从而彼此间互相受益、互相依赖的称共生。

1. 放线菌的特征

放线菌是细菌和真菌之间的过渡类型。放线菌也是单细胞的菌类，其基本形态是分枝的无隔的菌丝，菌丝在培养基上呈放射形式生长，因此称为放线菌。细胞的内部结构类似细菌，没有定形的核，没有核膜、核仁、线粒体等，细胞壁是由肽聚糖复合物构成，这些都与细菌相似，因此，放线菌和细菌同属于原核生物。放线菌的菌丝分为气生菌丝和营养菌丝两部分。营养菌丝匍匐生长，在培养基表面或深入培养基内部吸取营养，从营养菌丝延伸到空气中的菌丝称气生菌丝，其顶端形成不同形状（有直立、弯曲、螺旋、轮生等）的孢子丝（见图2-2），孢子丝上长有单个、双个或成串状，不同形状、不同颜色的孢子。

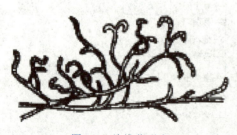

图 2-2　放线菌形态

2. 真菌的特征

真菌门（eumycophyta）真菌的细胞既不含叶绿素，也没有质体，是典型的异养生物。它们从动物、植物的活体、死体和它们的排泄物，以及断枝、落叶和土壤的腐殖质中吸收和分解其中的有机物，作为自己的营养。它们贮存的养分主要是肝糖，少量的蛋白质和脂肪，以及微量的维生素。除少数例外，它们都有明显的细胞壁，通常不能运动。以孢子的方式进行繁殖。真菌常为丝状和多细胞的有机体，其营养体除大型菌外，分化很小。高等大型菌有定形的子实体。如灵芝、冬虫夏草、蜜环菌等。

三、地衣植物门

地衣植物门植物是多年生植物，为1种真菌和1种藻类组织的复合有机体。因为两种植物长期紧密地联合在一起，无论在形态上、构造上、生理上和遗传上都形成一个单独的固定有机体，是历史发展的结果，因此，把地衣当作一个独立的门看待。地衣的形态有三种，分别是壳状地衣、叶状地衣和枝状地衣。这3种类型的区别不是绝对的，其中有不少是过渡或中间类型，如标氏衣属由壳状到鳞片状；粉衣科地衣，由于横向伸展，壳状结构逐渐消失，呈粉末状，如图2-3。

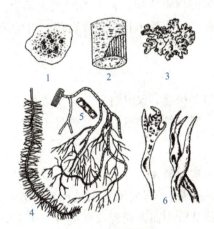

图2-3　地衣的形态

1、2—壳状地衣（1—茶渍衣属；2—文字衣属）；3—叶状地衣（梅衣属）；
4～6—枝状地衣（4—长松萝；5—松萝；6—雪茶）

四、苔藓植物门

苔藓植物门植物是高等植物中最原始的陆生类群。它们虽然脱离水生环境进入陆地生活，但大多数仍需生活在潮湿地区。因此它是从水生到陆生过渡的代表类型。植物构造简单而矮小，较低等的苔藓植物常为扁平的叶状体，较高等的则有茎叶分化，而无真正的根，仅有单列细胞构成的假根。茎中尚未分化出维管束的构造。在它们的世代交替过程中，配子体很发达，具有叶绿体，自养生活；而孢子体不发达，不能独立生活，寄生在配子体上，由配子体供给营养。它们的雌性生殖器官——颈卵器很发达，呈长颈花瓶状，上部细狭称颈部，中间有 1 条沟称颈沟，下部膨大称腹部，腹部中间有 1 个大型的细胞称卵细胞。雄性生殖器官——精子器，产生的精子具两条鞭毛，借水游到颈卵器内，与卵结合，卵细胞受精后成为合子（2n），合子在颈卵器内发育成胚，胚依靠配子体的营养发育成孢子体（2n），孢子体不能独立生活，只能寄生在配子体上。孢子体最主要部分是孢蒴，孢蒴内的孢原组织细胞多次分裂后，再经减数分裂，形成孢子（n），孢子散出后，在适宜的环境中萌发成新的配子体。

苔藓植物含有脂类、烃类、脂肪酸、萜类、黄酮类等，在医药方面被利用已有悠久的历史，《嘉佑本草》已记载土马骔能清热解毒。近年来我国又发现大叶藓属的一些种类对治疗心血管病有较好的疗效。

五、蕨类植物门

蕨类植物门植物又称羊齿植物，具有独立生活的配子体和孢子体而不同于其他高等植物。配子体产有颈卵器和精子器。但蕨类植物的孢子体远比配子体发达，并有根、茎、叶的分化和较为原始的维管系统，蕨类植物产生孢子体和孢子。因此，蕨类植物是介于苔藓植物和种子植物之间的一群植物，它较苔藓植物进化，而较种子植物原始，既是高等的孢子植物又是原始的维管植物。常见的药用蕨类有贯众、金毛狗脊、海金沙、石松、卷柏、石韦、骨碎补等。有的可作为蔬菜食用，有的可作为园艺植物供观赏。

六、裸子植物

裸子植物大多数具颈卵器构造，又具有种子。所以裸子植物是介于蕨类植物与被子植物之间的一群高等植物。既是颈卵器植物，又是种子植物。

1. 孢子体发达

植物体（孢子体）多为常绿高大的乔木、灌木，少落叶（银杏、金钱松），极少为亚灌木（麻黄）或藤本（买麻藤）。茎内维管束呈环状排列，具形成层及次生生长，为无限外韧型维管束，木质部具管胞而无导管（麻黄科、买麻藤科除外），韧皮部有筛胞，无筛管及伴胞。叶多针形、条形或鳞片形，极少为扁平的阔叶。

2. 花单性，胚珠裸露，不形成果实

花单性同株或异株，无花被（仅麻黄科、买麻藤科有类似花被的盖被）。雄蕊（小孢子叶）聚生成雄球花（小孢子叶球），雌蕊心皮（大孢子叶或珠鳞）呈叶状而不包卷成子房，常聚生成雌球花（大孢子叶球），胚珠（经传粉、受精后发育成种子）裸生于心皮边缘，种子外无子房壁形成的果皮包被，所以称裸子植物。

3. 具明显的世代交替现象

在世代交替中孢子体占优势，配子体极其退化（雄配子体为萌发后的花粉粒，雌配子体由胚囊及胚乳组成），寄生在孢子体上。

4. 具颈卵器构造

大多数裸子植物具颈卵器构造，但颈卵器结构简单，埋于胚囊中，仅有 2~4 个颈

壁细胞露在外面，颈卵器内有1个卵细胞和1个腹沟细胞，无颈沟细胞，比蕨类植物的颈卵器更为退化。受精作用不需要在有水的条件下进行。

5. 常具多胚现象

大多数裸子植物出现多胚现象，这是由于一个雌配子体上的几个颈卵器的卵细胞同时受精，形成多胚，或由一个受精卵在发育过程中，发育成原胚，再由原胚组织分裂为几个胚而形成多胚。

我国裸子植物种类较多，资源丰富，是森林工业、林产化工的重要原料，为工农业生产和人民生活提供木材、纤维、栲胶、松脂等多种产品。裸子植物如侧柏、马尾松、麻黄、银杏、香榧、金钱松的枝叶、花粉、种子及根皮可供药用，同时也是庭院栽培的绿化观赏树种。

七、被子植物

被子植物形态结构更加复杂化和完美化，特别是繁殖器官结构和生殖过程的特点，给予了它适应和抵御各种不良环境的内在条件，使它在地球植物界占绝对优势。被子植物的主要特征有：

1. 孢子体高度发达

被子植物的孢子体高度发达，配子体极度退化。形态有乔木、灌木、草本和藤本，对环境的适应有水生、陆生、自养和异养等。

2. 具有真正的花

被子植物产生了具有高度特化的、真正的花。

3. 胚珠被心皮所包被

被子植物的胚珠被包藏在由心皮闭合而形成的子房内，使其得到很好的保护。

4. 具有独特的双受精现象

被子植物在受精过程中，1个精子与卵细胞结合，形成合子（受精卵）；另1个精子与2个极核结合，发育成三倍体的胚乳。三倍体的胚乳为幼胚发育提供具双亲特性的营养，使新植物具较强的生活力。

5. 具有果实

被子植物受精后的心皮发育形成果实，胚珠形成种子。果实的形态多种多样，既有效地保护了种子，又促进了种子的传播。

6. 高度发达的输导组织

被子植物的输导组织中的木质部出现了导管，韧皮部出现了筛管和伴胞，加强了水分和营养物质的运输能力。

【能力训练】

在进行中药鉴定时，我们首先要学会分辨植物的组织结构，才能快速地识别其主要鉴别特征。

一、任务分组

请以每组 5~7 人自由成组，每组选出一名小组长，并将小组成员情况填入表 2-3 中。

表 2-3 小组成员情况

班级		任务编号		指导老师	
组号		组长		学号	
组员	学号	姓名	学号	姓名	
任务分工					

二、任务前准备

准备昆布、灵芝、松萝、绵马贯众、麻黄、银杏、甘草、五味子、连翘 9 种中药材。

三、任务实施

① 将以上 9 种药材的归类情况填入表 2-4 中。

表 2-4 中药材归类

序号	药材名	分类情况	备注
1			
2			
3			
4			
5			
6			
7			
8			
9			

② 在下框中绘制灵芝形态并标出其结构。

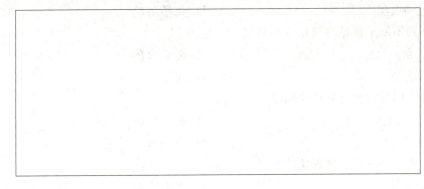

四、任务评价

根据小组成员进行能力训练的过程及任务完成情况进行自评、互评及教师评价，并将各项得分填入表 2-5 中。

表 2-5　任务评价

类别	评分内容	评价标准	分值	得分
学生自评（20 分）	团队协作及工作态度	优 5 良 4 中 3 差 2	5	
	工作质量及结果	优 5 良 4 中 3 差 2	5	
	职业素养	优 5 良 4 中 3 差 2	5	
	创新意识	优 5 良 4 中 3 差 2	5	
学生互评（20 分）	协调能力	优 5 良 4 中 3 差 2	5	
	组织有序与团队合作	优 5 良 4 中 3 差 2	5	
	工作效率与工作规范性	优 5 良 4 中 3 差 2	5	
	任务完成与成果展示	优 5 良 4 中 3 差 2	5	
教师评价（60 分）	考勤	无故迟到扣 5、早退扣 5、旷课扣 15	15	
	任务纪律	优 15 良 12 中 9 差 6	15	
	任务过程	优 15 良 12 中 9 差 6	15	
	任务结果	优 15 良 12 中 9 差 6	15	
综合得分			100	

【练习思考】

1. 在植物界各分类群中，最大的分类等级是（　　）。
   A. 界　　　　B. 门　　　　C. 纲　　　　D. 目
2. 放线菌具有的结构是（　　）。
   A. 核膜　　　B. 核仁　　　C. 线粒体　　D. 细胞壁
3. （多选）放线菌的菌丝分为（　　）。

A. 气生菌丝 B. 营养菌丝
C. 有隔菌丝 D. 无隔菌丝

4. 下列不属于常见的药用蕨类有（   ）。
A. 贯众 B. 金毛狗脊
C. 海金沙 D. 灵芝

5. 具有明显世代交替现象的是（   ）。
A. 被子植物 B. 裸子植物
C. 苔藓植物 D. 放线菌

6. 具有独特的双受精现象的是（   ）。
A. 被子植物 B. 裸子植物
C. 苔藓植物 D. 放线菌

（周在富　郭秀梅）

任务二　来源鉴定

【学习目标】

一、知识目标
（1）掌握中药来源鉴定的方法；
（2）掌握植物的形态结构。

二、能力目标
能够观察植物形态。

三、素质目标
培养对工作一丝不苟、对质量精益求精、对完美孜孜追求的"工匠精神"，牢记祸患常积于忽微、天下大事必作于细的道理，立起细节标准，精心打磨、臻于至善，于细微之处见精神，在细节之间显水平。

【基本知识】

来源鉴定的基本概念是：应用植物、动物或矿物的形态学和分类学知识，对"中药"的来源进行鉴定，确定其正确的动植物学名、矿物名称，以保证应用品种准确无误的一种方法。基原鉴定的特点是宏观，主要用于外形完整的药材的真伪鉴别。

一、观察及描述植物形态

将具有较完整植物体的中药检品在室内鉴定，深入的形态观察与特征的准确把握是基础。应先观察植株整体再注意器官细部，可先营养器官，如根（直根系、须根系等）、茎（直立、缠绕、圆柱形、四棱形等）、叶（叶脉、叶序、叶形、单叶或复叶等）；后繁殖器官（花、果实及种子）。被子植物的花具有物种水平的鉴定意义，即主要依据花并参考其他器官特征可将标本鉴定到种。

很多科花的特征都可作为分类的重要依据，如木兰科植物雄蕊和雌蕊多数呈螺旋状排列、单被花等；伞形科植物的复伞形花序；唇形科植物的唇形花冠、二心皮形成4室、花柱基底生等；豆科植物的蝶形花冠等；菊科植物的头状花序、聚药雄蕊、二心皮等；天南星科植物的肉穗花序等；兰科植物的两侧对称花、合蕊柱等。

果实类型也是分类的重要依据，如桑科的聚花果，豆科的荚果，十字花科的角果，蔷薇科的梨果，芸香科的柑果，葫芦科的瓠果，伞形科的双悬果及禾本科的颖果等。

二、核对文献

观察检品的形态学特征后，可根据已掌握知识或参考相关分类学著作、文献进行初步鉴定，待与标本馆模式标本核对后，方可定种。在核对文献时，首先应查看植物分类学著作，如《中国植物志》《中国高等植物图鉴》《中国药用植物志》《中国经济植物志》及有关的地区性植物志等；其次再查阅鉴定中药品种方面的著作，如《全国中草药汇编》《中药大辞典》《中药志》《药材学》《生药学》《中药鉴定学》《中药鉴别手册》等。由于各书记载植物形态的描述会有差异，收集的样本也有采收时节或植物个体差异等因素，因此同一种植物各书的记述有时也会不一致，必要时还需进一步查对原始文献（指第一次发现该种植物的研究者，描述其特征，予以初次定名的文献），以便正确鉴定。具体工作中，参考检索表由大类至小类，即应用分科检索表鉴定至科一级（分科），应用分属检索表鉴定至属一级（分属），最后定种。

三、核对标本

当确定检品的科属时，可以到标本室核对已定学名的该科属标本，或根据文献核对已定学名的某种标本。要得到正确的鉴定，必须要求标本室中已定学名的标本正确可靠，在核对标本时，要注意同种植物在不同生长期的形态差异，需要参考更多的标本，才能使鉴定的学名准确，如有条件，能与模式标本（发表新种时所被描述的植物标本）核对，这对正确鉴定更为有利。对一些难以定名的标本，可寄请专家或植物分类研究单位协助鉴定。中药的原植物鉴定，除了使用经典形态学和分类学的知识外，还可采用现代染色体技术、细胞分类和分子生物学技术（现在最新的 DNA 条形码技术）、化学分类方法、数学分析手段等进行。

【能力训练】

通过来源鉴定，确定待检中药的科名、种名及拉丁学名。

一、任务分组

请以每组 5~7 人自由成组，每组选出一名小组长，并将小组成员情况填入表 2-6 中。

表 2-6　小组成员情况

班级		任务编号		指导老师	
组号		组长		学号	
组员	学号	姓名		学号	姓名
任务分工					

二、任务前准备

准备中药材：薄荷、泽兰、金银花、石斛。

三、任务实施

1. 植物形态的观察

① 对具有较完整的植物类中药检品，应注意对植物体各器官的观察，特别应仔细观察花、果实、孢子囊、子实体等繁殖器官。

② 对于干缩破碎的药材，可用热水浸泡软化，展平后再观察。

③ 观察毛茸、腺点、雄蕊等微小特征时，可借助放大镜或解剖镜观察。

④ 在实际工作中常遇到不完整的检品，除少数十分突出的鉴别特征外，一般要追踪其原植物，包括深入产地调查，以便进一步鉴定。

2. 核对文献

① 通过对原植物形态的观察，能初步确定科、属的，可直接查阅有关科属的资料；不能确定科、属的，可查阅植物分类检索表。

② 对于某些未知品种，鉴定特征不全或缺少有关资料者，也可根据产地、别名、化学成分、功效等线索，直接查阅与中药鉴定、药用植物等相关的综合性书籍或图谱，将检品的特征与书籍中记载的内容相比较，并加以分析。

③ 在核对文献时，首先应查阅植物分类方面的著作，如《中国植物志》《中国高等植物图鉴》《新华本草纲要》《中国中药资源丛书》及有关的地区性植物志等；其次应查阅有关中药品种方面的著作，如《中药志》《全国中草药汇编》《中药大辞典》等；必要时，须查对原始文献，以便正确鉴定。

3. 核对标本

① 当未知种的科、属或种初步确定后，可到有关植物标本室即与已定学名的相关

标本（如腊叶标本、浸液标本等）进行核对。

② 要使鉴定结果准确，标本的鉴定必须正确可靠。同时，应注意同种植物不同产地或不同生长期的形态差异。

③ 必要时核对模式标本（发表新种时所被描述的植物标本），或请有关专家协助鉴定。

4. 鉴定结果

将以上 4 种药材鉴别情况填入表 2-7 中。

表 2-7　药材鉴别情况

序号	药材名	备注
1		
2		
3		
4		

四、任务评价

根据小组成员进行能力训练的过程及任务完成情况进行自评、互评及教师评价，并将各项得分填入表 2-8 中。

表 2-8　任务评价

类别	评分内容	评价标准	分值	得分
学生自评（20分）	团队协作及工作态度	优5良4中3差2	5	
	工作质量及结果	优5良4中3差2	5	
	职业素养	优5良4中3差2	5	
	创新意识	优5良4中3差2	5	
学生互评（20分）	协调能力	优5良4中3差2	5	
	组织有序与团队合作	优5良4中3差2	5	
	工作效率与工作规范性	优5良4中3差2	5	
	任务完成与成果展示	优5良4中3差2	5	
教师评价（60分）	考勤	无故迟到扣5、早退扣5、旷课扣15	15	
	任务纪律	优15良12中9差6	15	
	任务过程	优15良12中9差6	15	
	任务结果	优15良12中9差6	15	
	综合得分		100	

【练习思考】

1. 什么是中药的来源鉴定？
2. 中药的来源鉴定从哪些方面进行？

（周在富　高珊珊）

项目三

常用中药的性状鉴定

项目引导

性状鉴定即传统的经验鉴定法，就是通过眼看、手摸、鼻闻、口尝、水试、火试等手段对药材形、色、气、味、质地、断面六个方面进行鉴别，从而确定药材的真伪优劣。这些方法是从古至今一代代老药工、老师傅，通过数千年的经验积累，流传至今的丰富实践经验，它具有简单易行及快捷迅速的特点。

任务一 常用根及根茎类中药性状鉴定

【学习目标】

一、知识目标

（1）掌握大黄、何首乌等34种药材的来源、产地与采制、性状鉴别要点；

（2）熟悉苦参、制川乌、延胡索、天南星、制天南星、法半夏、姜半夏的主要性状鉴别特征。

二、能力目标

（1）能正确区分易混药材：人参与西洋参；

（2）能进行大黄、何首乌等34种药材的性状鉴别。

三、素质目标

学习老药工、老师傅的匠人匠心品质，努力培养自身的专业技能和职业素养。

【基本知识】

一、性状鉴定概述

（一）根类中药性状鉴定

不同的根类中药，具有不同的外部特征，一般来说，根没有节和节间，无叶和叶痕，无顶芽和侧芽。这是根类中药和根茎类中药的显著区别。

同样是根类中药，双子叶植物和单子叶植物的根部也有不同的特征。双子叶植物一般主根发达，侧根较细。主根常为圆柱形（图3-1），有的呈纺锤形，少数呈须根状，多数细长的须根集生于根茎上，如细辛（图3-2）、威灵仙、龙胆等。单子叶植物主根不明显，无主根与侧根之分，有的须根先端膨大呈纺锤状块根，如百部、郁金（图3-3）、麦冬等。

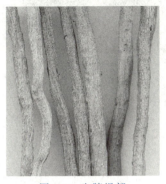
图3-1　牛膝根部

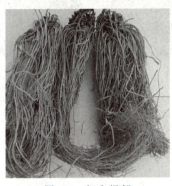
图3-2　细辛根部

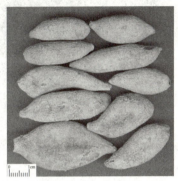
图3-3　郁金根部

根受外界环境影响，其形态变异较大，但它的外部特征常相对稳定，在中药鉴定中有重要意义。根的表面常有横纹、纵皱纹及皮孔，横纹的多少与皮孔的分布，常作为辨别栽培品或野生品的依据。

（二）根茎类中药性状鉴定

根茎类中药在外形上，有节和节间，节上有膜质鳞叶，先端有顶芽或侧芽。根茎根据形状可分为根状茎（圆柱形，如图3-4）、球茎（扁球形）、块茎（不规则块状，如图3-5、图3-6）、鳞茎（类球形，图3-7）。

蕨类植物的根茎表面常有鳞片或者密生棕黄色鳞毛。根茎的形状不一，有圆柱形、纺锤形、扁球形或不规则团块状等。

根茎类中药横断面特征在鉴定中比较重要。双子叶植物根茎的维管束多环状排列，略呈放射状，中央有明显的髓部。单子叶植物根茎的内皮层环纹明显可见，维管束点状，散在。

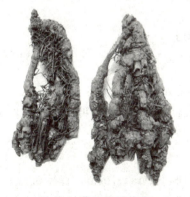
图3-4　黄连的根状茎

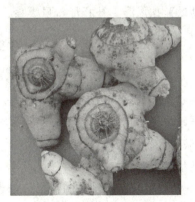
图3-5　白及的块茎

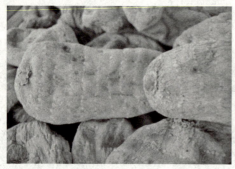
图 3-6 天麻的块茎

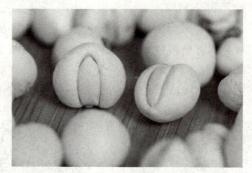
图 3-7 川贝母的鳞茎

二、重点掌握

狗脊　Gouji
Cibotii Rhizoma

【来源】为蚌壳蕨科植物金毛狗脊 Cibotium barometz (L.) J. Sm. 的干燥根茎。

【产地与采制】主产于四川、浙江、福建、江西。秋、冬二季采挖，除去泥沙，干燥；或去硬根、叶柄及金黄色绒毛，切厚片，干燥，为"生狗脊片"；蒸后晒至六、七成干，切厚片，干燥，为"熟狗脊片"。

【性状鉴定】狗脊呈不规则的长块状，长 10～30cm，直径 2～10cm。表面深棕色，残留金黄色绒毛；上面有数个棕红色的木质叶柄，下面残存黑色细根。质坚硬，不易折断。无臭，味淡、微涩。

生狗脊片呈不规则长条形或圆形，长 5～20cm，直径 2～10cm，厚 1.5～5mm；切面浅棕色，较平滑，近边缘 1～4mm 处有一条棕黄色隆起的木质部环纹或条纹，边缘不整齐，偶有金黄色绒毛残留；质脆，易折断，有粉性。

熟狗脊饮片呈黑棕色，质坚硬。

狗脊以肥大、质坚实无空心、外表面有金黄色绒毛者为佳。生狗脊片以厚薄均匀、坚实无毛、不空心者为佳。

【功效】祛风湿，补肝肾，强腰膝。

牛膝　Niuxi
Achyranthis Bidentatae Radix

【来源】为苋科植物牛膝 Achyranthes bidentata Bl. 的干燥根。

【产地与采制】主产于河南。冬季茎叶枯萎时采挖，除去须根和泥沙，捆成小把，晒至干皱后，将顶端切齐，晒干。

【性状鉴定】

(1) 药材性状 呈细长圆柱形，挺直或稍弯曲，长 15～70cm，直径 0.4～1cm。表面灰黄色或淡棕色，有微扭曲的细纵皱纹、排列稀疏的侧根痕和横长皮孔样的突起。质硬脆，易折断，受潮后变软，断面平坦，淡棕色，略呈角质样而油润，中心维管束木质部较大，黄白色，其外周散有多数黄白色点状维管束，断续排列成2~4轮。气微，味微甜而稍苦涩。

(2) 饮片性状 牛膝呈圆柱形的段，外表皮灰黄色或淡棕色，有微细的纵皱纹及横长皮孔，质硬脆，易折断，受潮变软。切面平坦，淡棕色或棕色，略呈角质样而油润，中心维管束木部较大，黄白色，其外围散有多数黄白色点状维管束，断续排列成2~4轮，气微，味微甜而稍苦涩。

酒牛膝形如牛膝段，表面色略深，偶见焦斑，微有酒香气。

【功效】逐瘀通经，补肝肾，强筋骨，利尿通淋，引血下行。

大黄　Dahuang
Rhei Radix et Rhizoma

【来源】为蓼科植物掌叶大黄 *Rheum palmatum* L.、唐古特大黄 *Rheum tanguticum* Maxim. ex Balf. 或药用大黄 *Rheum officinale* Baill. 的干燥根和根茎。

【产地与采制】掌叶大黄主产于甘肃、青海等地，为栽培品，为商品大黄的主流；唐古特大黄主产于青海、甘肃、西藏等地，野生或栽培；药用大黄主产于四川、贵州、云南、湖北等省，野生或栽培。掌叶大黄和唐古特大黄药材称北大黄，药用大黄药材称南大黄。秋末茎叶枯萎或次春发芽前采挖，除去细根，刮去外皮，切瓣或段，绳穿成串干燥或直接干燥。

【性状鉴定】

(1) 药材性状 本品呈类圆柱形、圆锥形、卵圆形或不规则块状，长3~17cm，直径3~10cm。除尽外皮者表面黄棕色至红棕色，有的可见类白色网状纹理及星点（异型维管束）散在，残留的外皮棕褐色，多具绳孔及粗皱纹。质坚实，有的中心稍松软，断面淡红棕色或黄棕色，显颗粒性；根茎髓部宽广，有星点环列或散在；根木部发达，具放射状纹理，形成层环明显，无星点。气清香，味苦而微涩，嚼之粘牙，有沙粒感。

以外表黄棕色、锦纹及星点明显、体重、质坚实、有油性、气清香、味苦而微涩、嚼之粘牙者为佳。

(2) 饮片性状 大黄呈不规则类圆形厚片或块，大小不等。外表皮黄棕色或棕褐色，有纵皱纹及疙瘩状隆起。切面黄棕色至淡红棕色，较平坦，有明显散在或排列成环的星点，有空隙。

【功效】泻下攻积，清热泻火，凉血解毒，逐瘀通经，利湿退黄。

何首乌　Heshouwu
Polygoni Multiflori Radix

何首乌的鉴定

【来源】为蓼科植物何首乌 *Polygonum multiflorum* Thunb. 的干燥块根。

【产地与采制】主产于河南、湖北、广东、江西、贵州。秋、冬二季叶枯萎时采挖，削去两端，洗净，个大的切块，干燥。

【性状鉴定】

(1) **药材性状** 呈团块状或不规则纺锤形，长 6~15cm，直径 4~12cm。表面红棕色或红褐色，皱缩不平，有浅沟，并有横长皮孔样突起和细根痕。体重，质坚实，不易折断，断面浅黄棕色或浅红棕色，显粉性，皮部有 4~11 个类圆形异型维管束环列，形成云锦状花纹，中央木部较大，有的呈木心。气微，味微苦而甘涩。

(2) **饮片性状** 呈不规则的厚片或块。外表皮红棕色或红褐色，皱缩不平，有浅沟，并有横长皮孔样突起及细根痕。切面浅黄棕色或浅红棕色，显粉性；横切面有的皮部可见云锦状花纹，中央木部较大，有的呈木心。气微，味微苦而甘涩。

【功效】何首乌 解毒，消痈，截疟，润肠通便。

制何首乌 补肝肾，益精血，乌须发，强筋骨，化浊降脂。

知识延伸

何首乌这种中药材相信很多朋友都有听说过，它具有极高的药用价值，而"人形何首乌"更是深受追捧，在民间更是还流传着"千年人形何首乌"。那么"千年人形何首乌"真的存在吗？

关于"人形何首乌"的报道已屡见不鲜，其实是由不法分子造假而成。常见的造假方法有：

1. 用棕榈芯雕刻造假

取一个比拳头大的棕榈芯，用刀削成一个有手、脚、头的人体轮廓。然后在头部位置挖一个洞，将一根何首乌藤插进去，用牙签固定，最后用黄泥和炭灰涂抹成黑黄色。这样，一个极具人形的"千年何首乌"便产生了。造假者为什么要选择棕榈芯作模呢？据植物专家介绍，棕榈的肉质与何首乌相似，且水分多，何首乌藤插进去后容易吸收，不易枯萎，因此多是用棕榈芯雕刻的。另外，也有人用香蕉根茎雕刻"人形何首乌"。

2. 用薯蓣块茎嫁接何首乌

造假者用与何首乌近亲缘的薯蓣（别名土薯）作为母体，将何首乌藤嫁接其中，再将薯蓣植入一个人形的模具，经过约半年的生长后，何首乌藤与薯蓣体结合在一起，薯蓣生长很快，去掉模具后，就变成了"人形"。

3. 模具内培育何首乌

将生长一年的何首乌移植到人形模具里，限制其正常生长，经过几年的生长，何首乌就发育成"人形"，有造假者还在模具上做上男人或女人的特征，有的甚至雌雄成对出现，这种造假手法高明、造型逼真、材料真实，容易迷惑人。

川乌 Chuanwu
Aconiti Radix

附子、川乌、草乌的性状鉴定

【来源】为毛茛科植物乌头 *Aconitum carmichaelii* Debx. 的干燥母根。

【产地与采制】 主产于四川、云南、陕西。6月下旬至8月上旬采挖，除去子根、须根及泥沙，晒干。

【性状鉴定】 **药材性状** 呈不规则圆锥形，稍弯曲，顶端常有残茎，中部多向一侧膨大，长2～7.5cm，直径1.2～2.5cm。表面棕褐色或灰棕色，皱缩，有小瘤状侧根及子根脱离后的痕迹。质坚实，断面类白色或浅灰黄色，形成层环纹呈多角形。气微，味辛辣、麻舌。

【功效】 祛风除湿，温经止痛。

制川乌　Zhi Chuanwu
Aconiti Radix Cocta

【来源】 为毛茛科植物乌头 *Aconitum carmichaelii* Debx. 的干燥母根。

【产地与采制】 主产于四川、云南、陕西。为川乌的炮制加工品。取川乌，大小个分开，用水浸泡至内无干心，取出，加水煮沸4～6小时（或蒸6～8小时）至取大个及实心者切开内无白心，口尝微有麻舌感时，取出，晾至六成干，切片，干燥。

【性状鉴定】 **药材性状** 本品为不规则或长三角的片。表面黑褐色或黄褐色，有灰棕色形成层环纹。体轻，质脆，断面有光泽。气微，微有麻舌感。

【功效】 祛风除湿，温经止痛。

草乌　Caowu
Aconiti Kusnezoffii Radix

【来源】 为毛茛科植物北乌头 *Aconitum kusnezoffii* Reichb. 的干燥块根。

【产地与采制】 主产于东北、华北。秋季茎叶枯萎时采挖，除去须根和泥沙，干燥。

【性状鉴定】 **药材性状** 药材呈不规则长圆锥形，略弯曲，长2～7cm，直径0.6～1.8cm。顶端常有残茎和少数不定根残基，有的顶端一侧有一枯萎的芽，一侧有一圆形或扁圆形不定根残基。表面灰褐色或黑棕褐色，皱缩，有纵皱纹、点状须根痕及数个瘤状侧根。质硬，断面灰白色或暗灰色，有裂隙，形成层环纹多角形或类圆形，髓部较大或中空。气微，味辛辣、麻舌。

【功效】 祛风除湿，温经止痛。

附子　Fuzi
Aconiti Lateralis Radix Praeparata

【来源】 为毛茛科植物乌头 *Aconitum carmichaelii* Debx. 的子根的加工品。

【产地与采制】 主产于四川。6月下旬至8月上旬采挖，除去母根、须根及泥沙，习称"泥附子"，加工成下列规格。

① 选择个大、均匀的泥附子，洗净，浸入胆巴的水溶液中过夜，再加食盐，继续浸泡，每日取出晒晾，并逐渐延长晒晾时间，直至附子表面出现大量结晶盐粒（盐霜）、体质变硬为止，习称"盐附子"。

② 取泥附子，按大小分别洗净，浸入胆巴的水溶液中数日，连同浸液煮至透心，

捞出，水漂，纵切成厚约0.5cm的片，再用水浸漂，用调色液使附片染成浓茶色，取出，蒸至出现油面、光泽后，烘至半干，再晒干或继续烘干，习称"黑顺片"。

③ 选择大小均匀的泥附子，洗净，浸入胆巴的水溶液中数日，连同浸液煮至透心，捞出，剥去外皮，纵切成厚约0.3cm的片，用水浸漂，取出，蒸透，晒干，习称"白附片"。

【性状鉴定】

(1) 药材性状 盐附子呈圆锥形，长4~7cm，直径3~5cm。表面灰黑色，被盐霜，顶端有凹陷的芽痕，周围有瘤状突起的支根或支根痕。体重，横切面灰褐色，可见充满盐霜的小空隙和多角形形成层环纹，环纹内侧导管束排列不整齐。气微，味咸而麻，刺舌。

黑顺片为纵切片，上宽下窄，长1.7~5cm，宽0.9~3cm，厚0.2~0.5cm。外皮黑褐色，切面暗黄色，油润具光泽，半透明状，并有纵向导管束。质硬而脆，断面角质样。气微，味淡。

白附片无外皮，黄白色，半透明，厚约0.3cm。

(2) 饮片性状 淡附片呈纵切片，上宽下窄，长1.7~5cm，宽0.9~3cm，厚0.2~0.5cm。外皮褐色。切面褐色，半透明，有纵向导管束。质硬，断面角质样。气微，味淡，口尝无麻舌感。

【功效】 回阳救逆，补火助阳，散寒止痛。

知识延伸

川乌、草乌和附子是剧毒药材，三者常有混淆情况，但附子为侧根，顶端无茎痕或残茎，而区别于川乌和草乌；川乌为母根，是栽培品，较饱满；草乌是野生品，表面比较枯瘦，纹理较深，颜色较黑而区别于川乌。

白芍 Baishao
Paeoniae Radix Alba

白芍与赤芍的比较鉴定

【来源】 为毛茛科植物芍药 *Paeonia lactiflora* Pall. 的干燥根。

【产地与采制】 主产于浙江、安徽。夏、秋二季采挖，洗净，除去头尾和细根，置沸水中煮后除去外皮或去皮后再煮，晒干。

【性状鉴定】

(1) 药材性状 呈圆柱形，平直或稍弯曲，两端平截，长5~18cm，直径1~2.5cm。表面类白色或淡棕红色，光洁或有纵皱纹及细根痕，偶有残存的棕褐色外皮。质坚实，不易折断，断面较平坦，类白色或微带棕红色，形成层环明显，射线放射状。气微，味微苦、酸。

(2) 饮片性状 白芍呈类圆形的薄片。表面淡棕红色或类白色。切面类白色或微带棕红色，形成层环明显，可见稍隆起的筋脉纹呈放射状排列。气微，味微苦、酸。

炒白芍形如白芍片，表面微黄色或淡棕黄色，有的可见焦斑。气微香。

酒白芍形如白芍片，表面微黄色或淡棕黄色，有的可见焦斑。微有酒香气。

【功效】 养血调经，敛阴止汗，柔肝止痛，平抑肝阳。

黄连 Huanglian
Coptidis Rhizoma

【来源】 为毛茛科植物黄连 *Coptis chinensis* Franch.、三角叶黄连 *Coptis deltoidea* C. Y. Cheng et Hsiao 或云连 *Coptis teeta* Wall. 的干燥根茎。以上三种分别习称"味连""雅连""云连"。

【产地与采制】 味连、雅连主产于四川、湖北。云连主产于云南。秋季采挖，除去须根和泥沙，干燥，撞去残留须根。

【性状鉴定】

(1) **药材性状** 味连多集聚成簇，常弯曲，形如鸡爪，单枝根茎长3～6cm，直径0.3～0.8cm。表面灰黄色或黄褐色，粗糙，有不规则结节状隆起、须根及须根残基，有的节间表面平滑如茎秆，习称"过桥"。上部多残留褐色鳞叶，顶端常留有残余的茎或叶柄。质硬，断面不整齐，皮部橙红色或暗棕色，木部鲜黄色或橙黄色，呈放射状排列，髓部有的中空。气微，味极苦。

云连弯曲呈钩状，多为单枝，较细小。

雅连多为单枝，略呈圆柱形，微弯曲，长4～8cm，直径0.5～1cm。"过桥"较长。顶端有少许残茎。

(2) **饮片性状** 黄连片呈不规则的薄片。外表皮灰黄色或黄褐色，粗糙，有细小的须根。切面或碎断面鲜黄色或红黄色，具放射状纹理，气微，味极苦。

酒黄连形如黄连片，色泽加深。略有酒香气。

姜黄连形如黄连片，表面棕黄色。有姜的辛辣味。

萸黄连形如黄连片，表面棕黄色。有吴茱萸的辛辣香气。

【功效】 清热燥湿，泻火解毒。

防己 Fangji
Stephania Tetrandra Radix

【来源】 为防己科植物粉防己 *Stephania tetrandra* S. Moore 的干燥根。

【产地与采制】 主产于浙江、江西、安徽、湖北。秋季采挖，洗净，除去粗皮，晒至半干，切段，个大者再纵切，干燥。

【性状鉴定】

(1) **药材性状** 本品呈不规则圆柱形、半圆柱形或块状，多弯曲，长5～10cm，直径1～5cm。表面淡灰黄色，在弯曲处常有深陷横沟而成结节状的瘤块样。体重，质坚实，断面平坦，灰白色，富粉性，有排列较稀疏的放射状纹理。气微，味苦。

(2) **饮片性状** 呈类圆形或半圆形的厚片。外表皮淡灰黄色。切面灰白色，粉性，有稀疏的放射状纹理。气微，味苦。

【功效】 祛风止痛，利水消肿。

延胡索 Yanhusuo
Corydalis Rhizoma

【来源】 本品为罂粟科植物延胡索 *Corydalis yanhusuo* W. T. Wang 的干燥块茎。

【产地与采制】 主产于浙江。夏初茎叶枯萎时采挖,除去须根,洗净,置沸水中煮或蒸至恰无白心时,取出,晒干。

【性状鉴定】

(1) **药材性状** 呈不规则扁球形,直径 0.5~1.5cm。表面黄色或黄褐色,有不规则网状皱纹。顶端有略凹陷茎痕,底部常有疙瘩状突起。质硬而脆,断面黄色,角质样,有蜡样光泽。气微,味苦。以断面金黄色、有蜡样光泽者为佳。

(2) **饮片性状** 延胡索呈不规则的圆形厚片。外表皮黄色或黄褐色,有不规则细皱纹。切面或断面黄色,角质样,具蜡样光泽。气微,味苦。

醋延胡索形如延胡索或片,表面和切面黄褐色,质较硬。微具醋香气。

【功效】 活血,行气,止痛。

苦参 Kushen
Sophorae Flavescentis Radix

【来源】 为豆科植物苦参 *Sophora flavescens* Ait. 的干燥根。

【产地与采制】 我国大部分地区均产。春、秋二季采挖,除去根头和小支根,洗净,干燥,或趁鲜切片,干燥。

【性状鉴定】

(1) **药材性状** 本品呈长圆柱形,下部常有分枝,长 10~30cm,直径 1~6.5cm。表面灰棕色或棕黄色,具纵皱纹和横长皮孔样突起,外皮薄,多破裂反卷,易剥落,剥落处显黄色,光滑。质硬,不易折断,断面纤维性;切片厚 3~6mm;切面黄白色,具放射状纹理和裂隙,有的具异型维管束呈同心性环列或不规则散在。气微,味极苦。

(2) **饮片性状** 本品呈类圆形或不规则形的厚片。外表皮灰棕色或棕黄色,有时可见横长皮孔样突起,外皮薄,常破裂反卷或脱落,脱落处显黄色或棕黄色,光滑。切面黄白色,纤维性,具放射状纹理和裂隙,有的可见同心性环纹。气微,味极苦。

【功效】 清热燥湿,杀虫,利尿。

甘草 Gancao
Glycyrrhizae Radix et Rhizoma

【来源】 为豆科植物甘草 *Glycyrrhiza uralensis* Fisch.、胀果甘草 *Glycyrrhiza inflata* Bat. 或光果甘草 *Glycyrrhiza glabra* L. 的干燥根和根茎。

【产地与采制】 主产于内蒙古、甘肃、黑龙江。春、秋二季采挖,除去须根,晒干。

【性状鉴定】

(1) **药材性状** 甘草根呈圆柱形，长25～100cm，直径0.6～3.5cm。外皮松紧不一。表面红棕色或灰棕色，具显著的纵皱纹、沟纹、皮孔及稀疏的细根痕。质坚实，断面略显纤维性，黄白色，粉性，形成层环明显，射线放射状，有的有裂隙。根茎呈圆柱形，表面有芽痕，断面中部有髓。气微，味甜而特殊。

胀果甘草根和根茎木质粗壮，有的分枝，外皮粗糙，多灰棕色或灰褐色。质坚硬，木质纤维多，粉性小。根茎不定芽多而粗大。

光果甘草根和根茎质地较坚实，有的分枝，外皮不粗糙，多灰棕色，皮孔细而不明显。

(2) **饮片性状** 呈类圆形或椭圆形的厚片。外表皮红棕色或灰棕色，具纵皱纹。切面略显纤维性，中心黄白色，有明显放射状纹理及形成层环。质坚实，具粉性。气微，味甜而特殊。

【功效】补脾益气，清热解毒，祛痰止咳，缓急止痛，调和诸药。

黄芪　Huangqi

Astragali Radix

黄芪的鉴定

【来源】为豆科植物蒙古黄芪 *Astragalus membranaceus*（Fisch.）Bge. var. *Mongholicus*（Bge.）Hsiao 或膜荚黄芪 *Astragalus membranaceus*（Fisch.）Bge. 的干燥根。

【产地与采制】主产于山西、甘肃、黑龙江、内蒙古。春、秋二季采挖，除去须根及根头，晒干，切片。

【性状鉴定】**药材性状** 呈圆柱形，有的有分枝，上端较粗，长30～90cm，直径1～3.5cm。表面淡棕黄色或淡棕褐色，有不整齐的纵皱纹或纵沟。质硬而韧，不易折断，断面纤维性强，并显粉性，皮部黄白色，木部淡黄色，有放射状纹理和裂隙，老根中心偶呈枯朽状，黑褐色或呈空洞。气微，味微甜，嚼之微有豆腥味。

【功效】补气升阳，固表止汗，利水消肿，生津养血，行滞通痹，托毒排脓，敛疮生肌。

人参　Renshen

Ginseng Radix Et Rhizoma

人参的鉴定

【来源】为五加科植物人参 *Panax ginseng* C. A. Mey. 的干燥根和根茎。人参以根及根茎入药。栽培者俗称"园参"；播种在山林野生状态下自然生长的称"林下山参"，习称"籽海"。

【产地与采制】主产于吉林、辽宁、黑龙江，传统以吉林抚松县产量最大、质量最好，称"吉林参"。多于秋季采挖，洗净经晒干或烘干。

【性状鉴定】

(1) **药材性状** 主根呈纺锤形或圆柱形，长3～15cm，直径1～2cm，表面灰黄色，上部或全体有疏浅断续的粗横纹及明显的纵皱，下部有支根2～3条，并着生多数细长的须根，须根上常有不明显的细小疣状突出。根茎（芦头）长1~4cm，直径0.3~1.5cm，多拘挛而弯曲，具不定根（艼）和稀疏的凹窝状茎痕（芦碗）。质较硬，断面淡黄白色，显粉性，形成层环纹棕黄色，皮部有黄棕色的点状树脂道及放射状裂隙。香气特异，味微苦、甘。

或主根多与根茎近等长或较短，呈圆柱形、菱角形或人字形，长1~6cm。表面灰黄色，具纵皱纹，上部或中下部有环纹。支根多为2~3条，须根少而细长，清晰不乱，有较明显的疣状突起。根茎细长，少数粗短，中上部具稀疏或密集而深陷的茎痕。不定根较细，多下垂。

（2）饮片性状 人参片呈圆形或类圆形薄片。外表皮灰黄色。切面淡黄白色或类白色，显粉性，形成层环纹棕黄色，皮部有黄棕色的点状树脂道及放射性裂隙。体轻，质脆。香气特异，味微苦、甘。

【功效】大补元气，复脉固脱，补脾益肺，生津养血，安神益智。

> **知识延伸**
>
> 人参每年的形态都不一样。1年生（播种的第二年）的人参，只长出1枚三出复叶，采药人称为"三花"；2年生者长出1枚五出复叶，形如手掌，习称"巴掌"；3年生者为2枚五出复叶，习称"二甲子"；4年者有3枚复叶，中间长有一花柱，状如古灯，习称"灯台子"；5年者4枚复叶，习称为"四匹叶"或"四品叶"，每年递增1枚，最多可达6枚复叶，习称"六匹叶"或"六品叶"。
>
> 人参虽多变，但生长六年以后外形就稳定了，叶片数目就不再增加了，就是生长上百年，也只有5枚或6枚复叶。

西洋参 Xiyangshen
Panacis quinquefolii Radix

西洋参的性状鉴定

【来源】为五加科植物西洋参 *Panax quinquefolium* L. 的干燥根。

【产地与采制】主产于美国、加拿大，我国亦有栽培。秋季采挖，洗净，晒干或低温干燥。切薄片，或用时打碎。

【性状鉴定】

（1）药材性状 本品呈纺锤形、圆柱形或圆锥形，长3~12cm，直径0.8~2cm。表面浅黄褐色或黄白色，可见横向环纹和线形皮孔状突起，并有细密浅纵皱纹和须根痕。主根中下部有一至数条侧根，多已折断。有的上端有根茎（芦头），环节明显，茎痕（芦碗）圆形或半圆形，具不定根（艼）或已折断。体重，质坚实，不易折断，断面平坦，浅黄白色，略显粉性，皮部可见黄棕色点状树脂道，形成层环纹棕黄色，木部略呈放射状纹理。气微而特异，味微苦、甘。

（2）饮片性状 本品呈长圆形或类圆形薄片。外表皮浅黄褐色。切面淡黄白至黄白色，形成层环棕黄色，皮部有黄棕色点状树脂道，近形成层环处较多而明显，木部略呈放射状纹理。气微而特异，味微苦、甘。

【功效】补气养阴，清热生津。

三七 Sanqi
Notoginseng Radix et Rhizoma

【来源】为五加科植物三七 *Panax notoginseng*（Burk.）F. H. Chen 的干燥根。

【产地与采制】药材主产于云南、广西。秋季花开前采挖，洗净，分开主根、支根和根茎，干燥。支根习称"筋条"，根茎习称"剪口"。

【性状鉴定】

(1) 药材性状 主根呈类圆锥形或圆柱形，长1～6cm，直径1～4cm。表面灰褐色或灰黄色，有断续的纵皱纹和支根痕。顶端有茎痕，周围有瘤状突起。体重，质坚实，断面灰绿色、黄绿色或灰白色，木部微呈放射状排列。气微，味苦回甜。

筋条呈圆柱形或圆锥形，长2～6cm，上端直径约0.8cm，下端直径约0.3cm。

剪口呈不规则的皱缩块状或条状，表面有数个明显的茎痕及环纹，断面中心灰绿色或白色，边缘深绿色或灰色。

(2) 饮片性状 三七粉为灰黄色的粉末。气微，味苦回甜。

【功效】散瘀止血，消肿定痛。

当归 Danggui
Angelica Sinensis Radix

【来源】为伞形科植物当归 *Angelica sinensis*（Oliv.）Diels 的干燥根。

【产地与采制】主产于甘肃。秋末采挖，除去须根和泥沙，待水分稍蒸发后，捆成小把，上棚，用烟火慢慢熏干。

【性状鉴定】

(1) 药材性状 本品略呈圆柱形，下部有支根3～5条或更多，长15～25cm。表面浅棕色至棕褐色，具纵皱纹和横长皮孔样突起。根头（归头）直径1.5～4cm，具环纹，上端圆钝，或具数个明显突出的根茎痕，有紫色或黄绿色的茎和叶鞘的残基；主根（归身）表面凹凸不平；支根（归尾）直径0.3～1cm，上粗下细，多扭曲，有少数须根痕。质柔韧，断面黄白色或淡黄棕色，皮部厚，有裂隙和多数棕色点状分泌腔，木部色较淡，形成层环黄棕色。有浓郁的香气，味甘、辛、微苦。

柴性大、干枯无油或断面呈绿褐色者不可供药用。

(2) 饮片性状 本品呈类圆形、椭圆形或不规则薄片。外表皮浅棕色至棕褐色。切面浅棕黄色或黄白色，平坦，有裂隙，中间有浅棕色的形成层环，并有多数棕色的油点，香气浓郁，味甘、辛、微苦。

【功效】补血活血，调经止痛，润肠通便。

防风 Fangfeng
Saposhnikoviae Radix

【来源】为伞形科植物防风 *Saposhnikovia divaricata*（Turcz.）Schischk. 的干燥根。

【产地与采制】 主产于黑龙江、内蒙古、吉林、辽宁。春、秋二季采挖未抽花茎植株的根,除去须根和泥沙,晒干。

【性状鉴定】

(1) **药材性状** 本品呈长圆锥形或长圆柱形,下部渐细,有的略弯曲,长15~30cm,直径0.5~2cm。表面灰棕色或棕褐色,粗糙,有纵皱纹、多数横长皮孔样突起及点状的细根痕。根头部有明显密集的环纹,有的环纹上残存棕褐色毛状叶基。体轻,质松,易折断,断面不平坦,皮部棕黄色至棕色,有裂隙,木部黄色。气特异,味微甘。

(2) **饮片性状** 本品为圆形或椭圆形的厚片。外表皮灰棕色或棕褐色,有纵皱纹、有的可见横长皮孔样突起、密集的环纹或残存的毛状叶基。切面皮部棕黄色至棕色,有裂隙,木部黄色,具放射状纹理。气特异,味微甘。

【功效】 祛风解表,胜湿止痛,止痉。

柴胡 Chaihu

Bupleuri Radix

【来源】 为伞形科植物柴胡 *Bupleurum chinense* DC. 或狭叶柴胡 *Bupleurum scorzonerifolium* Willd. 的干燥根。按性状不同,分别习称"北柴胡"和"南柴胡"。

【产地与采制】 北柴胡主产于河北、河南、辽宁;南柴胡主产于湖北、江苏、四川。春、秋二季采挖,除去茎叶和泥沙,干燥。

【性状鉴定】

(1) **药材性状** 北柴胡呈圆柱形或长圆锥形,长6~15cm,直径0.3~0.8cm。根头膨大,顶端残留3~15个茎基或短纤维状叶基,下部分枝。表面黑褐色或浅棕色,具纵皱纹、支根痕及皮孔。质硬而韧,不易折断,断面显纤维性,皮部浅棕色,木部黄白色。气微香,味微苦。

南柴胡根较细,圆锥形,顶端有多数细毛状枯叶纤维,下部多不分枝或稍分枝。表面红棕色或黑棕色,靠近根头处多具细密环纹。质稍软,易折断,断面略平坦,不显纤维性。具败油气。

(2) **饮片性状** 北柴胡呈不规则厚片。外表皮黑褐色或浅棕色,具纵皱纹和支根痕。切面淡黄白色,纤维性。质硬。气微香,味微苦。

醋北柴胡形如北柴胡片,表面淡棕黄色,微有醋香气,味微苦。

南柴胡呈类圆形或不规则片。外表皮红棕色或黑褐色。有时可见根头处具细密环纹或有细毛状枯叶纤维。切面黄白色,平坦。具败油气。

醋南柴胡形如南柴胡片,微有醋香气。

【功效】 疏散退热,疏肝解郁,升举阳气。

丹参 Danshen

Salviae Miltiorrhizae Radix et Rhizoma

丹参的鉴定

【来源】 为唇形科植物丹参 *Salvia miltiorrhiza* Bge. 的干燥根及根茎。

【产地与采制】主产于四川、山东、河北。春、秋二季采挖,除去泥沙,干燥。

【性状鉴定】

(1) **药材性状** 本品根茎短粗,顶端有时残留茎基。根数条,长圆柱形,略弯曲,有的分枝并具须状细根,长 10~20cm,直径 0.3~1cm。表面棕红色或暗棕红色,粗糙,具纵皱纹。老根外皮疏松,多显紫棕色,常呈鳞片状剥落。质硬而脆,断面疏松,有裂隙或略平整而致密,皮部棕红色,木部灰黄色或紫褐色,导管束黄白色,呈放射状排列。气微,味微苦涩。

(2) **饮片性状** 本品呈类圆形或椭圆形的厚片。外表皮棕红色或暗棕红色,粗糙,具纵皱纹。切面有裂隙或略平整而致密,有的呈角质样,皮部棕红色,木部灰黄色或紫褐色,有黄白色放射状纹理。气微,味微苦涩。

【功效】活血祛瘀,通经止痛,清心除烦,凉血消痈。

黄芩　Huangqin

Scutellariae Radix

【来源】为唇形科植物黄芩 *Scutellaria baicalensis* Georgi 的干燥根。

【产地与采制】主产于河北、山西、内蒙古、陕西。春、秋二季采挖,除去须根和泥沙,晒后撞去粗皮,晒干。

【性状鉴定】

(1) **药材性状** 本品呈圆锥形,扭曲,长 8~25cm,直径 1~3cm。表面棕黄色或深黄色,有稀疏的疣状细根痕,上部较粗糙,有扭曲的纵皱纹或不规则的网纹,下部有顺纹和细皱纹。质硬而脆,易折断,断面黄色,中心红棕色;老根中心呈枯朽状或中空,暗棕色或棕黑色。气微,味苦。

栽培品较细长,多有分枝。表面浅黄棕色,外皮紧贴,纵皱纹较细腻。断面黄色或浅黄色,略呈角质样。味微苦。

(2) **饮片性状** 黄芩片为类圆形或不规则形薄片。外表皮黄棕色或棕褐色。切面黄棕色或黄绿色,具放射状纹理。

酒黄芩形如黄芩片。略带焦斑,微有酒香气。

【功效】清热燥湿,泻火解毒,止血,安胎。

天花粉　Tianhuafen

Trichosanthis Radix

【来源】为葫芦科植物栝楼 *Trichosanthes kirilowii* Maxim. 或双边栝楼 *Trichosanthes rosthornii* Harms 的干燥根。

【产地与采制】主产于山东、河南、安徽、四川。秋、冬二季采挖,洗净,除去外皮,切段或纵剖成瓣,干燥。

【性状鉴定】

(1) **药材性状** 本品呈不规则圆柱形、纺锤形或瓣块状,长 8~16cm,直径 1.5~5.5cm。表面黄白色或淡棕黄色,有纵皱纹、细根痕及略凹陷的横长皮孔,有的有黄棕色外皮残留。质坚实，断面白色或淡黄色，富粉性，横切面可见黄色木质部，略呈放射状排列，纵切面可见黄色条纹状木质部。气微，味微苦。

(2) 饮片性状 本品呈类圆形、半圆形或不规则形的厚片。外表皮黄白色或淡棕黄色。切面可见黄色木质部小孔，略呈放射状排列。气微，味微苦。

【功效】清热泻火，生津止渴，消肿排脓。

党参 Dangshen
Codonopsis Radix

【来源】为桔梗科植物党参 *Codonopsis pilosula* (Franch.) Nannf.、素花党参 *Codonopsis pilosula* Nannf. var. *modesta* (Nannf.) L. T. Shen 或川党参 *Codonopsis tangshen* Oliv. 的干燥根。

【产地与采制】党参、素花党参主产于甘肃、四川；川党参主产于四川、湖北、陕西。秋季采挖，洗净，晒干。

【性状鉴定】

(1) 药材性状 党参呈长圆柱形，稍弯曲，长 10～35cm，直径 0.4～2cm。表面灰黄色、黄棕色至灰棕色，根头部有多数疣状突起的茎痕及芽，每个茎痕的顶端呈凹下的圆点状；根头下有致密的环状横纹，向下渐稀疏，有的达全长的一半，栽培品环状横纹少或无；全体有纵皱纹和散在的横长皮孔样突起，支根断落处常有黑褐色胶状物。质稍柔软或稍硬而略带韧性，断面稍平坦，有裂隙或放射状纹理，皮部淡棕黄色至黄棕色，木部淡黄色至黄色。有特殊香气，味微甜。

素花党参（西党参）长 10～35cm，直径 0.5～2.5cm。表面黄白色至灰黄色，根头下致密的环状横纹常达全长的一半以上。断面裂隙较多，皮部灰白色至淡棕色。

川党参长 10～45cm，直径 0.5～2cm。表面灰黄色至黄棕色，有明显不规则的纵沟。质较软而结实，断面裂隙较少，皮部黄白色。

(2) 饮片性状 本品呈类圆形的厚片。外表皮灰黄色、黄棕色至灰棕色，有时可见根头部有多数疣状突起的茎痕和芽。切面皮部淡棕黄色至黄棕色，木部淡黄色至黄色，有裂隙或放射状纹理。有特殊香气，味微甜。

【功效】健脾益肺，养血生津。

天南星 Tiannanxing
Arisaematis Rhizoma

【来源】为天南星科植物天南星 *Arisaema erubescens* (Wall.) Schott、异叶天南星 *Arisaema heterophyllum* Bl. 或东北天南星 *Arisaema amurense* Maxim. 的干燥块茎。

【产地与采制】天南星主产于河南、河北、四川；异叶天南星主产于江苏、浙江；东北天南星主产于辽宁、吉林。秋、冬二季茎叶枯萎时采挖，除去须根及外皮，干燥。

【性状鉴定】**药材性状** 本品呈扁球形，高 1～2cm，直径 1.5～6.5cm。表面类白色或淡棕色，较光滑，顶端有凹陷的茎痕，周围有麻点状根痕，有的块茎周边有小扁球状侧芽。质坚硬，不易破碎，断面不平坦，白色，粉性。气微辛，味麻辣。

【功效】散结消肿。外用治痈肿，蛇虫咬伤。

制天南星　Zhitiannanxing
Arisaematis Rhizoma Preparatum

【来源】本品为天南星的炮制加工品。

【炮制】取净天南星，按大小分别用水浸泡，每日换水 2～3 次，如起白沫时，换水后加白矾（每 100kg 天南星，加白矾 2kg），泡一日后，再进行换水，至切开口尝微有麻舌感时取出。将生姜片、白矾置锅内加适量水煮沸后，倒入天南星共煮至无干心时取出，除去姜片，晾至四至六成干，切薄片，干燥。

【性状鉴定】**药材性状** 呈类圆形或不规则形的薄片。黄色或淡棕色，质脆易碎，断面角质状。气微，味涩，微麻。

【功效】燥湿化痰，祛风止痉，散结消肿。

半夏　Banxia
Pinelliae Rhizoma

【来源】为天南星科植物半夏 *Pinellia ternata* (Thunb.) Breit. 的干燥块茎。

【产地与采制】主产于四川、湖北、河南、安徽、贵州。夏、秋二季采挖，洗净，除去外皮和须根，晒干。

【性状鉴定】**药材性状** 本品呈类球形，有的稍偏斜，直径 0.7～1.6cm。表面白色或浅黄色，顶端有凹陷的茎痕，周围密布麻点状根痕；下面钝圆，较光滑。质坚实，断面洁白，富粉性。气微，味辛辣、麻舌而刺喉。

【功效】燥湿化痰，降逆止呕，消痞散结。

法半夏　Fabanxia
Pinelliae Rhizoma Praeparatum

【来源】本品为半夏的炮制加工品。

【炮制】取半夏，大小分开，用水浸泡至内无干心，取出；另取甘草适量，加水煎煮二次，合并煎液，倒入用适量水制成的石灰液中，搅匀，加入上述已浸透的半夏，浸泡，每日搅拌 1～2 次，并保持浸液 pH 值 12 以上，至剖面黄色均匀，口尝微有麻舌感时，取出，洗净，阴干或烘干，即得。

【性状鉴定】**药材性状** 本品呈类球形或破碎成不规则颗粒状。表面淡黄白色、黄色或棕黄色。质较松脆或硬脆，断面黄色或淡黄色，颗粒者质稍硬脆。气微，味淡略甘、微有麻舌感。

【功效】燥湿化痰。

姜半夏　Jiangbanxia

Pinelliae Rhizoma Praeparatum Cum Zingibere et Alumine

【来源】 本品为半夏的炮制加工品。

【炮制】 取净半夏，大小分开，用水浸泡至内无干心时，取出；另取生姜切片煎汤，加白矾与半夏共煮透，取出，晾干，或晾至半干，干燥；或切薄片，干燥。

【性状鉴定】药材性状　本品呈片状、不规则颗粒状或类球形。表面棕色至棕褐色。质硬脆，断面淡黄棕色，常具角质样光泽。气微香，味淡、微有麻舌感，嚼之略粘牙。

【功效】 温中化痰，降逆止呕。

川贝母　Chuanbeimu

Fritillariae Cirrhosae Bulbus

浙贝母的鉴定

【来源】 为百合科植物川贝母 *Fritillaria cirrhosa* D. Don、暗紫贝母 *Fritillaria unibracteata* Hsiao et K. C. Hsia、甘肃贝母 *Fritillaria przewalskii* Maxim.、梭砂贝母 *Fritillaria delavayi* Franch.、太白贝母 *Fritillaria taipaiensis* P. Y. Li 或瓦布贝母 *Fritillaria unibracteata* Hsiao et K. C. Hsiavar. *wabuensis*（S Y. Tang et S C. Yue）Z. D. Liu，S. Wanget S. C. Chen 的干燥鳞茎。按性状不同分别习称"松贝""青贝""炉贝"和"栽培品"。

【产地与采制】 主产于四川、青海、甘肃、云南、西藏。夏、秋二季或积雪融化后采挖，除去须根、粗皮及泥沙，晒干或低温干燥。

【性状鉴定】药材性状　松贝呈类圆锥形或近球形，高 0.3～0.8cm，直径 0.3～0.9cm。表面类白色。外层鳞叶 2 瓣，大小悬殊，大瓣紧抱小瓣，未抱部分呈新月形，习称"怀中抱月"；顶部闭合，内有类圆柱形、顶端稍尖的心芽和小鳞叶 1～2 枚；先端钝圆或稍尖，底部平，微凹入，中心有 1 灰褐色的鳞茎盘，偶有残存须根。质硬而脆，断面白色，富粉性。气微，味微苦。

青贝呈类扁球形，高 0.4～1.4cm，直径 0.4～1.6cm。外层鳞叶 2 瓣，大小相近，相对抱合，顶部开裂，内有心芽和小鳞叶 2～3 枚及细圆柱形的残茎。

炉贝呈长圆锥形，高 0.7～2.5cm，直径 0.5～2.5cm。表面类白色或浅棕黄色，有的具棕色斑点。外层鳞叶 2 瓣，大小相近，顶部开裂而略尖，基部稍尖或较钝。

栽培品呈类扁球形或短圆柱形，高 0.5～2cm，直径 1～2.5cm。表面类白色或浅棕黄色，稍粗糙，有的具浅黄色斑点。外层鳞叶 2 瓣，大小相近，顶部多开裂而较平。

【功效】 清热润肺，化痰止咳，散结消痈。

麦冬　Maidong

Ophiopogonis Radix

【来源】 为百合科植物麦冬 *Ophiopogon japonicus*（L. f.）Ker-Gawl. 的干燥块根。

【产地与采制】 主产于浙江、四川。夏季采挖，洗净，反复暴晒、堆置，至七八成干,除去须根,干燥。

【性状鉴定】

(1) **药材性状** 本品呈纺锤形,两端略尖,长1.5~3cm,直径0.3~0.6cm。表面淡黄色或灰黄色,有细纵纹。质柔韧,断面黄白色,半透明,中柱细小。气微香,味甘、微苦。

(2) **饮片性状** 本品形如麦冬,或为轧扁的纺锤形块片。表面淡黄色或灰黄色,有细纵纹。质柔韧,断面黄白色,半透明,中柱细小。气微香,味甘、微苦。

【功效】 养阴生津,润肺清心。

山药 Shanyao
Dioscoreae Rhizoma

【来源】 为薯蓣科植物薯蓣 *Dioscorea opposita* Thunb. 的干燥根茎。

【产地与采制】 主产河南、河北。冬季茎叶枯萎后采挖,切去根头,洗净,除去外皮和须根,干燥,习称"毛山药";或除去外皮,趁鲜切厚片,干燥,称为"山药片";也有选择肥大顺直的干燥山药,置清水中,浸至无干心,闷透,切齐两端,用木板搓成圆柱状,晒干,打光,习称"光山药"。

【性状鉴定】

(1) **药材性状** 毛山药呈圆柱形,弯曲而稍扁,长15~30cm,直径1.5~6cm。表面黄白色或淡黄色,有纵沟、纵皱纹及须根痕,偶有浅棕色外皮残留。体重,质坚实,不易折断,断面白色,粉性。气微,味淡、微酸,嚼之发黏。

山药片为不规则的厚片,皱缩不平,切面白色或黄白色,质坚脆,粉性。气微,味淡、微酸。

光山药呈圆柱形,两端平齐,长9~18cm,直径1.5~3cm。表面光滑,白色或黄白色。

(2) **饮片性状** 山药片为不规则的厚片,皱缩不平,切面白色或黄白色,质坚脆,粉性。气微,味淡、微酸。

麸炒山药形如毛山药片或光山药片,切面黄白色或微黄色,偶见焦斑,略有焦香气。

【功效】 补脾养胃,生津益肺,补肾涩精。

天麻 Tianma
Gastrodiae Rhizoma

天麻的鉴定

【来源】 为兰科植物天麻 *Gastrodia elata* Bl. 的干燥块茎。

【产地与采制】 主产于湖北、四川、云南、贵州、陕西。立冬后至次年清明前采挖,立即洗净,蒸透,敞开低温干燥。

【性状鉴定】

(1) **药材性状** 本品呈椭圆形或长条形,略扁,皱缩而稍弯曲,长3~15cm,宽1.5~6cm,厚0.5~2cm。表面黄白色至黄棕色,有纵皱纹及由潜伏芽排列而成的横环纹多轮，有时可见棕褐色菌索。顶端有红棕色至深棕色鹦嘴状的芽或残留茎基；另端有圆脐形疤痕。质坚硬，不易折断，断面较平坦，黄白色至淡棕色，角质样。气微，味甘。

（2）饮片性状　呈不规则的薄片。外表皮淡黄色至黄棕色，有时可见点状排成的横环纹。切面黄白色至淡棕色。角质样，半透明。气微，味甘。

【**功效**】息风止痉，平抑肝阳，祛风通络。

【能力训练】

在生产实践中，我们应掌握常见根及根茎类中药的主要鉴别性状，并且根据性状进行中药材的鉴别。

一、任务分组

请以每组 5～7 人自由成组，每组选出一名小组长，并将小组成员情况填入表 3-1 中。

表 3-1　小组成员情况

班级		任务编号		指导老师	
组号		组长		学号	
组员	学号	姓名	学号	姓名	
任务分工					

二、任务前准备

（1）中药材　狗脊、大黄、何首乌、牛膝、川乌、制川乌、草乌、附子、白芍、黄连、防己、延胡索、苦参、甘草、黄芪、人参、西洋参、三七、当归、防风、柴胡、丹参、黄芩、天花粉、党参、天南星、制天南星、半夏、法半夏、姜半夏、川贝母、麦冬、山药、天麻。

（2）鉴别工具　放大镜、托盘、镊子、剪刀、紫外灯。

三、任务实施

（1）表格训练　以小组为单位总结出表 3-2 里中药的性状特点及记忆口诀并填入表 3-2 相应位置。

表 3-2 根及根茎类中药表格训练

序号	药品名称	性状特点	记忆口诀	备注
1	狗脊			
2	大黄			
3	何首乌			
4	牛膝			
5	川乌			
6	制川乌			
7	草乌			
8	附子			
9	白芍			
10	黄连			
11	防己			
12	延胡索			
13	苦参			
14	甘草			
15	黄芪			
16	人参			
17	西洋参			
18	三七			
19	当归			
20	防风			
21	柴胡			
22	丹参			
23	黄芩			
24	天花粉			
25	党参			
26	天南星			
27	制天南星			
28	半夏			
29	法半夏			
30	姜半夏			
31	川贝母			
32	麦冬			
33	山药			
34	天麻			

（2）药材识别实践 以小组为单位，由组内一名同学从表 3-2 里 34 种中药材中随

机挑选10种药材让其他组员对其进行鉴别并在药材上指出其鉴别特征,再将鉴别结果填入表3-3,最后将正确药材和自己的鉴别成果进行核对。

表 3-3 根及根茎类药材识别实践

序号	鉴别药材名	性状特征	正确药材名	备注
1				
2				
3				
4				
5				
6				
7				
8				
9				
10				

(3) 图法训练 绘制并标出下列药材的性状鉴别特征。

① 大黄

② 何首乌

③ 川贝母

四、任务评价

根据小组成员进行能力训练的过程及任务完成情况进行自评、互评及教师评价，并将各项得分填入表 3-4 中。

表 3-4 任务评价

评价内容	操作项目	考核标准	分值	自评得分（20%）	互评得分（40%）	教师评分（40%）
实训准备（5分）	检查实训用品是否齐备，摆放整齐，不影响操作	是否认真检查	5			
实训操作与结果（55分）	表格训练	操作与结果是否正确	20			
	药材识别	操作与结果是否正确	20			
	图法训练	操作与结果是否正确	15			
讨论与报告（20分）	问题及解决方法	是否积极参与	10			
	实训报告撰写	是否符合要求	10			
素质能力（20分）	团队协作		5			
	创新意识		5			
	协调能力		5			
	工作规范性		5			
合计			100			

【练习思考】

1. 甘草的气味为（　　）。
A. 气微，味淡　　B. 气香，味淡　　C. 气微，味苦　　D. 气微，味甜而特殊

2. 人参的主产地是（　　）。
A. 东南　　B. 东北　　C. 西北　　D. 西南

3. 当归主产于（　　）。
A. 四川　　B. 青海　　C. 甘肃　　D. 陕西

4. 丹参表面为（　　）。
A. 红色　　　　　　　　　　　　B. 棕红色或暗棕红色

C. 黄褐色 D. 黄棕色

5. 黄芩来源于（　　）。

A. 唇形科　　　B. 伞形科　　　C. 百合科　　　D. 十字花科

6. 当归的气味为（　　）。

A. 有香气，味苦　　　　　　　B. 有香气，味酸
C. 香气浓郁，味甘、辛、微苦　　D. 气微，味苦

7. 味微甜，嚼之有豆腥味的是（　　）。

A. 甘草　　　B. 黄芪　　　C. 川芎　　　D. 大黄

8. 狗脊药材特征比较特殊，其表面（　　）。

A. 光滑　　　B. 被硬毛　　　C. 有皮孔　　　D. 被金黄色茸毛

9. 断面中心木部较大，黄白色，其外围散有多数点状维管束，排列成 2～4 轮，该药材是（　　）。

A. 白芍　　　B. 川牛膝　　　C. 板蓝根　　　D. 牛膝

10. 人参具有（　　）。

A. 芦头　　　B. 珍珠盘　　　C. 狮子盘头　　　D. 朱砂点

（谢蜜蜜　苏婷婷）

任务二　常用茎木类中药性状鉴定

【学习目标】

一、知识目标

（1）掌握苏木、钩藤和木通等 7 种药材的来源、产地与采制、性状及功效要点；
（2）熟悉川木通、降香、大血藤、鸡血藤的主要性状鉴别特征；
（3）了解鸡血藤的常见伪品。

二、能力目标

（1）能鉴别木通类中药的区别；
（2）能够通过性状鉴定的方法，进行苏木、钩藤和木通等 7 种药材的鉴定。

三、素质目标

培养认真、细致、严谨、实事求是的职业态度，增强药品安全意识。

【基本知识】

一、性状鉴定概述

茎木类中药是茎类中药和木类中药的合称。

茎类中药的药用部位包括茎藤、茎枝、茎髓或茎的附属物。如以茎藤入药的木通（图3-8）、大血藤、鸡血藤、青风藤、丁公藤等；以茎枝入药的桂枝、钩藤、槲寄生等；以茎刺入药的皂角刺；以茎髓入药的灯心草、通草、小通草等；以茎翅状附属物入药的鬼箭羽。草本植物的茎则列入全草类中药如麻黄、石斛等。

木类中药是木本植物的树干剥去树皮后的木材部分，包括形成层以内的部分，主要由次生木质部构成。木材可分为边材和心材两部分。边材一般颜色较浅，心材由于积累了较多的挥发油、树脂和色素类物质，颜色较深，质地致密而重，常含有特殊的成分。因此，木类中药大多数采用心材，如降香（图3-9）、沉香、檀香等。

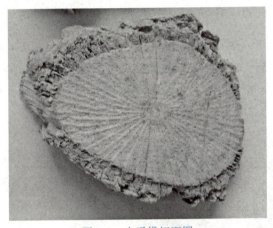

图3-8 木通横切面图

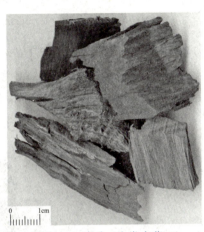

图3-9 降香（木类中药）

1. 茎类中药的性状鉴定

茎类中药的性状鉴定应注意其形状、大小、表面、颜色、质地、折断现象及气味等。茎类中药多呈圆柱形，也有扁圆柱形、方柱形等。多有明显的节和节间，有的节部膨大，并残存有小枝痕、叶痕或芽痕。表面有木栓组织而较粗糙，并可见皮孔，断面可见"车轮纹""菊花心"。质地一般较坚硬。中央有时有髓部，有时为空洞状。如图3-8。

2. 木类中药的性状鉴定

木类中药多呈片块状、条状或不规则形。可通过性质、色泽、表面纹理与斑纹、质地、密度、气味及水试（是否沉于水底或水浸颜色）或火试（有无特殊香气及其他特殊现象）进行性状鉴别。

二、重点掌握

苏木 Sumu

Sappan Lignum

【来源】为豆科植物苏木 Caesalpinia sappan L. 的干燥心材。

【产地与采制】主产于广西、广东、台湾、云南、四川。多于秋季采伐，除去白色边材，干燥。

【性状鉴定】

(1) 药材性状 呈长圆柱形或对剖半圆柱形，长 10～100cm，直径 3～12cm。表面黄红色至棕红色，具刀削痕，常见纵向裂缝。质坚硬。断面略具光泽，年轮明显，有的可见暗棕色、质松、带亮星的髓部。气微，味微涩。

(2) 饮片性状 呈细条状、不规则片状，或为粗粉。片、条表面黄红色至棕红色，常见纵向纹理。质坚硬。有的可见暗棕色、质松、带亮星的髓部。气微，味微涩。

【功效】活血祛瘀，消肿止痛。

钩藤　Gouteng
Uncariae Ramulus Cum Uncis

【来源】为茜草科植物钩藤 *Uncaria rhynchophylla* (Miq.) Miq. ex Havil.、大叶钩藤 *Uncaria macrophylla* Wall.、毛钩藤 *Uncaria hirsuta* Havil.、华钩藤 *Uncaria sinensis* (Oliv.) Havil. 或无柄果钩藤 *Uncaria sessilifructus* Roxb. 的干燥带钩茎枝。见图 3-10。

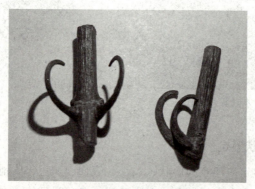

图 3-10　钩藤药材图

【产地与采制】主产于广西、广东、湖南、江西、四川。秋、冬二季采收，去叶，切段，晒干。

【性状鉴定】药材性状　茎枝呈圆柱形或类方柱形，长 2～3cm，直径 0.2～0.5cm。表面红棕色至紫红色者具细纵纹，光滑无毛；黄绿色至灰褐色者有的可见白色点状皮孔，被黄褐色柔毛。多数枝节上对生两个向下弯曲的钩（不育花序梗），或仅一侧有钩，另一侧为突起的疤痕；钩略扁或稍圆，先端细尖，基部较阔；钩基部的枝上可见叶柄脱落后的窝点状痕迹和环状的托叶痕。质坚韧，断面黄棕色，皮部纤维性，髓部黄白色或中空。气微，味淡。

【功效】息风定惊，清热平肝。

木通　Mutong
Akebiae Caulis

【来源】木通为木通科植物木通 *Akebia quinata* (Thunb.) Decne.、三叶木通 *Akebia trifoliata* (Thunb.) Koidz. 或白木通 *Akebia trifoliata* (Thunb.) Koidz. var. australis

(Diels) Rehd. 的干燥藤茎。

【产地与采制】主产于江苏、湖南、湖北。秋季采收，截取茎部，除去细枝，阴干。

【性状鉴定】

（1）**药材性状**　呈圆柱形，常稍扭曲，长 30～70cm，直径 0.5～2cm。表面灰棕色至灰褐色，外皮粗糙而有许多不规则的裂纹或纵沟纹，具突起的皮孔。节部膨大或不明显，具侧枝断痕。体轻，质坚实，不易折断，断面不整齐，皮部较厚，黄棕色，可见淡黄色颗粒状小点，木部黄白色，射线呈放射状排列，髓小或有时中空，黄白色或黄棕色。气微，味微苦而涩。

（2）**饮片性状**　呈圆形、椭圆形或不规则形片。外表皮灰棕色或灰褐色。切面射线呈放射状排列，髓小或有时中空。气微，味微苦而涩。

【功效】利尿通淋，清心除烦，通经下乳。

> **知识延伸**
>
> 商品木通容易混淆，来源各不相同，有木通、川木通等，还有混淆品关木通。鉴别木通真伪应该掌握技巧。木通断面不整齐，皮部棕褐色，可见淡黄色颗粒状小点；导管孔散在或排列不规则，髓小或有时中空。而川木通或关木通导管孔排列成若干同心环，且关木通髓部狭条状，摩擦残余粗皮有樟脑样香气。

川木通　Chuanmutong

Clematidis Armandii Caulis

【来源】为毛茛科植物小木通 *Clematis armandii* Franch. 或绣球藤 *Clematis montana* Buch.-Ham. 的干燥藤茎。见图 3-11。

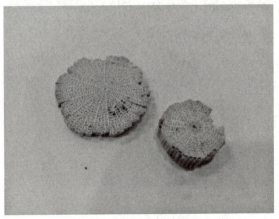

图 3-11　川木通药材图

【产地与采制】绣球藤主产于四川、西藏、贵州、云南、台湾等地。小木通生主产于陕西、甘肃、福建、四川等地。春、秋二季采收，除去粗皮，晒干，或趁鲜切厚片，晒干。

【性状鉴定】

（1）**药材性状** 呈长圆柱形，略扭曲，长 50～100cm，直径 2～3.5cm。表面黄棕色或黄褐色，有纵向凹沟及棱线；节处多膨大，有叶痕及侧枝痕。残存皮部易撕裂。质坚硬，不易折断。切片厚 2～4mm，边缘不整齐，残存皮部黄棕色，木部浅黄棕色或浅黄色，有黄白色放射状纹理及裂隙，其间布满导管孔，髓部较小，类白色或黄棕色，偶有空腔。气微，味淡。

（2）**饮片性状** 呈类圆形厚片。切面边缘不整齐，残存皮部黄棕色，木部浅黄棕色或浅黄色，有黄白色放射状纹理及裂隙，其间密布细孔状导管，髓部较小，类白色或黄棕色，偶有空腔。气微，味淡。

【功效】利尿通淋，清心除烦，通经下乳。

 知识延伸

> 川木通的真伪鉴别在于"棱、麻、群、圆"四字特征，表有明显的纵棱，断面导管孔大小不等似麻点，导管孔群列成若干同心环，髓类圆形。混淆品关木通外表没纵棱，断面导管孔单列成若干同心环，髓部小而扁平或压缩成狭条状，摩擦残余粗皮有樟脑样香气。

降香　Jiangxiang

Dalbergiae Odoriferae Lignum

【来源】为豆科植物降香檀 *Dalbergia odorifera* T. Chen 树干和根的干燥心材。见图 3-12。

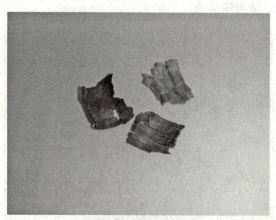

图 3-12　降香药材图

【产地与采制】主产于海南。全年均可采收，除去边材，阴干。

【性状鉴定】**药材性状** 呈类圆柱形或不规则块状。表面紫红色或红褐色，切面有致密的纹理。质硬，有油性。气微香，味微苦。

【功效】化瘀止血，理气止痛。

大血藤　Da Xueteng
Sargentodoxae Caulis

【来源】为木通科植物大血藤 *Sargentodoxa cuneata*（Oliv.）Rehd. et Wils. 的干燥藤茎。见图3-13。

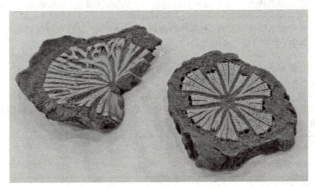

图3-13　大血藤药材图

【产地与采制】主产江西、湖北、湖南、江苏。秋、冬二季采收，除去侧枝，截段，干燥。

【性状鉴定】

（1）**药材性状**　呈圆柱形，略弯曲，长30～60cm，直径1～3cm。表面灰棕色，粗糙，外皮常呈鳞片状剥落，剥落处显暗红棕色，有的可见膨大的节和略凹陷的枝痕或叶痕。质硬，断面皮部红棕色，有数处向内嵌入木部，木部黄白色，有多数细孔状导管，射线呈放射状排列。气微，味微涩。

（2）**饮片性状**　为类椭圆形的厚片。外表皮灰棕色，粗糙。切面皮部红棕色，有数处向内嵌入木部，木部黄白色，有多数导管孔，射线呈放射状排列。气微，味微涩。

【功效】清热解毒，活血，祛风止痛。

鸡血藤　Jixueteng
Spatholobi Caulis

【来源】为豆科植物密花豆 *Spatholobus suberectus* Dunn 的干燥藤茎。见图3-14。

【产地与采制】主产于广西。秋、冬二季采收，除去枝叶，切片，晒干。

【性状鉴定】**药材性状**　为椭圆形、长矩圆形或不规则的斜切片，厚0.3～1cm。栓皮灰棕色，有的可见灰白色斑，栓皮脱落处显红棕色。质坚硬。切面木部红棕色或棕色，导管孔多数；韧皮部有树脂状分泌物呈红棕色至黑棕色，与木部相

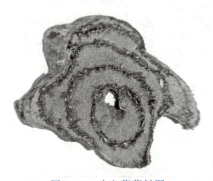

图3-14　鸡血藤药材图

间排列呈数个同心性椭圆形环或偏心性半圆形环；髓部偏向一侧。气微，味涩。

【功效】活血补血，调经止痛，舒筋活络。

> **辨一辨**

鸡血藤常见易混淆品鉴别

名称	鉴别要点
香花崖豆藤	断面皮部约占半径1/4，密布红棕色斑点，木部淡黄色，有多数放射状排列的小孔
白花油麻藤	横切面木质部淡红色，密布针眼状导管孔，有2~3圈红褐色的同心性环纹，纹上渗出红棕色树脂，中央有偏心性的小髓
过岗龙	断面皮部较薄，紫棕色，疏松呈颗粒状；木部导管众多，类圆形，有紫红与类白色相间排列的数层环
异型南五味	断面皮部棕色；木部淡棕色，密布针孔状导管呈小孔状，中央有深棕色的髓或中空，气微香，味甘、辛、微涩
常春油麻藤	断面韧皮部具棕褐色树脂状分泌物，木部灰黄色，韧皮部与木质部相间排列呈数层同心环，难折断，折断面呈纤维性

【能力训练】

在生产实践中，我们应掌握常见茎木类中药的主要鉴别性状，并且根据性状进行中药材的鉴别。

一、任务分组

请以每组5~7人自由成组，每组选出一名小组长，并将小组成员情况填入表3-5中。

表3-5 小组成员情况

班级		任务编号		指导老师	
组号		组长		学号	
组员	学号		姓名	学号	姓名
任务分工					

二、任务前准备

(1) 中药材　苏木、钩藤、木通、川木通、降香、大血藤、鸡血藤。

(2) 鉴别工具　放大镜、托盘、镊子、剪刀。

三、任务实施

(1) 表格训练　以小组为单位总结出表格 3-6 里中药的性状特点及记忆口诀并填入表中相应位置。

表 3-6　茎木类中药表格训练

序号	药品名称	性状特点	记忆口诀	备注
1	苏木			
2	钩藤			
3	木通			
4	川木通			
5	降香			
6	大血藤			
7	鸡血藤			

(2) 药材识别实践　以小组为单位，由组内一名同学从表 3-6 里 7 种中药材中随机挑选 3 个药材让其他组员对其进行鉴别并在药材上指出其鉴别特征，再将鉴别结果填入表 3-7，最后将正确药材和自己的鉴别成果进行核对。

表 3-7　茎木类药材识别实践

序号	鉴别药材名	性状特征	正确药材名	备注
1				
2				
3				

(3) 重点鉴别　比较木通、川木通、关木通的异同并填入表 3-8 中。

表 3-8　木通、川木通、关木通的异同

项目	木通	川木通	关木通
来源			
表面			
导管孔			
髓部			

四、任务评价

根据小组成员进行能力训练的过程及任务完成情况进行自评、互评及教师评价，并将各项得分填入表 3-9 中。

表 3-9 任务评价

评价内容	操作项目	考核标准	分值	自评得分（20%）	互评得分（40%）	教师评分（40%）
实训准备（5分）	检查实训用品是否齐备，摆放整齐，不影响操作	是否认真检查	5			
实训操作与结果（55分）	表格训练	操作与结果是否正确	20			
	药材识别	操作与结果是否正确	15			
	重点鉴别	操作与结果是否正确	20			
讨论与报告（20分）	问题及解决方法	是否积极参与	10			
	实训报告撰写	是否符合要求	10			
素质能力（20分）	团队协作		5			
	创新意识		5			
	协调能力		5			
	工作规范性		5			
	合计		100			

【练习思考】

1. 原植物为密花豆的药材是（　　）。
   A. 大血藤　　　B. 苏木　　　C. 鸡血藤　　　D. 通草

2. 木通来源于（　　）植物。
   A. 木通科　　　B. 马兜铃科　　　C. 防己科　　　D. 豆科

3. 断面皮部红棕色，有数处向内嵌入木部的药材是（　　）。
   A. 鸡血藤　　　B. 降香　　　C. 苏木　　　D. 大血藤

4. 呈圆柱形，外皮有时呈鳞片状剥落而露出暗红棕色内皮，质硬，体轻，易折断的中药是（　　）。
   A. 钩藤　　　B. 鸡血藤　　　C. 苏木　　　D. 大血藤

5. 下列不属于川木通的性状鉴别特征的是（　　）。
   A. 川木通呈长圆柱形，略扭曲　　　B. 有特异香气
   C. 表面黄棕色或黄褐色　　　D. 有时中心有空腔

6. 原植物为钩藤的药材的表面特征是（　　）。
   A. 钩枝密被褐色长柔毛，钩的末端膨大成小球
   B. 枝或钩的表面灰白色或灰棕色，有疣状凸起，被褐色粗毛
   C. 表面光滑无毛，红棕色至紫红色
   D. 钩枝具有稀疏的褐色柔毛，表面棕黄色或棕褐色，叶痕明显

7. 具有偏心性髓部的茎木类药材是（　　）。

A. 鸡血藤　　　B. 大血藤　　　C. 钩藤　　　D. 苏木

8. 下列药材的药用部位为心材的是（　　）。

A. 木通　　　　B. 钩藤　　　　C. 降香　　　D. 大血藤

9. 钩藤来源于（　　）植物。

A. 唇形科　　　B. 茜草科　　　C. 豆科　　　D. 菊科

10. 大血藤来源于（　　）植物。

A. 豆科　　　　B. 茜草科　　　C. 桔梗科　　D. 木通科

（谢蜜蜜　冯敬骞）

任务三　常用皮类中药性状鉴定

皮类中药的鉴定

【学习目标】

一、知识目标

（1）掌握牡丹皮、厚朴、肉桂、杜仲、黄柏的来源、产地与采制、性状及功效要点；

（2）熟悉秦皮和白鲜皮的主要性状鉴别特征；

（3）了解厚朴的常见伪品。

二、能力目标

能进行牡丹皮、厚朴、肉桂、杜仲、黄柏、秦皮、白鲜皮的性状鉴定。

三、素质目标

诚信自古以来就是中华民族的传统美德，也是我国社会传统伦理道德的主要内容，是道德规范的基本要求。树立诚信道德观念，提高内在思想品质，做一个守诚信的新时代青年。

【基本知识】

一、性状鉴定概述

皮类中药通常是指来源于被子植物（主要包括双子叶植物）和裸子植物的茎干、枝和根的形成层以外的部位。其中大多为木本植物茎干的皮，少数为根皮或枝皮。

皮类中药的性状鉴定应注意观察药材的形状、外表面、内表面、折断面、气、味等特征。

1. 形状

皮类中药形状首先可以分为平坦和弯曲，由于弯曲程度及方向不同，又有不同的鉴定术语。见图3-15。

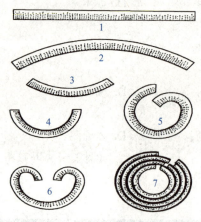

图 3-15 皮类中药的形状类型
1—平坦状；2—弯曲状；3—反曲状；4—槽状；
5—单卷筒状；6—双卷筒状；7—复卷筒状

（1）平坦状　也叫板片状，如黄柏。
（2）弯曲状　如杜仲。
（3）反曲状　如石榴根皮。
（4）槽状或半管状　如合欢皮。
（5）单卷筒状　如肉桂。
（6）双卷筒状、复卷筒状　如厚朴等。

2. 外表面

通常较粗糙。多数树皮可见皮孔，皮孔的颜色和皮孔分布的密度可作为鉴定皮类药材的特征之一。如合欢皮的皮孔呈红棕色，椭圆形；杜仲的皮孔呈斜方形等。

3. 内表面

一般较外表面色浅而平滑，常有粗细不等的纵向皱纹，纹理粗细程度及色泽常因树种而异。如肉桂内表面呈红棕色，黄柏呈黄色。

4. 折断面

折断面的特征主要有平坦状、颗粒状、纤维状、层状等。折断面特征是皮类中药的重要鉴别特征。

（1）平坦状　因富含薄壁细胞而无石细胞群或纤维束所以平坦，如牡丹皮。
（2）颗粒状　因组织中富有石细胞群，折断面常呈颗粒状突起，如肉桂。
（3）纤维状　因富含纤维，折断多纤维状物或突出刺状物，如桑白皮。
（4）层状　因纤维束和薄壁组织呈层带状间隔排列，呈现层片状，如苦楝皮。

5. 气味

气味鉴定是中药鉴定的重要方法，它和皮中所含成分有密切关系，各种皮的外形有时很相似，但其气味却完全不同。如肉桂与桂皮外形虽较相似，但肉桂味甜而微辛，桂皮则味辛辣而凉。

二、重点掌握

牡丹皮　Mudanpi
Moutan Cortex

【来源】为毛茛科植物牡丹 *Paeonia suffruticosa* Andr. 的干燥根皮。见图 3-16。

【产地与采制】主产于安徽、山东、四川、湖南、湖北、陕西。秋季采挖根部，除去细根和泥沙，剥取根皮，晒干；或刮去粗皮，除去木心，晒干。前者习称"连丹皮"，后者习称"刮丹皮"。

【性状鉴定】

（1）药材性状　连丹皮呈筒状或半筒状，有纵剖开的裂缝，略向内卷曲或张开，长

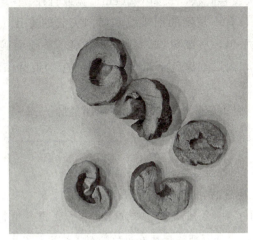

图 3-16 牡丹皮药材图

5~20cm，直径 0.5~1.2cm，厚 0.1~0.4cm。外表面灰褐色或黄褐色，有多数横长皮孔样突起和细根痕，栓皮脱落处粉红色；内表面淡灰黄色或浅棕色，有明显的细纵纹，常见发亮的结晶。质硬而脆，易折断，断面较平坦，淡粉红色，粉性。气芳香，味微苦而涩。

刮丹皮外表面有刮刀削痕，外表面红棕色或淡灰黄色，有时可见灰褐色斑点状残存外皮。

(2) 饮片性状 呈圆形或卷曲形的薄片。连丹皮外表面灰褐色或黄褐色，栓皮脱落处粉红色；刮丹皮外表面红棕色或淡灰黄色。内表面有时可见发亮的结晶。切面淡粉红色，粉性。气芳香，味微苦而涩。

【功效】清热凉血、活血化瘀。

肉桂　Rougui

Cinnamomi Cortex

【来源】为樟科植物肉桂 *Cinnamomum cassia* Presl 的干燥树皮。见图 3-17。

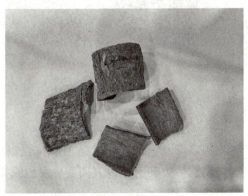

图 3-17 肉桂药材图

【产地与采制】主产广西、广东。多于秋季剥取，阴干。

【性状鉴定】呈槽状或卷筒状，长30～40cm，宽或直径3～10cm，厚0.2～0.8cm。外表面灰棕色，稍粗糙，有不规则的细皱纹和横向突起的皮孔，有的可见灰白色的斑纹；内表面红棕色，略平坦，有细纵纹，划之显油痕。质硬而脆，易折断，断面不平坦，外层棕色而较粗糙，内层红棕色而油润，两层间有1条黄棕色的线纹。气香浓烈，味甜、辣。

【功效】补火助阳，引火归元，散寒止痛，温通经脉。

知识延伸

问题：香料桂皮和中药肉桂是同样的东西吗？

分析：肉桂和桂皮不一样，肉桂是一种中药药材，主要是用来入药，而桂皮是一种五香调料，主要用来制作菜肴。此外，从来源来讲肉桂是樟科植物肉桂的干燥树皮，而桂皮为樟科植物天竺桂、阴香、细叶香桂或川桂等樟属植物的树皮。桂皮皮薄，干燥不油润，石细胞环带不明显，香气淡，味微甜、辛、涩，一般作为香料使用，不供药用。

厚朴 Houpo

Magnoliae Officinalis Cortex

【来源】为木兰科植物厚朴 *Magnolia officinalis* Rehd. et Wils. 或凹叶厚朴 *Magnolia officinalis* Rehd. et Wils. var. *biloba* Rehd. et Wils. 的干燥干皮、根皮及枝皮。见图3-18。

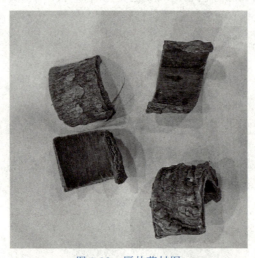

图3-18 厚朴药材图

【产地与采制】主产于四川、湖北、浙江。4～6月剥取，根皮和枝皮直接阴干；干皮置沸水中微煮后，堆置阴湿处，"发汗"至内表面变紫褐色或棕褐色时，蒸软，取出，卷成筒状，干燥。

【性状鉴定】

(1) 药材性状 干皮呈卷筒状或双卷筒状，长30～35cm，厚0.2～0.7cm，习称

"筒朴"；近根部的干皮一端展开如喇叭口，长 13～25cm，厚 0.3～0.8cm，习称"靴筒朴"。外表面灰棕色或灰褐色，粗糙，有时呈鳞片状，较易剥落，有明显椭圆形皮孔和纵皱纹，刮去粗皮者显黄棕色。内表面紫棕色或深紫褐色，较平滑，具细密纵纹，划之显油痕。质坚硬，不易折断，断面颗粒性，外层灰棕色，内层紫褐色或棕色，有油性，有的可见多数小亮星。气香，味辛辣、微苦。

根皮（根朴）呈单筒状或不规则块片；有的弯曲似鸡肠，习称"鸡肠朴"。质硬，较易折断，断面纤维性。

枝皮（枝朴）呈单筒状，长 10～20cm，厚 0.1～0.2cm。质脆，易折断，断面纤维性。

(2) 饮片性状 厚朴呈弯曲的丝条状或单、双卷筒状。外表面灰褐色，有时可见椭圆形皮孔或纵皱纹。内表面紫棕色或深紫褐色，较平滑，具细密纵纹，划之显油痕。切面颗粒性，有油性，有的可见小亮星。气香，味辛辣、微苦。

姜厚朴形如厚朴丝，表面灰褐色，偶见焦斑。略有姜辣气。

【功效】燥湿消痰，下气除满。

辨一辨

厚朴常见伪品鉴别

名称	鉴别要点
白玉兰	外表面灰褐色,内表面黄棕色。断面强纤维性。气微,味苦、辛
西康木兰	外表面灰黄色,栓皮脱落处紫褐色,横向圆形皮孔散在。内表面黄棕色或紫褐色。断面外侧层状,气香,味微辛
湖北木兰	表面暗灰棕色、灰褐色至灰黄色,粗糙,具不规则裂缝及凸斑痕,栓皮呈片状脱落,并常留浅棕色至黄棕色斑痕。内表面平滑,浅黄棕色至黄褐色
武当玉兰	外表面灰黄色至灰棕色,内表面黄褐色至紫褐色,断面外侧颗粒状,内侧纤维状

杜仲 Duzhong

Eucommiae Cortex

【来源】为杜仲科植物杜仲 *Eucommia ulmoides* Oliv. 的干燥树皮。见图 3-19。

【产地与采制】主产于陕西、四川、云南、贵州、湖北。4～6 月剥取，刮去粗皮，堆置"发汗"至内皮呈紫褐色，晒干。

【性状鉴定】

(1) 药材性状 呈板片状或两边稍向内卷，大小不一，厚 3～7mm。外表面淡棕色或灰褐色，有明显的皱纹或纵裂槽纹，有的树皮较薄，未去粗皮，可见明显的皮孔。内表面暗紫色，光滑。质脆，易折断，断面有细密、银白色、富弹性的橡胶丝相连。气微，味稍苦。

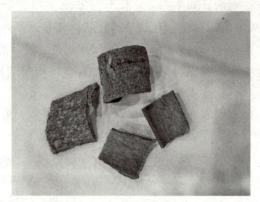

图 3-19 杜仲药材图

(2) 饮片性状 杜仲呈小方块或丝状。外表面淡棕色或灰褐色,有明显的皱纹。内表面暗紫色,光滑。断面有细密、银白色、富弹性的橡胶丝相连。气微,味稍苦。

盐杜仲形如杜仲块或丝,表面黑褐色,内表面褐色,折断时胶丝弹性较差。味微咸。

【功效】 补肝肾,强筋骨,安胎。

黄柏　Huangbo

Phellodendri Chinensis Cortex

【来源】 为芸香科植物黄皮树 *Phellodendron chinense* Schneid. 的干燥树皮。见图 3-20。

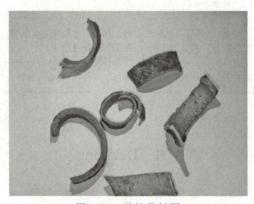

图 3-20 黄柏药材图

【产地与采制】 主产于四川、贵州。习称"川黄柏"。剥取树皮后,除去粗皮,晒干。

【性状鉴定】

(1) 药材性状 呈板片状或浅槽状,长宽不一,厚 1~6mm。外表面黄褐色或黄棕色,平坦或具纵沟纹,有的可见皮孔痕及残存的灰褐色粗皮;内表面暗黄色或淡棕色,具细密的纵棱纹。体轻,质硬,断面纤维性,呈裂片状分层,深黄色。气微,味极苦,嚼之有黏性。

(2) 饮片性状　黄柏呈丝条状。外表面黄褐色或黄棕色。内表面暗黄色或淡棕色，具纵棱纹。切面纤维性，呈裂片状分层，深黄色。味极苦。

盐黄柏形如黄柏丝，表面深黄色，偶有焦斑。味极苦，微咸。

黄柏炭形如黄柏丝，表面焦黑色，内部深褐色或棕黑色。体轻，质脆，易折断。味苦涩。

【功效】清热燥湿，泻火除蒸，解毒疗疮。

秦皮　Qinpi
Fraxini Cortex

【来源】为木犀科植物苦枥白蜡树 *Fraxinus rhynchophylla* Hance、白蜡树 *Fraxinus chinensis* Roxb.、尖叶白蜡树 *Fraxinus szaboana* Lingelsh. 或宿柱白蜡树 *Fraxinus stylosa* Lingelsh. 的干燥枝皮或干皮。见图3-21。

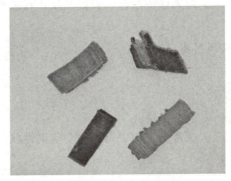

图3-21　秦皮药材图

【产地与采制】主产于陕西、河南、吉林、辽宁。春、秋二季剥取，晒干。

【性状鉴定】

(1) 药材性状　枝皮呈卷筒状或槽状，长10～60cm，厚1.5～3mm。外表面灰白色、灰棕色至黑棕色或相间呈斑状，平坦或稍粗糙，并有灰白色圆点状皮孔及细斜皱纹，有的具分枝痕。内表面黄白色或棕色，平滑。质硬而脆，断面纤维性，黄白色。气微，味苦。

干皮为长条状块片，厚3～6mm。外表面灰棕色，具龟裂状沟纹及红棕色圆形或横长的皮孔。质坚硬，断面纤维性较强。

(2) 饮片性状　为长短不一的丝条状。外表面灰白色、灰棕色或黑棕色。内表面黄白色或棕色，平滑。切面纤维性。质硬。气微，味苦。

【功效】清热燥湿，收涩止痢，止带，明目。

> **知识延伸**
>
> 秦皮中含有荧光结晶物质秦皮甲素、秦皮乙素，因此我们在鉴别秦皮时，可取少许秦皮浸入热水中，可观察到浸出液在日光下显碧蓝色荧光。

白鲜皮　Baixianpi
Dictamni Cortex

【来源】 为芸香科植物白鲜 *Dictamnus dasycarpus* Turcz. 的干燥根皮。

【产地与采制】 主产于辽宁、河北、四川、江苏。春、秋二季采挖根部，除去泥沙和粗皮，剥取根皮，干燥。

【性状鉴定】

(1) **药材性状**　呈卷筒状，长 5～15cm，直径 1～2cm，厚 0.2～0.5cm。外表面灰白色或淡灰黄色，具细纵皱纹和细根痕，常有突起的颗粒状小点；内表面类白色，有细纵纹。质脆，折断时有粉尘飞扬，断面不平坦，略呈层片状，剥去外层，迎光可见闪烁的小亮点。有羊膻气，味微苦。

(2) **饮片性状**　呈不规则的厚片。外表皮灰白色或淡灰黄色，具细纵皱纹及细根痕，常有突起的颗粒状小点；内表面类白色，有细纵纹。切面类白色，略呈层片状。有羊膻气，味微苦。

【功效】 清热燥湿，祛风解毒。

【能力训练】

在生产实践中，我们应掌握常见皮类中药的主要鉴别性状，并且根据性状进行中药材的鉴别。

一、任务分组

请以每组 5～7 人自由成组，每组选出一名小组长，并将小组成员情况填入表 3-10 中。

表 3-10　小组成员情况

班级		任务编号		指导老师	
组号		组长		学号	
组员	学号	姓名	学号	姓名	
任务分工					

二、任务前准备

(1) **中药材**　牡丹皮、厚朴、肉桂、杜仲、黄柏、秦皮、白鲜皮。

(2) 鉴别工具　放大镜、托盘、镊子、剪刀。

三、任务实施

(1) 表格训练　以小组为单位总结出表格 3-11 里中药的性状特点及记忆口诀并填入表 3-11 相应位置。

表 3-11　皮类中药表格训练

序号	药品名称	性状特点	记忆口诀	备注
1	牡丹皮			
2	厚朴			
3	肉桂			
4	杜仲			
5	黄柏			
6	秦皮			
7	白鲜皮			

(2) 药材识别实践　以小组为单位，由组内一名同学从表 3-11 里 7 种中药材中随机挑选 3 种药材让其他组员对其进行鉴别并在药材上指出其鉴别特征，再将鉴别结果填入表 3-12，最后将正确药材和自己的鉴别成果进行核对。

表 3-12　皮类药材识别实践

序号	鉴别药材名	性状特征	正确药材名	备注
1				
2				
3				

四、任务评价

根据小组成员进行能力训练的过程及任务完成情况进行自评、互评及教师评价，并将各项得分填入表 3-13 中。

表 3-13　任务评价

评价内容	操作项目	考核标准	分值	自评得分（20%）	互评得分（40%）	教师评分（40%）
实训准备（5分）	检查实训用品是否齐备，摆放整齐，不影响操作	是否认真检查	5			
实训操作与结果（55分）	表格训练	完成一味药材得5分	35			
	药材识别	正确识别一味药材得5分	15			
	操作过程	操作无误得5分	5			

续表

评价内容	操作项目	考核标准	分值	自评得分（20%）	互评得分（40%）	教师评分（40%）
讨论与报告（20分）	实训中遇到的问题及解决方法	是否积极参与	10			
	实训报告撰写	是否符合要求	10			
素质能力（20分）	团队协作		5			
	创新意识		5			
	协调能力		5			
	工作规范性		5			
合计			100			

【练习思考】>>>

1. 厚朴来源于（　　）。

　　A. 五加科　　　B. 芸香科　　　C. 木兰科　　　D. 樟科

2. 下列何种植物的干皮、枝皮、根皮均可入药（　　）。

　　A. 厚朴　　　B. 肉桂　　　C. 杜仲　　　D. 牡丹

3. 折断时断面呈层片状分离的药材为（　　）。

　　A. 肉桂　　　B. 川黄柏　　　C. 杜仲　　　D. 厚朴

4. 某中药折断时断面连有细密、银白色、富有弹性的橡胶丝，此中药为（　　）。

　　A. 黄柏　　　B. 牡丹皮　　　C. 杜仲　　　D. 肉桂

5. 肉桂药材横切面的特征是（　　）。

　　A. 内侧红棕色，纤维性强

　　B. 内侧白色，中间有一条棕黄色的浅纹

　　C. 内侧黄白色而油润

　　D. 内侧红棕色而油润，中间有一条黄棕色的线纹

6. 药材秦皮来源于（　　）。

　　A. 毛茛科　　　B. 木犀科　　　C. 樟科　　　D. 木兰科

7. 呈槽状或卷筒状，外表面灰棕色，内表面红棕色，划之显油痕。断面有1条黄棕色的线纹的中药为（　　）。

　　A. 厚朴　　　B. 杜仲　　　C. 牡丹皮　　　D. 肉桂

8. 芸香科植物黄皮树的干燥树皮是（　　）。

　　A. 牡丹皮　　　B. 杜仲　　　C. 黄柏　　　D. 肉桂

9. 以根皮入药的中药是（　　）。

　　A. 牡丹皮　　　B. 秦皮　　　C. 肉桂　　　D. 杜仲

10. 不属于秦皮的性状鉴别特征的是（　　）。

A. 外表面灰白色、灰棕色至黑棕色或相间呈斑状；内表面较平滑，黄白色或黄棕色

B. 枝皮卷筒状或槽状

C. 外表有马蹄形或新月形叶痕

D. 有特异香气

（周在富　姚彦君）

任务四　常用叶类中药性状鉴定

【学习目标】

一、知识目标

（1）掌握大青叶、番泻叶的来源、产地与采制、性状及功效要点；

（2）熟悉枇杷叶、紫苏叶、艾叶的来源及主要性状鉴别特征；

二、能力目标

能进行大青叶、番泻叶、枇杷叶、紫苏叶、艾叶的性状鉴定。

三、素质目标

培养保护、弘扬传统文化的意识。

叶类中药的鉴定

【基本知识】

一、性状鉴定概述

叶类中药是指以植物叶入药的药材总称，包括单叶、复叶的小叶片或带叶的嫩枝梢。多数叶类中药为单叶，如枇杷叶、艾叶；少数为复叶的小叶片，如番泻叶；带叶嫩枝梢如侧柏叶。叶片经采制、干燥、包装和运输等过程，常皱缩、卷曲或破碎，不易辨认。因此对叶类中药进行性状鉴定前，应先以温水浸泡，展平后再观察。

叶类中药的性状鉴定应注意观察形状、大小、颜色、表面特征、质地、气和味等特征。必要时可借助放大镜观察。

1. 形状

叶类中药常见的形状有披针形、椭圆形、卵形、倒披针形、倒卵形等（如图3-22）。除此之外，还应注意叶端、叶基及叶缘的情况（图3-23~图3-25）。

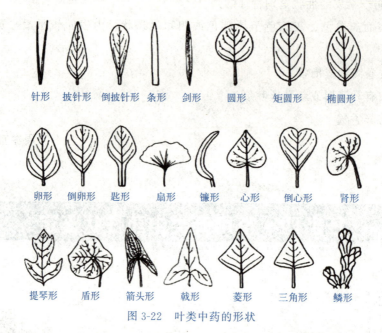

图 3-22 叶类中药的形状

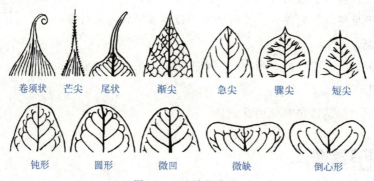

图 3-23 叶端的类型

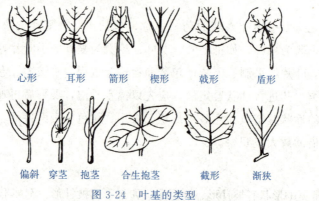

图 3-24 叶基的类型

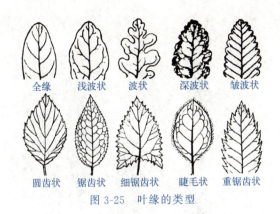

图 3-25 叶缘的类型

2. 大小

注意观察叶片的长度及宽度。

3. 颜色

注意观察叶片上下面的颜色区别。

4. 表面特征

应注意观察上下表面的色泽及有无毛茸及腺点；叶脉的类型、凹凸及分布情况（图 3-26）；叶柄的有无及长短，叶鞘及托叶的有无。

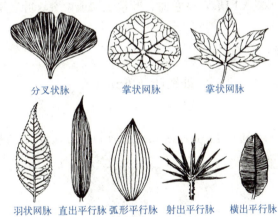

图 3-26 叶脉类型

5. 质地

叶类中药的质地通常有膜质、纸质（草质）、革质、肉质四种。

6. 气味

可直接或揉搓后嗅闻，其味可直接口尝。

二、重点掌握

番泻叶　Fanxieye

Sennae Folium

【来源】为豆科植物狭叶番泻 *Cassia angustifolia* Vahl 或尖叶番泻 *Cassia acutifo-*

lia Delile 的干燥小叶。见图 3-27。

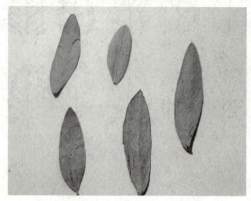

图 3-27 番泻叶药材图

【产地与采制】主产于印度，我国广东、广西、云南亦有栽培。通常于 9 月采收。晒干。

【性状鉴定】药材性状　狭叶番泻呈长卵形或卵状披针形，长 1.5～5cm，宽 0.4～2cm，叶端急尖，叶基稍不对称，全缘。上表面黄绿色，下表面浅黄绿色，无毛或近无毛，叶脉稍隆起。革质。气微弱而特异，味微苦，稍有黏性。

尖叶番泻呈披针形或长卵形，略卷曲，叶端短尖或微突，叶基不对称，两面均有细短毛茸。

【功效】泻热行滞，通便，利水。

枇杷叶　Pipaye

Eriobotryae Folium

【来源】为蔷薇科植物枇杷 *Eriobotrya japonica*（Thunb.）*Lindl.* 的干燥叶。见图 3-28。

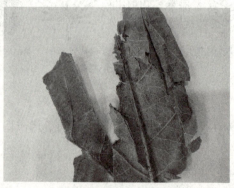

图 3-28 枇杷叶药材图

【产地与采制】主产于广东、浙江。全年均可采收，晒至七、八成干时，扎成小把，再晒干。

【性状鉴定】

(1) 药材性状　呈长圆形或倒卵形，长 12～30cm，宽 4～9cm。先端尖，基部楔形，边缘有疏锯齿，近基部全缘。上表面灰绿色、黄棕色或红棕色，较光滑；下表面密被黄色绒毛，主脉于下表面显著突起，侧脉羽状；叶柄极短，被棕黄色绒毛。革质而脆，易折断。气微，味微苦。

（2）饮片性状 枇杷叶呈丝条状。表面灰绿色、黄棕色或红棕色，较光滑。下表面可见绒毛，主脉突出。革质而脆。气微，味微苦。

蜜枇杷叶形如枇杷叶丝，表面黄棕色或红棕色，微显光泽，略带黏性。具蜜香气，味微甜。

【**功效**】清肺止咳，降逆止呕。

大青叶　Daqingye
Isatidis Folium

【**来源**】为十字花科植物菘蓝 *Isatis indigotica* Fort. 的干燥叶。

【**产地与采制**】主产于江苏、河北、安徽、河南。夏、秋二季分2～3次采收，除去杂质，晒干。

【**性状鉴定**】

（1）药材性状 本品多皱缩卷曲，有的破碎。完整叶片展平后呈长椭圆形至长圆状倒披针形，长5～20cm，宽2～6cm；上表面暗灰绿色，有的可见色较深稍突起的小点；先端钝，全缘或微波状，基部狭窄下延至叶柄呈翼状；叶柄长4～10cm，淡棕黄色。质脆。气微，味微酸、苦、涩。

（2）饮片性状 为不规则的碎段。叶片暗灰绿色，叶上表面有的可见色较深稍突起的小点；叶柄碎片淡棕黄色。质脆。气微，味微酸、苦、涩。

【**功效**】清热解毒，凉血消斑。

知识延伸

大青叶、蓼大青叶二药名称近似，药用部位均为叶，容易混淆。实际工作中要仔细鉴别，避免误用。

大青叶为十字花科植物菘蓝 *Isatis indigotica* Fort. 的干燥叶。蓼大青叶为蓼科植物蓼蓝 *Polygonum tinctorium* Ait. 的干燥叶。两种药材的相同点是药用部位均为叶，叶多皱缩、破碎，完整叶片展开后呈长椭圆形，先端钝，质脆。气微，味微涩而稍苦。区别点为大青叶来源于十字花科，完整叶片展开后呈长椭圆形至长圆状倒披针形，长5～20cm，宽2～6cm；上表面暗灰绿色，有的可见色较深稍突起的小点；先端钝，全缘或微波状，基部狭窄下延至叶柄呈翼状；叶柄长4～10cm，淡棕黄色。气微，味微酸、苦、涩。蓼大青叶来源于蓼科，多皱缩、破碎，完整者展平后呈椭圆形，长3～8cm，宽2～5cm。蓝绿色或黑蓝色，先端钝，基部渐狭，全缘。叶脉浅黄棕色，于下表面略突起。叶柄扁平，偶带膜质托叶鞘。质脆。气微，味微涩而稍苦。

紫苏叶 Zisuye
Perillae Folium

【来源】为唇形科植物紫苏 *Perilla frutescens* (L.) Britt. 的干燥叶（或带嫩枝）。

【产地与采制】主产于江苏、浙江、河北。夏季枝叶茂盛时采收，除去杂质，晒干。

【性状鉴定】

(1) **药材性状** 本品叶片多皱缩卷曲、破碎，完整者展平后呈卵圆形，长 4～11cm，宽 2.5～9cm。先端长尖或急尖，基部圆形或宽楔形，边缘具圆锯齿。两面紫色或上表面绿色，下表面紫色，疏生灰白色毛，下表面有多数凹点状的腺鳞。叶柄长 2～7cm，紫色或紫绿色。质脆。带嫩枝者，枝的直径 2～5mm，紫绿色，断面中部有髓。气清香，味微辛。

(2) **饮片性状** 呈不规则的段或未切叶。叶多皱缩卷曲、破碎，完整者展平后呈卵圆形。边缘具圆锯齿。两面紫色或上表面绿色，下表面紫色，疏生灰白色毛。叶柄紫色或紫绿色。带嫩枝者，枝的直径 2～5mm，紫绿色，切面中部有髓。气清香，味微辛。

【功效】解表散寒，行气和胃。

艾叶 Aiye
Artemisiae Argyi Folium

【来源】为菊科植物艾 *Artemisia argyi* Levl. et Vant. 的干燥叶。见图 3-29。

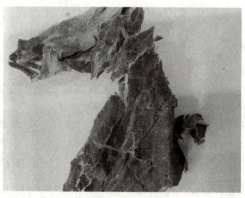

图 3-29 艾叶药材图

【产地与采制】主产于山东、安徽、湖北、河北，传统以湖北蕲州产者为佳，称"蕲艾"。夏季花未开时采摘，除去杂质，晒干。

【性状鉴定】

(1) **药材性状** 本品多皱缩、破碎，有短柄。完整叶片展平后呈卵状椭圆形，羽状深裂，裂片椭圆状披针形，边缘有不规则的粗锯齿；上表面灰绿色或深黄绿色，有稀疏的柔毛和腺点；下表面密生灰白色绒毛。质柔软。气清香，味苦。

(2) **饮片性状** 醋艾叶呈不规则的碎片，表面黑褐色，有细条状叶柄。具醋香气。

【功效】温经止血，散寒止痛；外用祛湿止痒。

> **知识延伸**
>
> 艾，菊科，多年生草本植物，各地都能种，能入药。然而，独有蕲艾被人们称为"宝"，李时珍曰："艾叶本草不著土产，但云生田野……自成化以来，则以蕲州者为胜，用充分物，天下重之，谓之蕲艾。"蕲艾被推崇，始于医。传统医学重实践，现代医学重研究，蕲艾含有 17 种有机物，精油出油率高出其他地方艾一倍，侧柏酮比其他地方艾多几倍，如此才有李时珍之说法："相传他处艾灸酒坛不能透，蕲艾一灸则直透，为异也"。英籍科学家李约瑟称蕲艾"奇草珍药"。李时珍的父亲李言闻著《蕲艾传》，言蕲艾"产于山阳，采以端午。治病灸疾，功非小补。"

【能力训练】

在生产实践中，我们应掌握常见叶类中药的主要鉴别性状，并且根据性状进行中药材的鉴别。

一、任务分组

请以每组 5～7 人自由成组，每组选出一名小组长，并将小组成员情况填入表 3-14 中。

表 3-14 小组成员情况

班级		任务编号		指导老师	
组号		组长		学号	
组员	学号	姓名		学号	姓名
任务分工					

二、任务前准备

(1) **中药材**　大青叶、番泻叶、枇杷叶、紫苏叶、艾叶。

(2) **鉴别工具**　放大镜、托盘、镊子、剪刀。

三、任务实施

(1) **表格训练**　以小组为单位总结出表格 3-15 里中药的性状特点及记忆口诀并填入表 3-15 相应位置。

表 3-15 叶类中药表格训练

序号	药品名称	性状特点	记忆口诀	备注
1	大青叶			
2	番泻叶			
3	枇杷叶			
4	紫苏叶			
5	艾叶			

(2) 药材识别实践　以小组为单位,由组内一名同学从表 3-15 里 5 种中药材中随机挑选 3 种药材让其他组员对其进行鉴别并在药材上指出其鉴别特征,再将鉴别结果填入表 3-16,最后将正确药材和自己的鉴别成果进行核对。

表 3-16 叶类药材识别实践

序号	鉴别药材名	性状特征	正确药材名	备注
1				
2				
3				

(3) 重点鉴别　比较狭叶番泻与尖叶番泻的异同并填入表 3-17 中。

表 3-17 狭叶番泻与尖叶番泻的异同

药材	狭叶番泻	尖叶番泻
来源		
产地		
叶形		
叶基		
表面		

四、任务评价

根据小组成员进行能力训练的过程及任务完成情况进行自评、互评及教师评价,并将各项得分填入表 3-18 中。

表 3-18 任务评价

评价内容	操作项目	考核标准	分值	自评得分(20%)	互评得分(40%)	教师评分(40%)
实训准备(5分)	检查实训用品是否齐备,摆放整齐,不影响操作	是否认真检查	5			
实训操作与结果(55分)	表格训练	完成一味药材得 5 分	25			
	药材识别	正确识别一味药材得 5 分	15			
	重点鉴别	识别到一个鉴别点得 1 分	15			
	操作过程	操作无误得 5 分	5			

续表

评价内容	操作项目	考核标准	分值	自评得分（20%）	互评得分（40%）	教师评分（40%）
讨论与报告（20分）	问题及解决方法	是否积极参与	10			
	实训报告撰写	是否符合要求	10			
素质能力（20分）	团队协作		5			
	创新意识		5			
	协调能力		5			
	工作规范性		5			
合计			100			

【练习思考】

1. 枇杷叶的来源为（　　）。
   A. 蔷薇科　　　　B. 豆科　　　　C. 唇形科　　　　D. 芸香科
2. 番泻叶的原植物为（　　）的小叶。
   A. 狭叶番泻、耳叶番泻　　　　B. 狭叶番泻、尖叶番泻
   C. 耳叶番泻、尖叶番泻　　　　D. 卵叶番泻、尖叶番泻
3. 狭叶番泻主产于（　　）。
   A. 云南　　　　B. 广东　　　　C. 印度　　　　D. 土耳其
4. 下列不属于紫苏叶的鉴定特征的是（　　）。
   A. 气清香，味辛　　　　B. 呈卵圆形，边缘具原锯齿
   C. 先端长尖或急尖　　　　D. 质地柔韧
5. 大青叶的原植物为（　　）。
   A. 马鞭草科植物路边青　　　　B. 豆科植物菘蓝
   C. 十字花科植物菘蓝　　　　D. 爵床科植物马蓝
6. 狭叶番泻不具有的特征是（　　）。
   A. 味淡　　　　B. 叶全缘　　　　C. 基部稍不对称　　　　D. 革质
7. 大青叶不具有的特征是（　　）。
   A. 叶柄具叶翼　　　　B. 完整叶片呈卵形
   C. 味微酸、苦、涩　　　　D. 基部狭窄下延至叶柄
8. 艾叶的来源为（　　）。
   A. 蔷薇科　　　　B. 豆科　　　　C. 菊科　　　　D. 芸香科
9. 功效为清肺止咳的中药是（　　）。
   A. 紫苏叶　　　　B. 艾叶　　　　C. 枇杷叶　　　　D. 大青叶
10. 全年均可采收的中药是（　　）。
    A. 紫苏叶　　　　B. 枇杷叶　　　　C. 艾叶　　　　D. 大青叶

（李海燕　张　波）

任务五　常用花类中药性状鉴定

【学习目标】

一、知识目标

(1) 掌握辛夷、丁香、金银花、红花、西红花的来源、产地与采制、性状及功效要点；

(2) 熟悉菊花、玫瑰花、槐花的来源及主要性状鉴别特征；

(3) 了解西红花的常见伪品。

二、能力目标

能进行辛夷、丁香、金银花、红花、西红花、菊花、玫瑰花、槐花的性状鉴定。

三、素质目标

培养依法检验、严格把关药材质量的职业素养。

【基本知识】

一、性状鉴定概述

自然界有的花是单独一朵生在茎枝顶上或叶腋部位，称单顶花或单生花，如玉兰、牡丹、芍药、莲、桃等。但大多数植物的花，密集或稀疏地按一定排列顺序，着生在特殊的总花柄上。将花序轴（即总花柄）及其着生在上面的花称为花序。花一般由花梗、花托、花萼、花冠、雄蕊群和雌蕊群组成（如图 3-30）。花梗是花与茎相连的部分；花

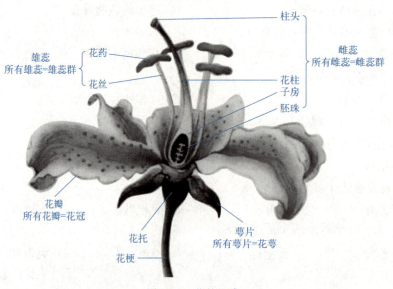

图 3-30　花的组成

托是花梗顶端膨大的部分；花被是花萼与花冠（花瓣）的总称；花冠是一朵花中所有花瓣的总称；雄蕊群是一朵花中全部雄蕊的总称（花丝、花药）；雌蕊群是一朵花中全部雄蕊的总称［子房（内含胚珠）、花柱、柱头］。

花类中药是指药用部位为完整的花、花序或花的某一部分的中药。完整的花和花序包括已开放的花和未开放的花蕾，前者如洋金花、红花、菊花、旋覆花等，后者如辛夷、丁香、金银花、槐米、款冬花、密蒙花等。以花的某一部分入药如柱头（西红花）、花粉（松花粉、蒲黄）。

花类中药的性状鉴定应注意观察花萼、花瓣、雄蕊、雌蕊的数目及着生位置、形状、颜色、毛茸、气味等。以花序入药者，除观察单朵花外，还要注意观察花序类别、总苞片及苞片。如果花序或花很小，肉眼不易辨认清楚，需先将干燥药材放入水中浸泡后，再行解剖并借助于放大镜、解剖镜观察清楚。

二、重点掌握

辛夷　Xinyi

Magnoliae Flos

【来源】　为木兰科植物望春花 *Magnolia biondii* Pamp.、玉兰 *Magnolia denudata* Desr. 或武当玉兰 *Magnolia sprengeri* Pamp. 的干燥花蕾。见图 3-31。

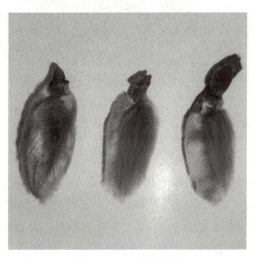

图 3-31　辛夷药材图

【产地与采制】　主产于河南、四川、陕西、湖北、安徽。玉兰多为庭园栽培。冬末春初花未开放时采收，除去枝梗，阴干。

【性状鉴定】　**药材性状**　望春花呈长卵形，似毛笔头，长 1.2～2.5cm，直径 0.8～1.5cm。基部常具短梗，长约 5mm，梗上有类白色点状皮孔。苞片 2～3 层，每层 2 片，两层苞片间有小鳞芽，苞片外表面密被灰白色或灰绿色茸毛，内表面类棕色，无毛。花被片 9，棕色，外轮花被片 3，条形，约为内两轮长的 1/4，呈萼片状，内两轮花被片 6，每轮 3，轮状排列。雄蕊和雌蕊多数，螺旋状排列。体轻，质脆。气芳香，味辛凉而稍苦。

玉兰长 1.5～3cm，直径 1～1.5cm。基部枝梗较粗壮，皮孔浅棕色。苞片外表面密被灰白色或灰绿色茸毛。花被片 9，内外轮同型。

武当玉兰长 2～4cm，直径 1～2cm。基部枝梗粗壮，皮孔红棕色。苞片外表面密被淡黄色或淡黄绿色茸毛，有的最外层苞片茸毛已脱落而呈黑褐色。花被片 10～12（15），内外轮无显著差异。

【功效】散风寒，通鼻窍。

丁香　Dingxiang
Caryophylli Flos

丁香的鉴定

【来源】为桃金娘科植物丁香 *Eugenia caryophyllata* Thunb. 的干燥花蕾。见图 3-32。

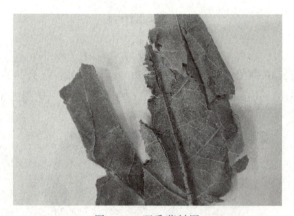

图 3-32　丁香药材图

【产地与采制】主产于坦桑尼亚、马来西亚、印度尼西亚，我国广东、海南也产。当花蕾由绿色转红时采摘，晒干。

【性状鉴定】**药材性状**　本品略呈研棒状，长 1～2cm。花冠圆球形，直径 0.3～0.5cm，花瓣 4，复瓦状抱合，棕褐色或褐黄色，花瓣内为雄蕊和花柱，搓碎后可见众多黄色细粒状的花药。萼筒圆柱状，略扁，有的稍弯曲，长 0.7～1.4cm，直径 0.3～0.6cm，红棕色或棕褐色，上部有 4 枚三角状的萼片，十字状分开。质坚实，富油性。气芳香浓烈，味辛辣、有麻舌感。

【功效】温中降逆，补肾助阳。

金银花　Jinyinhua
Lonicerae Japonicae Flos

【来源】为忍冬科植物忍冬 *Lonicera japonica* Thunb. 的干燥花蕾或带初开的花。见图 3-33。

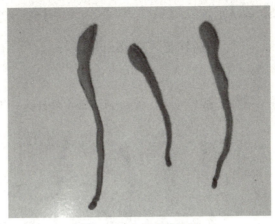

图 3-33 金银花药材图

【产地与采制】主产于河南、山东。夏初花开放前采收,干燥。

【性状鉴定】**药材性状** 呈棒状,上粗下细,略弯曲,长 2~3cm,上部直径约 3mm,下部直径约 1.5mm。表面黄白色或绿白色(贮久色渐深),密被短柔毛。偶见叶状苞片。花萼绿色,先端 5 裂,裂片有毛,长约 2mm。开放者花冠筒状,先端二唇形;雄蕊 5,附于筒壁,黄色;雌蕊 1,子房无毛。气清香,味淡、微苦。

【功效】清热解毒,疏散风热。

红花 Honghua
Carthami Flos

【来源】为菊科植物红花 *Carthamus tinctorius* L. 的干燥花。见图 3-34。

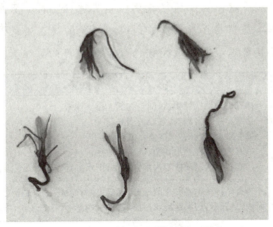

图 3-34 红花药材图

【产地与采制】主产于河南、新疆、四川。夏季花由黄变红时采摘,阴干或晒干。

【性状鉴定】**药材性状** 为不带子房的管状花,长 1~2cm。表面红黄色或红色。花冠筒细长,先端 5 裂,裂片呈狭条形,长 5~8mm;雄蕊 5,花药聚合成筒状,黄白色;柱头长圆柱形,顶端微分叉。质柔软。气微香,味微苦。

【功效】活血通经，散瘀止痛。

西红花　Xihonghua
Croci Stigma

【来源】为鸢尾科植物番红花 *Crocus sativus* L. 的干燥柱头。见图 3-35。

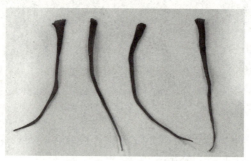

图 3-35　西红花药材图

【产地与采制】主产于西班牙，我国上海已引种成功。10~11月下旬，晴天早晨日出时采花，再摘取柱头随即晒干。

【性状鉴定】**药材性状**　呈线形，三分枝，长约 3cm。暗红色，上部较宽而略扁平，顶端边缘显不整齐的齿状，内侧有一短裂隙，下端有时残留一小段黄色花柱。体轻，质松软，无油润光泽，干燥后质脆易断。气特异，微有刺激性，味微苦。

【功效】活血化瘀，凉血解毒，解郁安神。

辨一辨

西红花浸入水中，可见橙黄色直线下降，并逐渐扩散，水被染成黄色。柱头膨大呈喇叭状，端内侧呈绒毛状。由于西红花属于名贵进口药材，历来资源紧张，价格昂贵。不法药商常将禾本科植物玉米须及睡莲科植物莲的雄蕊染色干燥后伪充西红花出售，但水试鉴别水液呈红色，而非透亮黄色。市面上常见西红花的伪品如下：

伪品	性状
湿红花	掺有矿物油或植物油，则会在纸上留下油渍； 掺有淀粉或者糊精，遇碘液变蓝； 掺有染料或色素，水溶液呈红色； 掺有非挥发性盐类，则灰分含量增高； 掺有甘油或硝酸铵等水溶性物质，则水溶性浸出物含量增高
西红花伪制品	为鸢尾科植物番红花的雄蕊经染色仿制而成，雄蕊长约1cm，暗红色，常对折搓制而成，展开后，药室螺旋状扭曲，药室末端箭形，花丝绒状，质柔
玉蜀黍须	为禾本科植物玉蜀黍柱头及花柱经染色的仿制品，呈线状，非喇叭状，红色，无黄色部分，用水浸泡，水被染成红色
纸浆伪制品	用纸浆、染料和油性物质加工而成的仿制品，呈丝状，表面红色或深红色，水中浸泡边缘不整齐，无波状突起，顶端不呈喇叭状

菊花　Juhua
Chrysanthemi Flos

【来源】为菊科植物菊 *Chrysanthemum morifolium* Ramat. 的干燥头状花序。见图 3-36。

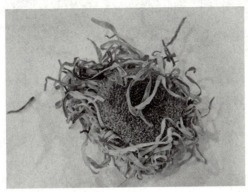

图 3-36　菊花药材图

【产地与采制】主产于浙江、安徽、河南、四川。9～11 月花盛开时分批采收，阴干或焙干，或熏、蒸后晒干。药材按产地和加工方法不同，分为"亳菊""滁菊""贡菊""杭菊""怀菊"。

【性状鉴定】**药材性状**　亳菊呈倒圆锥形或圆筒形，有时稍压扁呈扇形，直径 1.5～3cm，离散。总苞碟状；总苞片 3～4 层，卵形或椭圆形，草质，黄绿色或褐绿色，外面被柔毛，边缘膜质。花托半球形，无托片或托毛。舌状花数层，雌性，位于外围，类白色，劲直，上举，纵向折缩，散生金黄色腺点；管状花多数，两性，位于中央，为舌状花所隐藏，黄色，顶端 5 齿裂。瘦果不发育，无冠毛。体轻，质柔润，干时松脆。气清香，味甘、微苦。

滁菊呈不规则球形或扁球形，直径 1.5～2.5cm。舌状花类白色，不规则扭曲，内卷，边缘皱缩，有时可见淡褐色腺点；管状花大多隐藏。

贡菊呈扁球形或不规则球形，直径 1.5～2.5cm。舌状花白色或类白色，斜升，上部反折，边缘稍内卷而皱缩，通常无腺点；管状花少，外露。

杭菊呈碟形或扁球形，直径 2.5～4cm，常数个相连成片。舌状花类白色或黄色，平展或微折叠，彼此粘连，通常无腺点；管状花多数，外露。

怀菊呈不规则球形或扁球形，直径 1.5～2.5cm。多数为舌状花，舌状花类白色或黄色，不规则扭曲，内卷，边缘皱缩，有时可见腺点；管状花大多隐藏。

【功效】散风清热，平肝明目，清热解毒。

玫瑰花　Meiguihua
Rosae Rugosae Flos

【来源】为蔷薇科植物玫瑰 *Rosa rugosa* Thunb. 的干燥花蕾。见图 3-37。

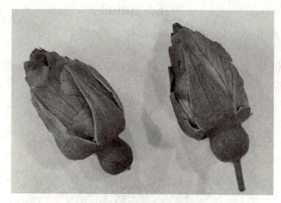

图 3-37 玫瑰花药材图

【产地与采制】主产于江苏、浙江。春末夏初花将开放时分批采摘，及时低温干燥。

【性状鉴定】药材性状　本品略呈半球形或不规则团状，直径 0.7～1.5cm。残留花梗上被细柔毛，花托半球形，与花萼基部合生；萼片 5，披针形，黄绿色或棕绿色，被有细柔毛；花瓣多皱缩，展平后宽卵形，呈覆瓦状排列，紫红色，有的黄棕色；雄蕊多数，黄褐色；花柱多数，柱头在花托口集成头状，略突出，短于雄蕊。体轻，质脆。气芳香浓郁，味微苦涩。

【功效】行气解郁，和血，止痛。

槐花　Huaihua

Sophorae Flos

【来源】为豆科植物槐 Sophora japonica L. 的干燥花及花蕾。见图 3-38。

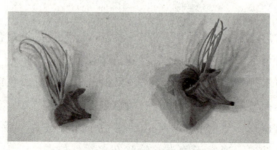

图 3-38　槐花药材图

【产地与采制】全国大部分地区均产。夏季花开放或花蕾形成时采收，及时干燥，除去枝、梗及杂质。前者习称"槐花"，后者习称"槐米"。

【性状鉴定】药材性状　槐花皱缩而卷曲，花瓣多散落。完整者花萼钟状，黄绿色，先端 5 浅裂；花瓣 5，黄色或黄白色，1 片较大，近圆形，先端微凹，其余 4 片长圆形。雄蕊 10，其中 9 个基部连合，花丝细长。雌蕊圆柱形，弯曲。体轻。气微，味微苦。

槐米呈卵形或椭圆形，长 2～6mm，直径约 2mm。花萼下部有数条纵纹。萼的上方为黄白色未开放的花瓣。花梗细小。体轻，手捻即碎。气微，味微苦涩。

【功效】凉血止血，清肝泻火。

【能力训练】

在生产实践中，我们应掌握常见花类中药的主要鉴别性状，并且根据性状进行中药材的鉴别。

一、任务分组

请以每组 5～7 人自由成组，每组选出一名小组长，并将小组成员情况填入表 3-19 中。

表 3-19　小组成员情况

班级		任务编号		指导老师	
组号		组长		学号	
组员	学号	姓名	学号	姓名	
任务分工					

二、任务前准备

(1) **中药材**　辛夷、丁香、金银花、红花、西红花、菊花、玫瑰花、槐花。

(2) **鉴别工具**　放大镜、托盘、镊子、剪刀。

三、任务实施

(1) **表格训练**　以小组为单位总结出表格 3-20 里中药的性状特点及记忆口诀并填入表 3-20 相应位置。

表 3-20　花类中药表格训练

序号	药品名称	性状特点	记忆口诀	备注
1	辛夷			
2	丁香			
3	金银花			
4	红花			

续表

序号	药品名称	性状特点	记忆口诀	备注
5	西红花			
6	菊花			
7	玫瑰花			
8	槐花			

(2) 药材识别实践 以小组为单位,由组内一名同学从表3-20里8种中药材中随机挑选3种药材让其他组员对其进行鉴别并在药材上指出其鉴别特征,再将鉴别结果填入表3-21,最后将正确药材和自己的鉴别成果进行核对。

表3-21 花类药材识别实践

序号	鉴别药材名	性状特征	正确药材名	备注
1				
2				
3				

四、任务评价

根据小组成员进行能力训练的过程及任务完成情况进行自评、互评及教师评价,并将各项得分填入表3-22中。

表3-22 任务评价

评价内容	操作项目	考核标准	分值	自评得分(20%)	互评得分(40%)	教师评分(40%)
实训准备(5分)	检查实训用品是否齐备,摆放整齐,不影响操作	是否认真检查	5			
实训操作与结果(55分)	表格训练	完成一味药材得4分	32			
	药材识别	正确识别一味药材得5分	15			
	操作过程	操作无误得8分	8			
讨论与报告(20分)	问题及解决方法	是否积极参与	10			
	实训报告撰写	是否符合要求	10			
素质能力(20分)	团队协作		5			
	创新意识		5			
	协调能力		5			
	工作规范性		5			
合计			100			

【练习思考】

1. 西红花的药用部位是（　　）。
   A. 花柱　　　　B. 柱头　　　　C. 花瓣　　　　D. 花粉粒
2. 金银花的原植物为（　　）。
   A. 忍冬科植物　　B. 菊科植物　　C. 鸢尾科植物　　D. 蔷薇科植物
3. 下列药材中不以花蕾入药的是（　　）。
   A. 丁香　　　　B. 金银花　　　C. 辛夷　　　　D. 洋金花
4. 下列不属于玫瑰花性状特征的是（　　）。
   A. 直径 0.7～1.5cm　　　　　B. 花托半球形
   C. 气芳香浓郁　　　　　　　D. 花托长圆形
5. 药用部位为菊科管状花的药材是（　　）。
   A. 金银花　　　B. 红花　　　　C. 西红花　　　D. 菊花
6. 金银花说法中错误的是（　　）。
   A. 主产河南、山东　　　　　B. 主要以花蕾入药
   C. 表面黄白色，均无毛　　　D. 味淡、微苦
7. 金银花的药用部位是（　　）。
   A. 雄蕊　　　　　　　　　　B. 盛开的花朵
   C. 花柱　　　　　　　　　　D. 花蕾或带初开的花
8. 略呈研棒状，花萼先端 4 裂，肥厚，香气浓烈，具有上述性状特征的药材是（　　）。
   A. 红花　　　　B. 金银花　　　C. 丁香　　　　D. 西红花
9. 有"毛笔头"之称的是（　　）。
   A. 金银花　　　B. 辛夷　　　　C. 麦冬　　　　D. 合欢花
10. 菊花的商品不包括（　　）。
    A. 野菊　　　　B. 亳菊　　　　C. 贡菊　　　　D. 滁菊

（谢蜜蜜　万刘静）

任务六　常用果实及种子类中药性状鉴定

【学习目标】

一、知识目标

（1）掌握枳壳、五味子、木瓜、山楂、苦杏仁、决明子、补骨脂、小茴香、连翘、枸杞子、栀子、陈皮等 26 种药材的来源、产地与采制、性状及功效要点；

（2）熟悉枳实、佛手、槟榔、砂仁、桃仁、火麻仁、乌梅、酸枣仁、使君子、化橘红、女贞子、草果、紫苏子、川楝子的来源及主要性状鉴别特征；

（3）了解五味子、补骨脂和小茴香等 3 种药材的常见伪品。

二、能力目标

能进行枳壳、枳实和佛手等 26 种中药的性状鉴定。

三、素质目标

培养严谨细致的作风，以严之又严、慎之又慎、细之又细的工作态度为标尺衡量工作。

【基本知识】

一、性状鉴定概述

1. 果实类中药的性状鉴定

果实类中药是以成熟、近成熟或幼小的果实入药。药用部位包括果穗、完整果实或果实的一部分。以果穗入药的如桑椹、夏枯草，以完整果实入药的如山楂、女贞子，以果皮入药的如陈皮、大腹皮，以带有部分果皮的果柄入药的如甜瓜蒂，以果实上的宿萼入药的如柿蒂，还有仅以中果皮部分的维管束组织入药的如橘络、丝瓜络等。

果实类中药在性状鉴定时，首先应观察其是完整的果实还是果实的一部分。应注意其形状、大小、颜色、质地、破断面及气味等特征。

（1）形状 有的呈类球形或椭圆形，如五味子等；有的呈半球形或半椭圆形，如枳壳等；有的呈圆柱形，如鹤虱等。

（2）附属物 如顶端花柱基、下部果柄及果柄脱落的痕迹以及宿存的花被等。

（3）表面特征 如陈皮有油点，小茴香有隆起肋线，使君子有纵直棱角。

（4）气味 果实类中药常具有浓烈的香气和特殊的味感，如陈皮有浓郁香气，枸杞子味甜，鸦胆子味极苦，乌梅味极酸等。毒性较强的果实类中药如巴豆、马钱子等，口尝后应及时漱口，以防中毒。对于完整的果实，还应观察种子的性状特征。

2. 种子类中药的性状鉴定

种子类中药是以种子或种子的一部分入药。多数种子类中药是以干燥成熟种子入药，如苦杏仁、决明子等。少数是以种子的一部分入药，如以假种皮（肉豆蔻衣、龙眼肉）、种皮（绿豆衣）、除去种皮的种仁（肉豆蔻、薏苡仁）或胚（莲子心）入药。也有以种子的加工品入药，如用发芽的种子（麦芽）、种子的发酵品（淡豆豉）入药。

种子类中药的性状鉴定应注意观察其形状、大小、颜色、表面纹理、种脐、合点的位置及形态、质地、纵横断面、气味等特征。种子的形状大多呈圆球形、类圆球形或扁圆球形等，少数呈线形、纺锤形或心形等。种皮的表面各具特征，有的具有突起、茸毛、花纹等。种皮表面有种脐、种孔等，如图 3-39。除去种皮可见种仁，应观察其胚乳的有无。胚乳包含胚根、胚轴、胚芽、子叶。有的种子浸入水中显黏性，如车前子、葶苈子。

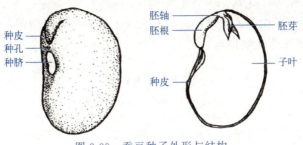

图 3-39 蚕豆种子外形与结构

二、重点掌握

枳壳　Zhiqiao
Aurantii Fructus

【来源】为芸香科植物酸橙 Citrus aurantium L. 及其栽培变种的干燥未成熟果实。

【产地与采制】主产于四川、江西、湖南、湖北、江苏。7月果皮尚绿时采收，自中部横切为两半，晒干或低温干燥。

【性状鉴定】

(1) **药材性状**　呈半球形，直径 3～5cm。外果皮棕褐色至褐色，有颗粒状突起，突起的顶端有凹点状油室；有明显的花柱残迹或果梗痕。切面中果皮黄白色，光滑而稍隆起，厚 0.4～1.3cm，边缘散有 1～2 列油室，瓢囊 7～12 瓣，少数至 15 瓣，汁囊干缩呈棕色至棕褐色，内藏种子。质坚硬，不易折断。气清香，味苦、微酸。

(2) **饮片性状**　枳壳呈不规则弧状条形薄片。切面外果皮棕褐色至褐色，中果皮黄白色至黄棕色，近外缘有 1～2 列点状油室，内侧有的有少量紫褐色瓢囊。

麸炒枳壳形如枳壳片，色较深，偶有焦斑。

【功效】理气宽中，行滞消胀。

枳实　Zhishi
Aurantii Fructus Immaturus

【来源】为芸香科植物酸橙 Citrus aurantium L. 及其栽培变种或甜橙 Citrus sinensis Osbeck 的干燥幼果。

【产地与采制】主产于四川、江西、湖南、湖北、江苏。5～6月收集自落的果实，除去杂质，自中部横切为两半，晒干或低温干燥，较小者直接晒干或低温干燥。

【性状鉴定】

(1) **药材性状**　呈半球形，少数为球形，直径 0.5～2.5cm。外果皮黑绿色或棕褐色，具颗粒状突起和皱纹，有明显的花柱残迹或果梗痕。切面中果皮略隆起，厚 0.3～1.2cm，黄白色或黄褐色，边缘有 1～2 列油室，瓢囊棕褐色。质坚硬。气清香，味苦、微酸。

(2) **饮片性状**　枳实呈不规则弧状条形或圆形薄片。切面外果皮黑绿色或棕褐色，中果皮部分黄白色至黄棕色，近外缘有 1～2 列点状油室，条片内侧或圆片中央具棕褐色瓤囊。气清香，味苦、微酸。

麸炒枳实形如枳实片，色较深，有的有焦斑。气焦香，味微苦，微酸。

【功效】破气消积，化痰散痞。

佛手 Foshou
Citri Sarcodactylis Fructus

【来源】为芸香科植物佛手 *Citrus medica* L. var. *sarco dactylis* Swingle 的干燥果实。

【产地与采制】主产于四川、广东。秋季果实尚未变黄或变黄时采收，纵切成薄片，晒干或低温干燥。

【性状鉴定】

（1）**药材性状** 本品为类椭圆形或卵圆形的薄片，常皱缩或卷曲，长 6~10cm，宽 3~7cm，厚 0.2~0.4cm。顶端稍宽，常有 3~5 个手指状的裂瓣，基部略窄，有的可见果梗痕。外皮黄绿色或橙黄色，有皱纹和油点。果肉浅黄白色或浅黄色，散有凹凸不平的线状或点状维管束。质硬而脆，受潮后柔韧。气香，味微甜后苦。

（2）**饮片性状** 本品为类椭圆形、卵圆形的薄片或不规则的丝条，常皱缩或卷曲。薄片长 6~10cm，宽 3~7cm，厚 0.2~0.4cm；顶端稍宽，常有 3~5 个手指状的裂瓣，基部略窄，有的可见果梗痕。丝长 0.4~10cm，宽 0.2~1cm，厚 0.2~0.4cm。外皮黄绿色或橙黄色，有皱纹和油点。果肉浅黄白色或浅黄色，散有凹凸不平的线状或点状维管束。质硬而脆，受潮后柔韧。气香，味微甜后苦。

【功效】疏肝理气，和胃止痛，燥湿化痰。

五味子 Wuweizi
Schisandrae Chinensis Fructus

【来源】为木兰科植物五味子 *Schisandra chinensis* (Turcz.) Baill. 的干燥成熟果实。见图 3-40。

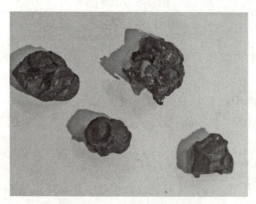

图 3-40 五味子药材图

【产地与采制】主产于吉林、辽宁。习称"北五味子"。秋季果实成熟时采摘，晒干或蒸后晒干,除去果梗和杂质。

【性状鉴定】

(1) **药材性状** 本品呈不规则的球形或扁球形,直径5~8mm。表面红色、紫红色或暗红色,皱缩,显油润;有的表面呈黑红色或出现"白霜"。果肉柔软,种子1~2,肾形,表面棕黄色,有光泽,种皮薄而脆。果肉气微,味酸;种子破碎后,有香气,味辛、微苦。

(2) **饮片性状** 醋五味子形如五味子,表面乌黑色,油润,稍有光泽。有醋香气。

【功效】收敛固涩,益气生津,补肾宁心。

> **辨一辨**
>
> 五味子是一味药食同源的药材,其应用范围十分广泛,但南、北五味子的价格差异较大。不良卖家利用这点把果实较大的南五味子充当五味子进行售卖,我们一定要擦亮眼睛,分辨出南北五味子的异同。
>
> | 药材 | 五味子 | 南五味子 |
> |---|---|---|
> | 来源 | 木兰科植物五味子干燥成熟果实 | 木兰科植物华中五味子干燥成熟果实 |
> | 直径 | 5~8mm | 3~5mm |
> | 表面 | 红色、紫红色或暗红色,显油润 | 棕红色至暗棕色,干瘪 |
> | 果肉 | 柔软 | 常紧贴于种子上 |
> | 种子 | 表面光滑 | 表面疣状突起明显 |
> | 味道 | 酸味较浓 | 微酸 |

木瓜 Mugua

Chaenomelis Fructus

【来源】为蔷薇科植物贴梗海棠 *Chaenomeles speciosa* (Sweet) Nakai 的干燥近成熟果实。见图3-41。

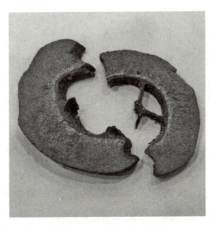

图3-41 木瓜药材图

【产地与采制】主产于安徽、湖南、湖北、浙江、四川。安徽宣城产者称宣木瓜,质量较好。夏、秋二季果实绿黄时采收,置沸水中烫至外皮灰白色,对半纵剖,晒干。

【性状鉴定】

(1) **药材性状**　本品长圆形,多纵剖成两半,长4～9cm,宽2～5cm,厚1～2.5cm。外表面紫红色或红棕色,有不规则的深皱纹;剖面边缘向内卷曲,果肉红棕色,中心部分凹陷,棕黄色;种子扁长三角形,多脱落。质坚硬。气微清香,味酸。

(2) **饮片性状**　呈类月牙形薄片。外表紫红色或棕红色,有不规则的深皱纹。切面棕红色。气微清香,味酸。

【功效】舒筋活络,和胃化湿。

山楂　Shanzha

Crataegi Fructus

【来源】为蔷薇科植物山里红 *Crataegus pinnatifida* Bge. var. *major* N. E. Br. 或山楂 *Crataegus pinnatifida* Bge. 的干燥成熟果实。见图3-42。

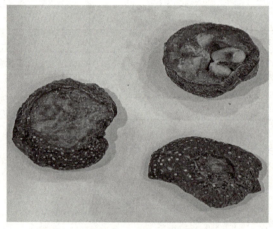

图3-42　山楂药材图

【产地与采制】主产于山东、河南、河北、辽宁。秋季果实成熟时采收,切片,干燥。

【性状鉴定】

(1) **药材性状**　本品为圆形片,皱缩不平,直径1～2.5cm,厚0.2～0.4cm。外皮红色,具皱纹,有灰白色小斑点。果肉深黄色至浅棕色。中部横切片具5粒浅黄色果核,但核多脱落而中空。有的片上可见短而细的果梗或花萼残迹。气微清香,味酸、微甜。

(2) **饮片性状**　炒山楂形如山楂片,果肉黄褐色,偶见焦斑。气清香,味酸、微甜。

焦山楂形如山楂片,表面焦褐色,内部黄褐色。有焦香气。

【功效】消食健胃,行气散瘀,化浊降脂。

苦杏仁 Kuxingren
Armeniacae Semen Amarum

【来源】为蔷薇科植物山杏 *Prunus armeniaca* L. var. *ansu* Maxim.、西伯利亚杏 *Prunus sibirica* L.、东北杏 *Prunus mandshurica*（Maxim.）Koehne 或杏 *Prunus armeniaca* L. 的干燥成熟种子。

【产地与采制】主产于山西、河北、内蒙古、辽宁。夏季采收成熟果实，除去果肉和核壳，取出种子，晒干。

【性状鉴定】

（1）**药材性状** 本品呈扁心形，长 1~1.9cm，宽 0.8~1.5cm，厚 0.5~0.8cm。表面黄棕色至深棕色，一端尖，另端钝圆，肥厚，左右不对称，尖端一侧有短线形种脐，圆端合点处向上具多数深棕色的脉纹。种皮薄，子叶 2，乳白色，富油性。气微，味苦。

（2）**饮片性状** 燀苦杏仁呈扁心形。表面乳白色或黄白色，一端尖，另端钝圆，肥厚，左右不对称，富油性。有特异的香气，味苦。

炒苦杏仁形如燀苦杏仁，表面黄色至棕黄色，微带焦斑。有香气，味苦。

【功效】降气止咳平喘，润肠通便。

决明子 Juemingzi
Cassiae Semen

【来源】为豆科植物钝叶决明 *Cassia obtusifolia* L. 或决明（小决明）*Cassia tora* L. 的干燥成熟种子。见图 3-43。

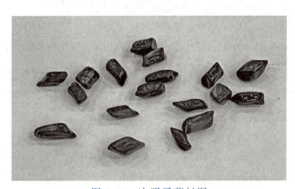

图 3-43 决明子药材图

【产地与采制】主产于安徽、广西、四川。秋季采收成熟果实，晒干，打下种子，除去杂质。

【性状鉴定】

（1）**药材性状** 决明略呈菱方形或短圆柱形，两端平行倾斜，长 3~7mm，宽 2~4mm。表面绿棕色或暗棕色，平滑有光泽。一端较平坦，另端斜尖，背腹面各有 1 条突起的棱线，棱线两侧各有 1 条斜向对称而色较浅的线形凹纹。质坚硬，不易破碎。种皮薄，子叶 2，黄色，呈"S"形折曲并重叠。气微，味微苦。

小决明呈短圆柱形,较小,长3～5mm,宽2～3mm。表面棱线两侧各有1片宽广的浅黄棕色带。

(2) 饮片性状 炒决明子形如决明子,微鼓起,表面绿褐色或暗棕色,偶见焦斑。微有香气。

【功效】清热明目,润肠通便。

补骨脂 Buguzhi
Psoraleae Fructus

【来源】为豆科植物补骨脂 *Psoralea corylifolia* L. 的干燥成熟果实。

【产地与采制】主产于河南、四川、安徽、陕西。秋季果实成熟时采收果序,晒干,搓出果实,除去杂质。

【性状鉴定】

(1) 药材性状 本品呈肾形,略扁,长3～5mm,宽2～4mm,厚约1.5mm。表面黑色、黑褐色或灰褐色,具细微网状皱纹。顶端圆钝,有一小突起,凹侧有果梗痕。质硬。果皮薄,与种子不易分离;种子1枚,子叶2,黄白色,有油性。气香,味辛、微苦。

(2) 饮片性状 盐补骨脂形如补骨脂。表面黑色或黑褐色,微鼓起。气微香,味微咸。

【功效】温肾助阳,纳气平喘,温脾止泻;外用消风祛斑。

辨一辨

补骨脂常见伪品	
伪品	性状
曼陀罗子	扁平,三角形,淡褐色,表面颗粒状,有毒
毛曼陀罗子	扁肾形,淡褐色,表面具网状纹理,但边缘有明显不规则的弯曲沟纹;气微,闻之无香气
莱菔子染色品	类卵圆形或椭圆形,稍扁。种皮薄而脆,子叶2,黄白色。有油性。嚼之有萝卜气味

小茴香 Xiaohuixiang
Foeniculi Fructus

【来源】为伞形科植物茴香 *Foeniculum vulgare* Mill. 的干燥成熟果实。见图3-44。

【产地与采制】主产于内蒙古、山西。秋季果实初熟时采割植株,晒干,打下果实,除去杂质。

【性状鉴定】

(1) 药材性状 本品为双悬果,呈圆柱形,有的稍弯曲,长4～8mm,直径1.5～2.5mm。表面黄绿色或淡黄色,两端略尖,顶端残留有黄棕色突起的柱基,基部有时有细小的果梗。分果呈长椭圆形,背面有纵棱5条,接合面平坦而较宽。横切面略呈五边形,背面的四边约等长。有特异香气,味微甜、辛。

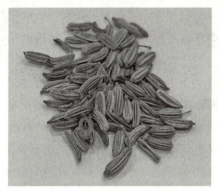

图 3-44 小茴香药材图

(2) 饮片性状 盐小茴香形如小茴香，微鼓起，色泽加深，偶有焦斑。味微咸。

【功效】散寒止痛，理气和胃。

辨一辨

小茴香常见伪品

伪品	性状
藏茴香	分果长椭圆形，背面有长棱线 5 条，接合面平坦，有沟纹，质硬，横切面略呈五边形或六边形，中心黄白色。具油性。香气特异，口尝有麻辣感
孜然芹	双悬果大多数粘连不易分离，体纵直不弯曲，有疏茸毛
防风果实	双悬果，幼嫩时表面具疣状突起。分果有纵棱线 5 条，接合面平坦
莳萝	椭圆形，长 3～4mm，直径 2～3mm，背棱 3 条，稍突起，侧棱狭扁带状
毒芹	近椭圆形，合生面收缩，主棱阔，木栓质，每棱槽内油管 1，合生面油管 2；胚乳腹面微凹

连翘　Lianqiao

Forsythiae Fructus

【来源】为木犀科植物连翘 *Forsythia suspensa*（Thunb.）Vahl 的干燥果实。见图 3-45。

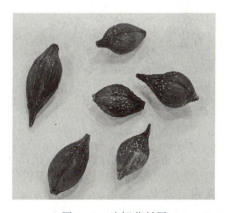

图 3-45 连翘药材图

【产地与采制】 主产于山西、河南、陕西、湖北、山东。秋季果实初熟尚带绿色时采收,除去杂质,蒸熟,晒干,习称"青翘";果实熟透时采收,晒干,除去杂质,习称"老翘"。

【性状鉴定】**药材性状** 呈长卵形至卵形,稍扁,长 1.5~2.5cm,直径 0.5~1.3cm。表面有不规则的纵皱纹和多数突起的小斑点,两面各有 1 条明显的纵沟。顶端锐尖,基部有小果梗或已脱落。青翘多不开裂,表面绿褐色,突起的灰白色小斑点较少;质硬,种子多数,黄绿色,细长,一侧有翅。老翘自顶端开裂或裂成两瓣,表面黄棕色或红棕色,内表面多为浅黄棕色,平滑,具一纵隔;质脆;种子棕色,多已脱落。气微香,味苦。

【功效】 清热解毒,消肿散结,疏散风热。

枸杞子 Gouqizi
Lycii Fructus

【来源】 为茄科植物宁夏枸杞 Lycium barbarum L. 的干燥成熟果实。

【产地与采制】 主产于宁夏。夏、秋二季果实呈红色时采收,热风烘干,除去果梗,或晾至皮皱后,晒干,除去果梗。

【性状鉴定】**药材性状** 呈类纺锤形或椭圆形,长 6~20mm,直径 3~10mm。表面红色或暗红色,顶端有小突起状的花柱痕,基部有白色的果梗痕。果皮柔韧,皱缩;果肉肉质,柔润。种子 20~50 粒,类肾形,扁而翘,长 1.5~1.9mm,宽 1~1.7mm,表面浅黄色或棕黄色。气微,味甜。

【功效】 滋补肝肾,益精明目。

栀子 Zhizi
Gardeniae Fructus

【来源】 为茜草科植物栀子 Gardenia jasminoides Ellis 的干燥成熟果实。见图 3-46。

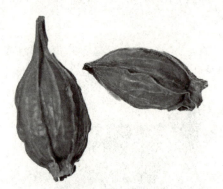

图 3-46 栀子药材图

【产地与采制】 主产于江西、湖南、湖北、浙江。9~11 月果实成熟呈红黄色时采收,除去果梗和杂质,蒸至上气或置沸水中略烫,取出,干燥。

【性状鉴定】

(1) **药材性状** 呈长卵圆形或椭圆形,长 1.5~3.5cm,直径 1~1.5cm。表面红黄色或棕红色,具 6 条翅状纵棱,棱间常有 1 条明显的纵脉纹,并有分枝。顶端残存萼片,基部稍尖,有残留果梗。果皮薄而脆,略有光泽;内表面色较浅,有光泽,具 2~3 条隆起的假隔膜。种子多数,扁卵圆形,集结成团,深红色或红黄色,表面密具细小疣状突起。气微,味微酸而苦。

(2) **饮片性状** 栀子呈不规则的碎块。果皮表面红黄色或棕红色,有的可见翅状纵棱。种子多数,扁卵圆形,深红色或红黄色。气微,味微酸而苦。

炒栀子形如栀子碎块,黄褐色。

【功效】 泻火除烦,清热利湿,凉血解毒;外用消肿止痛。

槟榔 Binglang
Arecae Semen

【来源】 为棕榈科植物槟榔 *Areca catechu* L. 的干燥成熟种子。见图 3-47。

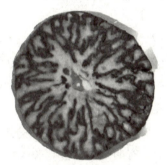

图 3-47 槟榔药材图

【产地与采制】 我国主产于广东、云南。国外以菲律宾、印度及印度尼西亚产量最多。春末至秋初采收成熟果实,用水煮后,干燥,除去果皮,取出种子,干燥。

【性状鉴定】

(1) **药材性状** 呈扁球形或圆锥形,高 1.5~3.5cm,底部直径 1.5~3cm。表面淡黄棕色或淡红棕色,具稍凹下的网状沟纹,底部中心有圆形凹陷的珠孔,其旁有 1 明显瘢痕状种脐。质坚硬,不易破碎,断面可见棕色种皮与白色胚乳相间的大理石样花纹。气微,味涩、微苦。

(2) **饮片性状** 槟榔呈类圆形的薄片。切面可见棕色种皮与白色胚乳相间的大理石样花纹。气微,味涩、微苦。

炒槟榔形如槟榔片,表面微黄色,可见大理石样花纹。

【功效】 杀虫,消积,行气,利水,截疟。

砂仁 Sharen
Amomi Fructus

【来源】 为姜科植物阳春砂 *Amomum villosum* Lour.、绿壳砂 *Amomum villosum*

Lour. var. *xanthioides* T. L. Wu et Senjen 或海南砂 *Amomum longiligulare* T. L. Wu 的干燥成熟果实。见图 3-48。

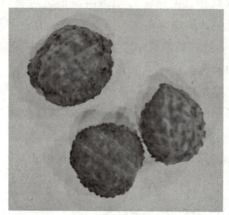

图 3-48　砂仁药材图

【产地与采制】主产于广东、广西、云南、海南。夏、秋二季果实成熟时采收，晒干或低温干燥。

【性状鉴定】**药材性状**　阳春砂、绿壳砂呈椭圆形或卵圆形，有不明显的三棱，长 1.5～2cm，直径 1～1.5cm。表面棕褐色，密生刺状突起，顶端有花被残基，基部常有果梗。果皮薄而软。种子集结成团，具三钝棱，中有白色隔膜，将种子团分成 3 瓣，每瓣有种子 5～26 粒。种子为不规则多面体，直径 2～3mm；表面棕红色或暗褐色，有细皱纹，外被淡棕色膜质假种皮；质硬，胚乳灰白色。气芳香而浓烈，味辛凉、微苦。

海南砂呈长椭圆形或卵圆形，有明显的三棱，长 1.5～2cm，直径 0.8～1.2cm。表面被片状、分枝的软刺，基部具果梗痕。果皮厚而硬。种子团较小，每瓣有种子 3～24 粒；种子直径 1.5～2mm。气味稍淡。

【功效】化湿开胃，温脾止泻，理气安胎。

桃仁　Taoren

Persicae Semen

【来源】为蔷薇科植物桃 *Prunus persica*（L.）Batsch 或山桃 *Prunus davidiana*（Carr.）Franch. 的干燥成熟种子。

【产地与采制】主产于北京、山东、陕西、河南、辽宁。果实成熟后采收，除去果肉和核壳，取出种子，晒干。

【性状鉴定】

（1）**药材性状**　桃仁呈扁长卵形，长 1.2～1.8cm，宽 0.8～1.2cm，厚 0.2～0.4cm。表面黄棕色至红棕色，密布颗粒状突起。一端尖，中部膨大，另端钝圆稍偏斜，边缘较薄。尖端一侧有短线形种脐，圆端有颜色略深不甚明显的合点，自合点处散出多数纵向维管束。种皮薄，子叶 2，类白色，富油性。气微，味微苦。

山桃仁呈类卵圆形，较小而肥厚，长约 0.9cm，宽约 0.7cm，厚约 0.5cm。

(2) 饮片性状 燀桃仁呈扁长卵形,长1.2～1.8cm,宽0.8～1.2cm,厚0.2～0.4cm。表面浅黄白色,一端尖,中部膨大,另端钝圆稍偏斜,边缘较薄。子叶2,富油性。气微香,味微苦。

燀山桃仁呈类卵圆形,较小而肥厚,长约1cm,宽约0.7cm,厚约0.5cm。

炒桃仁呈扁长卵形,长1.2～1.8cm,宽0.8～1.2cm,厚0.2～0.4cm。表面黄色至棕黄色,可见焦斑。一端尖,中部膨大,另端钝圆稍偏斜,边缘较薄。子叶2,富油性。气微香,味微苦。

炒山桃仁2枚子叶多分离,完整者呈类卵圆形,较小而肥厚。长约1cm,宽约0.7cm,厚约0.5cm。

【功效】活血祛瘀,润肠通便,止咳平喘。

火麻仁　Huomaren
Cannabis Fructus

【来源】为桑科植物大麻 *Cannabis sativa* L. 的干燥成熟果实。见图3-49。

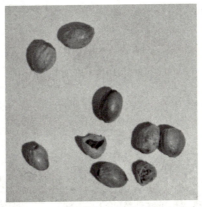

图3-49　火麻仁药材图

【产地与采制】主产于山东、河北、黑龙江、吉林、辽宁。秋季果实成熟时采收,除去杂质,晒干。

【性状鉴定】呈卵圆形,长4～5.5mm,直径2.5～4mm。表面灰绿色或灰黄色,有微细的白色或棕色网纹,两边有棱,顶端略尖,基部有1圆形果梗痕。果皮薄而脆,易破碎。种皮绿色,子叶2,乳白色,富油性。气微,味淡。

【功效】润肠通便。

乌梅　Wumei
Mume Fructus

【来源】为蔷薇科植物梅 *Prunus mume* (Sieb.) Sieb. etZucc. 的干燥近成熟果实。见图3-50。

【产地与采制】主产于四川、浙江、福建。夏季果实近成熟时采收,低温烘干后闷至色变黑。

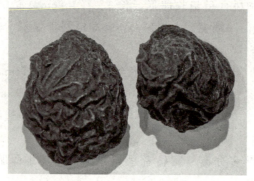

图 3-50　乌梅药材图

【性状鉴定】

（1）**药材性状**　呈类球形或扁球形，直径 1.5～3cm。表面乌黑色或棕黑色，皱缩不平，基部有圆形果梗痕。果核坚硬，椭圆形，棕黄色，表面有凹点；种子扁卵形，淡黄色。气微，味极酸。

（2）**饮片性状**　乌梅炭形如乌梅，皮肉鼓起，表面焦黑色，味酸略有苦味。

【功效】　敛肺，涩肠，生津，安蛔。

陈皮　Chenpi
Citri Reticulatae Pericarpium

【来源】为芸香科植物橘 *Citrus reticulata* Blanco 及其栽培变种的干燥成熟果皮。见图 3-51。

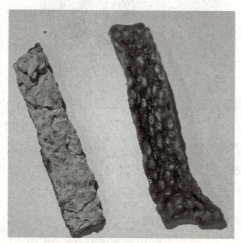

图 3-51　陈皮药材图

【产地与采制】主产于广东、广西、福建、四川、江西。药材分为"陈皮"和"广陈皮"。采摘成熟果实，剥取果皮，晒干或低温干燥。

【性状鉴定】

（1）**药材性状**　陈皮常剥成数瓣，基部相连，有的呈不规则的片状，厚 1～4mm。外表面橙红色或红棕色，有细皱纹和凹下的点状油室；内表面浅黄白色，粗糙，附黄白色或黄棕色筋络状维管束。质稍硬而脆。气香，味辛、苦。

广陈皮常3瓣相连，形状整齐，厚度均匀，约1mm。外表面橙黄色至棕褐色，点状油室较大，对光照视，透明清晰。质较柔软。

（2）饮片性状 呈不规则的条状或丝状。外表面橙红色或红棕色，有细皱纹和凹下的点状油室。内表面浅黄白色，粗糙，附黄白色或黄棕色筋络状维管束。气香，味辛、苦。

【功效】 理气健脾，燥湿化痰。

酸枣仁 Suanzaoren
Ziziphi Spinosae Semen

【来源】 为鼠李科植物酸枣 *Ziziphus jujuba* Mill. var. *spinosa*（Bunge）Hu ex H. F. Chou 的干燥成熟种子。见图3-52。

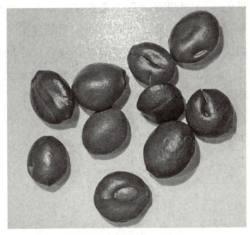

图3-52 酸枣仁药材图

【产地与采制】 主产于辽宁、河北、山西、内蒙古、陕西。秋末冬初采收成熟果实，除去果肉和核壳，收集种子，晒干。

【性状鉴定】

（1）药材性状 呈扁圆形或扁椭圆形，长5～9mm，宽5～7mm，厚约3mm。表面紫红色或紫褐色，平滑有光泽，有的有裂纹。有的两面均呈圆隆状突起；有的一面较平坦，中间有1条隆起的纵线纹；另一面稍突起。一端凹陷，可见线形种脐；另端有细小突起的合点。种皮较脆，胚乳白色，子叶2，浅黄色，富油性。气微，味淡。

（2）饮片性状 炒酸枣仁形如酸枣仁。表面微鼓起，微具焦斑。略有焦香气，味淡。

【功效】 养心补肝，宁心安神，敛汗，生津。

使君子 Shijunzi
Quisqualis Fructus

【来源】 为使君子科植物使君子 *Quisqualis indica* L. 的干燥成熟果实。见图3-53。

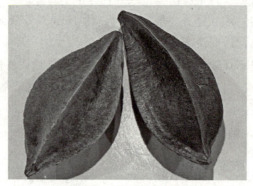

图 3-53 使君子药材图

【产地与采制】主产于四川。秋季果皮变紫黑色时采收,除去杂质,干燥。

【性状鉴定】

(1) **药材性状** 呈椭圆形或卵圆形,具 5 条纵棱,偶有 4～9 棱,长 2.5～4cm,直径约 2cm。表面黑褐色至紫黑色,平滑,微具光泽。顶端狭尖,基部钝圆,有明显圆形的果梗痕。质坚硬,横切面多呈五角星形,棱角处壳较厚,中间呈类圆形空腔。种子长椭圆形或纺锤形,长约 2cm,直径约 1cm;表面棕褐色或黑褐色,有多数纵皱纹;种皮薄,易剥离;子叶 2,黄白色,有油性,断面有裂隙。气微香,味微甜。

(2) **饮片性状** 使君子仁呈长椭圆形或纺锤形,长约 2cm,直径约 1cm。表面棕褐色或黑褐色,种皮脱落处为黄白色,有多数纵皱纹。种皮薄,易剥离,子叶 2,黄白色,有油性,断面有裂隙。气微香,味微甜。

炒使君子仁形如使君子仁,表面黄白色,有多数纵皱纹;有时可见残留有棕褐色种皮。气香,味微甜。

【功效】杀虫消积。

化橘红　Huajuhong

Citri Grandis Exocarpium

【来源】为芸香科植物化州柚 *Citrus grandis* 'Tomentosa' 或柚 *Citrus grandis* (L.) Osbeck 的未成熟或近成熟的干燥外层果皮。见图 3-54。

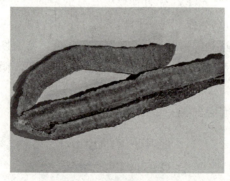

图 3-54 化橘红药材图

【产地与采制】主产于广东。夏季果实未成熟时采收，置沸水中略烫后，将果皮割成 5 或 7 瓣，除去果瓤和部分中果皮，压制成形，干燥。

【性状鉴定】药材性状 化州柚呈对折的七角或展平的五角星状，单片呈柳叶形。完整者展平后直径 15～28cm，厚 0.2～0.5cm。外表面黄绿色，密布茸毛，有皱纹及小油室；内表面黄白色或淡黄棕色，有脉络纹。质脆，易折断，断面不整齐，外缘有 1 列不整齐的下凹的油室，内侧稍柔而有弹性。气芳香，味苦、微辛。

柚外表面黄绿色至黄棕色，无毛。

【功效】理气宽中，燥湿化痰。

女贞子　Nüzhenzi

Ligustri Lucidi Fructus

【来源】为木犀科植物女贞 *Ligustrum lucidum* Ait. 的干燥成熟果实。见图 3-55。

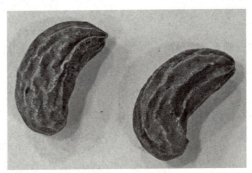

图 3-55　女贞子药材图

【产地与采制】主产于浙江、江苏、湖北、湖南、江西。冬季果实成熟时采收，除去枝叶，稍蒸或置沸水中略烫后，干燥；或直接干燥。

【性状鉴定】

（1）药材性状　呈卵形、椭圆形或肾形，长 6～8.5mm，直径 3.5～5.5mm。表面黑紫色或灰黑色，皱缩不平，基部有果梗痕或具宿萼及短梗。体轻。外果皮薄，中果皮较松软，易剥离，内果皮木质，黄棕色，具纵棱，破开后种子通常为 1 粒，肾形，紫黑色，油性。气微，味甘、微苦涩。

（2）饮片性状　酒女贞子形如女贞子，表面黑褐色或灰黑色，常附有白色粉霜。微有酒香气。

【功效】滋补肝肾，明目乌发。

草果　Caoguo

Tsaoko Fructus

【来源】为姜科植物草果 *Amomum tsao-ko* Crevost et Lemaire 的干燥成熟果实。见图 3-56。

【产地与采制】主产于云南、广西、贵州。秋季果实成熟时采收，除去杂质，晒干或低温干燥。

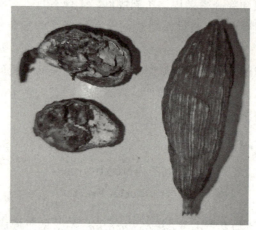

图 3-56 草果药材图

【性状鉴定】

(1) 药材性状 呈长椭圆形，具三钝棱，长 2~4cm，直径 1~2.5cm。表面灰棕色至红棕色，具纵沟及棱线，顶端有圆形突起的柱基，基部有果梗或果梗痕。果皮质坚韧，易纵向撕裂。剥去外皮，中间有黄棕色隔膜，将种子团分成 3 瓣，每瓣有种子多为 8~11 粒。种子呈圆锥状多面体，直径约 5mm；表面红棕色，外被灰白色膜质的假种皮，种脊为一条纵沟，尖端有凹状的种脐；质硬，胚乳灰白色。有特异香气，味辛、微苦。

(2) 饮片性状 草果仁呈圆锥状多面体，直径约 5mm；表面棕色至红棕色，有的可见外被残留灰白色膜质的假种皮。种脊为一条纵沟，尖端有凹状的种脐。胚乳灰白色至黄白色。有特异香气，味辛、微苦。

姜草果仁形如草果仁，棕褐色，偶见焦斑。有特异香气，味辛辣、微苦。

【功效】燥湿温中，截疟除痰。

紫苏子 Zisuzi

Perillae Fructus

【来源】为唇形科植物紫苏 *Perilla frutescens* (L.) Britt. 的干燥成熟果实。

【产地与采制】主产于湖北、江苏、河南、浙江、河北。秋季果实成熟时采收，除去杂质，晒干。

【性状鉴定】

(1) 药材性状 呈卵圆形或类球形，直径约 1.5mm。表面灰棕色或灰褐色，有微隆起的暗紫色网纹，基部稍尖，有灰白色点状果梗痕。果皮薄而脆，易压碎。种子黄白色，种皮膜质，子叶 2，类白色，有油性。压碎有香气，味微辛。

(2) 饮片性状 炒紫苏子形如紫苏子，表面灰褐色，有细裂口，有焦香气。

【功效】降气化痰，止咳平喘，润肠通便。

川楝子 Chuanlianzi

Toosendan Fructus

【来源】为楝科植物川楝 *Melia toosendan* Sieb. et Zucc. 的干燥成熟果实。

【产地与采制】主产于四川。冬季果实成熟时采收,除去杂质,干燥。

【性状鉴定】

(1) **药材性状** 呈类球形,直径 2~3.2cm。表面金黄色至棕黄色,微有光泽,少数凹陷或皱缩,具深棕色小点。顶端有花柱残痕,基部凹陷,有果梗痕。外果皮革质,与果肉间常成空隙,果肉松软,淡黄色,遇水润湿显黏性。果核球形或卵圆形,质坚硬,两端平截,有 6~8 条纵棱,内分 6~8 室,每室含黑棕色长圆形的种子 1 粒。气特异,味酸、苦。

(2) **饮片性状** 炒川楝子呈半球状、厚片或不规则的碎块,表面焦黄色,偶见焦斑。气焦香,味酸、苦。

【功效】疏肝泄热,行气止痛,杀虫。

【能力训练】

在生产实践中,我们应掌握常见果实及种子类中药的主要鉴别性状,并且根据性状进行中药材的鉴别。

一、任务分组

请以每组 5~7 人自由成组,每组选出一名小组长,并将小组成员情况填入表 3-23 中。

表 3-23 小组成员情况

班级		任务编号		指导老师	
组号		组长		学号	
组员	学号	姓名	学号	姓名	
任务分工					

二、任务前准备

(1) **中药材** 枳壳、枳实、佛手、五味子、木瓜、山楂、苦杏仁、决明子、补骨脂、小茴香、连翘、枸杞子、栀子、槟榔、砂仁、桃仁、火麻仁、乌梅、陈皮、酸枣仁、使君子、化橘红、女贞子、草果、紫苏子、川楝子。

（2）**鉴别工具** 放大镜、托盘、镊子、剪刀。

三、任务实施

（1）**表格训练** 以小组为单位总结出表格 3-24 里药的性状特点及记忆口诀并填入表 3-24 相应位置。

表 3-24 果实及种子类中药表格训练

序号	药品名称	性状特点	记忆口诀	备注
1	枳壳			
2	枳实			
3	佛手			
4	五味子			
5	木瓜			
6	山楂			
7	苦杏仁			
8	决明子			
9	补骨脂			
10	小茴香			
11	连翘			
12	枸杞子			
13	栀子			
14	槟榔			
15	砂仁			
16	桃仁			
17	火麻仁			
18	乌梅			
19	陈皮			
20	酸枣仁			
21	使君子			
22	化橘红			
23	女贞子			
24	草果			
25	紫苏子			
26	川楝子			

(2) 药材识别实践 以小组为单位，由组内一名同学从表 3-24 里 26 种中药材中随机挑选 10 种药材让其他组员对其进行鉴别并在药材上指出其鉴别特征，再将鉴别结果填入表 3-25，最后将正确药材和自己的鉴别成果进行核对。

表 3-25 茎木类药材识别实践

序号	鉴别药材名	性状特征	正确药材名	备注
1				
2				
3				
4				
5				
6				
7				
8				
9				
10				

四、任务评价

根据小组成员进行能力训练的过程及任务完成情况进行自评、互评及教师评价，并将各项得分填入表 3-26 中。

表 3-26 任务评价

评价内容	操作项目	考核标准	分值	自评得分（20%）	互评得分（40%）	教师评分（40%）
实训准备（5分）	检查实训用品是否齐备，摆放整齐，不影响操作	是否认真检查	5			
实训操作与结果（55分）	表格训练	完成一味药材得1分	26			
	药材识别	正确识别一味药材得2分	20			
	操作过程	操作无误得9分	9			
讨论与报告（20分）	问题及解决方法	是否积极参与	10			
	实训报告撰写	是否符合要求	10			
素质能力（20分）	团队协作		5			
	创新意识		5			
	协调能力		5			
	工作规范性		5			
合计			100			

【练习思考】

1. 呈扁长卵形，一段尖，中部膨大，边缘较薄的是（　　）。
   A. 桃仁　　　　B. 苦杏仁　　　　C. 火麻仁　　　　D. 酸枣仁
2. 五味子的原植物属于（　　）。
   A. 芸香科　　　B. 木兰科　　　　C. 豆科　　　　　D. 茄科
3. 表面深红色或红黄色、具有6条纵棱的中药是（　　）。
   A. 连翘　　　　B. 川楝子　　　　C. 栀子　　　　　D. 砂仁
4. 决明子的原植物属于（　　）。
   A. 芸香科　　　B. 木兰科　　　　C. 豆科　　　　　D. 茄科
5. 主产宁夏的道地药材是（　　）。
   A. 女贞子　　　B. 连翘　　　　　C. 枳壳　　　　　D. 枸杞子
6. 中药的原植物不属于芸香科的是（　　）。
   A. 枳壳　　　　B. 川楝子　　　　C. 吴茱萸　　　　D. 枳实
7. 略呈菱状方形或短圆柱形，横切面可见种皮薄，中间有"S"形折曲的黄色子叶2片重叠，气微，味微苦的药材是（　　）。
   A. 决明子　　　B. 川楝子　　　　C. 五味子　　　　D. 吴茱萸
8. 化橘红的药用部位是（　　）。
   A. 果瓤　　　　B. 成熟果实　　　C. 中果皮　　　　D. 外层果皮
9. 果实椭圆形或卵圆形，表面黑褐色至紫褐色，气微香，味微甜的是（　　）。
   A. 紫苏子　　　B. 川楝子　　　　C. 使君子　　　　D. 酸枣仁
10. 表面黑褐色，内部棕褐色，质松脆易碎的是（　　）。
    A. 制陈皮　　　B. 陈皮炭　　　　C. 法制陈皮　　　D. 乌梅炭

（谢蜜蜜　曹　侃）

任务七　常用全草类中药性状鉴定

【学习目标】

一、知识目标

（1）掌握麻黄、金钱草、广藿香、薄荷、穿心莲、青蒿的来源、产地与采制、性状及功效要点；

（2）熟悉广金钱草、紫花地丁、益母草、肉苁蓉、茵陈、蒲公英、鱼腥草的来源及主要性状鉴别特征。

二、能力目标

能进行麻黄、金钱草、广金钱草、广藿香、薄荷、穿心莲、青蒿、紫花地丁、益母草、肉苁蓉、茵陈、蒲公英、鱼腥草的性状鉴别。

三、素质目标

文化自信是一个民族、一个国家对自身文化价值的充分肯定和积极践行，并对其文化的生命力持有的坚定信心。培养提升文化软实力的意识，践行建设文化强国。

【基本知识】

一、性状鉴定概述

全草类中药指药用草本植物地上部分或带有地下部分的全草或小灌木的草质茎入药的一类中药，也称草类中药。新鲜植物入药者如鱼腥草、金钱草等；全草入药者如车前草、蒲公英等；地上部分入药者如薄荷、淫羊藿、益母草等；小灌木草质茎入药者如麻黄。

全草类中药的性状特征对鉴别具有重要意义，一般会依据原植物特征进行鉴定。全草类中药的性状鉴定应按植物器官分别进行观察，如根、茎、叶、花、果实、种子等，分别按前面各章节进行观察。对草本植物茎的观察可按如下顺序：茎的形状、粗细、颜色、表面特征、叶序、花序、横断面、气、味。由于采收、加工、包装、运输等原因，全草类中药往往皱缩、破碎，如有完整的花、叶，可先温水浸泡后再展开观察。

二、重点掌握

麻黄　Mahuang
Ephedrae Herba

【来源】本品为麻黄科植物草麻黄 *Ephedra sinica* Stapf、中麻黄 *Ephedra intermedia* Schrenk et C. A. Mey. 或木贼麻黄 *Ephedra equisetina* Bge. 的干燥草质茎。

【产地与采制】主产于吉林、辽宁、内蒙古、河北、山西等地。秋季采割绿色的草质茎，晒干。

【性状鉴定】

1. 药材性状

(1) 草麻黄　呈细长圆柱形，少分枝，直径 1～2mm。有的带少量棕色木质茎。表面淡绿色至黄绿色，有细纵脊线，触之微有粗糙感。节明显，节间长 2～6cm。节上有膜质鳞叶，长 3～4mm；裂片 2（稀 3），锐三角形，先端灰白色，反曲，基部联合成筒状，红棕色。体轻，质脆，易折断，断面略呈纤维性，周边绿黄色，髓部红棕色，近圆形。气微香，味涩、微苦。

(2) 中麻黄　多分枝，直径 1.5～3mm，有粗糙感。节上膜质鳞叶长 2～3mm，裂片 3（稀 2），先端锐尖。断面髓部呈三角状圆形。

(3) 木贼麻黄　较多分枝，直径 1～1.5mm，无粗糙感。节间长 1.5～3cm。膜质鳞叶长 1~2mm；裂片 2（稀 3），上部为短三角形，灰白色，先端多不反曲，基部棕红色至棕黑色。

2. 饮片性状

本品呈圆柱形的段。表面淡黄绿色至黄绿色，粗糙，有细纵脊线，节上有细小鳞叶。切面中心显红黄色。气微香，味涩、微苦。

【功效】发汗散寒，宣肺平喘，利水消肿。

金钱草　Jinqiancao
Lysimachiae Herba

【来源】本品为报春花科植物过路黄 *Lysimachia christinae* Hance 的干燥全草。

【产地与采制】主产于四川，河南、山西、江苏等地亦产。夏、秋二季采收，除去杂质，晒干。

【性状鉴定】

1. 药材性状

本品常缠结成团，无毛或被疏柔毛。茎扭曲，表面棕色或暗棕红色，有纵纹，下部茎节上有时具须根，断面实心。叶对生，多皱缩，展平后呈宽卵形或心形，长 1~4cm，宽 1~5cm，基部微凹，全缘；上表面灰绿色或棕褐色，下表面色较浅，主脉明显突起，用水浸后，对光透视可见黑色或褐色条纹；叶柄长 1~4cm。有的带花，花黄色，单生叶腋，具长梗。蒴果球形。气微，味淡。

2. 饮片性状

本品为不规则的段。茎棕色或暗棕红色，有纵纹，实心。叶对生，展平后呈宽卵形或心形，上表面灰绿色或棕褐色，下表面色较浅，主脉明显突出，用水浸后，对光透视可见黑色或褐色的条纹。偶见黄色花，单生叶腋。气微，味淡。

【功效】利湿退黄，利尿通淋，解毒消肿。

辨一辨

金钱草常见伪品

伪品	性状
风寒草（聚花过路黄）	茎顶端的叶呈莲座着生，花通常 2~8 朵聚生于茎端，茎、叶均被柔毛
连钱草	疏被短柔毛。茎方柱形，细而扭曲；表面黄绿色或紫红色，节上有不定根；质脆，易折断，断面常中空。叶对生展平后呈肾形或近心形，边缘具圆齿。轮伞花序腋生，花冠二唇形。搓之气芳香，味微苦
马蹄金	茎细长，被灰色短柔毛，节上生根，断面中有小孔。叶互生，多皱缩，青绿色、灰绿色或棕色，完整者展平后圆形或肾形，基部心形，上面微被毛，下面具短柔毛，全缘，偶见灰棕色。果实近圆球形。气微，味辛
广金钱草	茎密被黄色伸展的短柔毛；质稍脆，断面中部有髓。叶互生，小叶 1 或 3，圆形或矩圆形；先端微凹，基部心形或钝圆，全缘；上表面黄绿色或灰绿色，无毛，下表面具灰白色紧贴的茸毛，侧脉羽状；托叶 1 对，披针形。气微香，味微甘

广金钱草　Guangjinqiancao
Desmodii Styracifolii Herba

【来源】本品为豆科植物广金钱草 *Desmodium styracifolium*（Osb.）Merr. 的干燥地上部分。

【产地与采制】主产于湖北、江苏、贵州、广西。夏、秋二季采割，除去杂质，晒干。

【性状鉴定】本品茎呈圆柱形，长可达 1m；密被黄色伸展的短柔毛；质稍脆，断面中部有髓。叶互生，小叶 1 或 3，圆形或矩圆形，直径 2～4cm；先端微凹，基部心形或钝圆，全缘；上表面黄绿色或灰绿色，无毛，下表面具灰白色紧贴的绒毛，侧脉羽状；叶柄长 1～2cm，托叶 1 对，披针形，长约 0.8cm。气微香，味微甘。

【功效】利湿退黄，利尿通淋。

广藿香　Guanghuoxiang
Pogostemonis Herba

【来源】本品为唇形科植物广藿香 *Pogostemon cablin*（Blanco）Benth. 的干燥地上部分。

【产地与采制】主产于海南、广东等地。枝叶茂盛时采割，日晒夜闷，反复至干。

【性状鉴定】

1. 药材性状

本品茎略呈方柱形，多分枝，枝条稍曲折，长 30～60cm，直径 0.2～0.7cm；表面被柔毛；质脆，易折断，断面中部有髓；老茎类圆柱形，直径 1～1.2cm，被灰褐色栓皮。叶对生，皱缩成团，展平后叶片呈卵形或椭圆形，长 4～9cm，宽 3～7cm；两面均被灰白色绒毛；先端短尖或钝圆，基部楔形或钝圆，边缘具大小不规则的钝齿；叶柄细，长 2～5cm，被柔毛。气香特异，味微苦。

2. 饮片性状

本品呈不规则的段。茎略呈方柱形，表面灰褐色、灰黄色或带红棕色，被柔毛。切面有白色髓。叶破碎或皱缩成团，完整者展平后呈卵形或椭圆形，两面均被灰白色绒毛；基部楔形或钝圆，边缘具大小不规则的钝齿；叶柄细，被柔毛。气香特异，味微苦。

【功效】芳香化浊，和中止呕，发表解暑。

薄荷　Bohe
Menthae Haplocalycis Herba

【来源】本品为唇形科植物薄荷 *Mentha haplocalyx* Briq. 的干燥地上部分。

【产地与采制】主产于江苏、浙江、湖南、安徽等地。夏、秋二季茎叶茂盛或花开至三轮时，选晴天，分次采割，晒干或阴干。

【性状鉴定】

1. 药材性状

本品茎呈方柱形，有对生分枝，长15~40cm，直径0.2~0.4cm；表面紫棕色或淡绿色，棱角处具茸毛，节间长2~5cm；质脆，断面白色，髓部中空。叶对生，有短柄；叶片皱缩卷曲，完整者展平后呈宽披针形、长椭圆形或卵形，长2~7cm，宽1~3cm；上表面深绿色，下表面灰绿色，稀被茸毛，有凹点状腺鳞。轮伞花序腋生，花萼钟状，先端5齿裂，花冠淡紫色。揉搓后有特殊清凉香气，味辛凉。

2. 饮片性状

本品呈不规则的段。茎方柱形，表面紫棕色或淡绿色，具纵棱线，棱角处具茸毛。切面白色，中空。叶多破碎，上表面深绿色，下表面灰绿色，稀被茸毛。轮伞花序腋生，花萼钟状，先端5齿裂，花冠淡紫色。揉搓后有特殊清凉香气，味辛凉。

【功效】疏散风热，清利头目，利咽，透疹，疏肝行气。

穿心莲　Chuanxinlian
Andrographis Herba

【来源】本品为爵床科植物穿心莲 *Andrographis paniculata*（Burm. f.）Nees 的干燥地上部分。

【产地与采制】主产于广东、广西、福建等地。秋初茎叶茂盛时采割，晒干。

【性状鉴定】

1. 药材性状

本品茎呈方柱形，多分枝，长50~70cm，节稍膨大；质脆，易折断。单叶对生，叶柄短或近无柄；叶片皱缩、易碎，完整者展平后呈披针形或卵状披针形，长3~12cm，宽2~5cm，先端渐尖，基部楔形下延，全缘或波状；上表面绿色，下表面灰绿色，两面光滑。气微，味极苦。

2. 饮片性状

本品呈不规则的段。茎方柱形，节稍膨大。切面不平坦，具类白色髓。叶片多皱缩或破碎，完整者展平后呈披针形或卵状披针形，先端渐尖，基部楔形下延，全缘或波状；上表面绿色，下表面灰绿色，两面光滑。气微，味极苦。

【功效】清热解毒，凉血，消肿。

青蒿　Qinghao
Artemisiae Annuae Herba

青蒿的鉴定

【来源】本品为菊科植物黄花蒿 *Artemisia annua* L. 的干燥地上部分。

【产地与采制】全国各地均有分布。秋季花盛开时采割，除去老茎，阴干。

【性状鉴定】

1. 药材性状

本品茎呈圆柱形，上部多分枝，长30~80cm，直径0.2~0.6cm；表面黄绿色或棕黄色，具纵棱线；质略硬，易折断，断面中部有髓。叶互生，暗绿色或棕绿色，卷缩易碎，完整者展平后为三回羽状深裂，裂片和小裂片矩圆形或长椭圆形，两面被短毛。气香特异，味微苦。

2. 饮片性状

本品呈不规则的段，长 0.5～1.5cm。茎呈圆柱形，表面黄绿色或棕黄色，具纵棱线，质略硬，切面黄白色，髓白色。叶片多皱缩或破碎，暗绿色或棕绿色，完整者展平后为三回羽状深裂，裂片及小裂片矩圆形或长椭圆形，两面被短毛。花黄色，气香特异，味微苦。

【功效】清虚热，除骨蒸，解暑热，截疟，退黄。

 知识延伸

青蒿素的发现

中国最早的医学典籍《黄帝内经·素问》中谈到了疟疾，并单列出"疟论篇"："夫痎疟皆生于风，其蓄作有时者，何也？"其实早在先秦时期，古人已开始寻找治疗疟疾的方法。使用青蒿治疗疟疾，首见于东晋葛洪《肘后备急方》，该书卷三"治寒热诸疟方"中的第二方就是"青蒿方"："又方，青蒿一握。以水二升渍，绞取汁，尽服之。"此后中医用青蒿治疟疾便多了起来，明李时珍《本草纲目》对青蒿功效的开发更多，除治疟疾外，还治痨病（肺结核）、刀伤、牙痛等。

1969 年，屠呦呦领导课题组从系统收集整理历代医籍、本草、民间方药入手，在收集 2000 余方药基础上，利用现代手段和方法进行分析研究、不断改进提取方法，终于在青蒿中提取到了一种具有"高效、速效、低毒"优点的新结构类型抗疟药——青蒿素，其对各型疟疾特别是抗性疟有特效。2015 年诺贝尔生理学或医学奖得主、中国科学家屠呦呦在瑞典卡罗林斯卡医学院用中文发表《青蒿素的发现：传统中医献给世界的礼物》的主题演讲，引起了人们对中国传统中草药的关注。

紫花地丁　Zihuadiding

Violae Herba

【来源】本品为堇菜科植物紫花地丁 *Viola yedoensis* Makino 的干燥全草。见图 3-57。

【产地与采制】主产于江苏、浙江等地。春、秋二季采收，除去杂质，晒干。

【性状鉴定】**药材性状**　本品多皱缩成团。主根长圆锥形，直径 1～3mm；淡黄棕色，有细纵皱纹。叶基生，灰绿色，展平后叶片呈披针形或卵状披针形，长 1.5～6cm，宽 1～2cm；先端钝，基部截形或稍心形，边缘具钝锯齿，两面有毛；叶柄细，长 2～6cm，上部具明显狭翅。花茎纤细；花瓣 5，紫堇色或淡棕色；花距细管状。蒴果椭圆形或 3 裂，种子多数，淡棕色。气微，味微苦而稍黏。

【功效】清热解毒，凉血消肿。

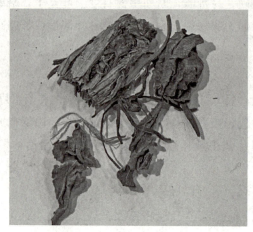

图 3-57 紫花地丁药材图

益母草 Yimucao
Leonuri Herba

【来源】本品为唇形科植物益母草 *Leonurus japonicus* Houtt. 的新鲜或干燥地上部分。

【产地与采制】全国各地均有分布。鲜品春季幼苗期至初夏花前期采割；干品夏季茎叶茂盛、花未开或初开时采割，晒干，或切段晒干。

【性状鉴定】

1. 药材性状

(1) **鲜益母草** 幼苗期无茎，基生叶圆心形，5～9浅裂，每裂片有2～3钝齿。花前期茎呈方柱形，上部多分枝，四面凹下成纵沟，长30～60cm，直径0.2～0.5cm；表面青绿色；质鲜嫩，断面中部有髓。叶交互对生，有柄；叶片青绿色，质鲜嫩，揉之有汁；下部茎生叶掌状3裂，上部叶羽状深裂或浅裂成3片，裂片全缘或具少数锯齿。气微，味微苦。

(2) **干益母草** 茎表面灰绿色或黄绿色；体轻，质韧，断面中部有髓。叶片灰绿色，多皱缩、破碎，易脱落。轮伞花序腋生，小花淡紫色，花萼筒状，花冠二唇形。切段者长约2cm。

2. 饮片性状

本品呈不规则的段。茎方形，四面凹下成纵沟，灰绿色或黄绿色。切面中部有白髓。叶片灰绿色，多皱缩、破碎。轮伞花序腋生，花黄棕色，花萼筒状，花冠二唇形。气微，味微苦。

【功效】活血调经，利尿消肿，清热解毒。

肉苁蓉 Roucongrong
Cistanches Herba

【来源】本品为列当科植物肉苁蓉 *Cistanche deserticola* Y.C.Ma 或管花肉苁蓉

Cistanche tubulosa（Schenk）Wight 的干燥带鳞叶的肉质茎。

【产地与采制】 主产于内蒙古、新疆等地。春季苗刚出土时或秋季冻土之前采挖，除去茎尖。切段，晒干。

【性状鉴定】

1. 药材性状

（1）肉苁蓉　呈扁圆柱形，稍弯曲，长 3～15cm，直径 2～8cm。表面棕褐色或灰棕色，密被覆瓦状排列的肉质鳞叶，通常鳞叶先端已断。体重，质硬，微有柔性，不易折断，断面棕褐色，有淡棕色点状维管束，排列成波状环纹。气微，味甜、微苦。

（2）管花肉苁蓉　呈类纺锤形、扁纺锤形或扁柱形，稍弯曲，长 5～25cm，直径 2.5～9cm。表面棕褐色至黑褐色。断面颗粒状，灰棕色至灰褐色，散生点状维管束。

2. 饮片性状

（1）肉苁蓉片　呈不规则形的厚片。表面棕褐色或灰棕色。有的可见肉质鳞叶。切面有淡棕色或棕黄色点状维管束，排列成波状环纹。气微，味甜、微苦。

（2）管花肉苁蓉片　切面散生点状维管束。

（3）酒苁蓉　形如肉苁蓉片。表面黑棕色，切面点状维管束，排列成波状环纹。质柔润。略有酒香气，味甜，微苦。

（4）酒管花肉苁蓉　切面散生点状维管束。

【功效】 补肾阳，益精血，润肠通便。

茵陈　Yinchen

Artemisiae Scopariae Herba

【来源】 本品为菊科植物滨蒿 Artemisia scoparia Waldst. et Kit. 或茵陈蒿 Artemisia capillaris Thunb. 的干燥地上部分。

【产地与采制】 主产于陕西、河北、山西、安徽等地。春季幼苗高 6～10cm 时采收或秋季花蕾长成至花初开时采割，除去杂质和老茎，晒干。春季采收的习称"绵茵陈"，秋季采割的称"花茵陈"。

【性状鉴定】

（1）绵茵陈　多卷曲成团状，灰白色或灰绿色，全体密被白色茸毛，绵软如绒。茎细小，长 1.5～2.5cm，直径 0.1～0.2cm，除去表面白色茸毛后可见明显纵纹；质脆，易折断。叶具柄；展平后叶片呈一至三回羽状分裂，叶片长 1～3cm，宽约 1cm；小裂片卵形或稍呈倒披针形、条形，先端锐尖。气清香，味微苦。

（2）花茵陈　茎呈圆柱形，多分枝，长 30～100cm，直径 2～8mm；表面淡紫色或紫色，有纵条纹，被短柔毛；体轻，质脆，断面类白色。叶密集，或多脱落；下部叶二至三回羽状深裂，裂片条形或细条形，两面密被白色柔毛；茎生叶一至二回羽状全裂，基部抱茎，裂片细丝状。头状花序卵形，多数集成圆锥状，长 1.2～1.5mm，直径 1～1.2mm，有短梗；总苞片 3～4 层，卵形，苞片 3 裂；外层雌花 6～10 个，可多达 15 个，内层两性花 2～10 个。瘦果长圆形，黄棕色。气芳香，味微苦。

【功效】清利湿热，利胆退黄。

蒲公英　Pugongying
Taraxaci Herba

【来源】本品为菊科植物蒲公英 *Taraxacum mongolicum* Hand.-Mazz.、碱地蒲公英 *Taraxacum borealisinense* Kitam. 或同属数种植物的干燥全草。见图3-58。

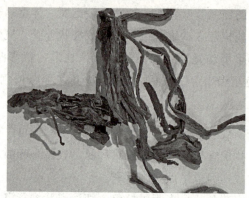

图3-58　蒲公英药材图

【产地与采制】全国大部分地区均产，主产于山西、河北、山东及东北各省。春至秋季花初开时采挖，除去杂质，洗净，晒干。

【性状鉴定】

1. 药材性状

本品呈皱缩卷曲的团块。根呈圆锥状，多弯曲，长3～7cm；表面棕褐色，抽皱；根头部有棕褐色或黄白色的茸毛，有的已脱落。叶基生，多皱缩破碎，完整叶片呈倒披针形，绿褐色或暗灰绿色，先端尖或钝，边缘浅裂或羽状分裂，基部渐狭，下延呈柄状，下表面主脉明显。花茎1至数条，每条顶生头状花序，总苞片多层，内面一层较长，花冠黄褐色或淡黄白色。有的可见多数具白色冠毛的长椭圆形瘦果。气微，味微苦。

2. 饮片性状

本品为不规则的段。根表面棕褐色，抽皱；根头部有棕褐色或黄白色的茸毛，有的已脱落。叶多皱缩破碎，绿褐色或暗灰绿色，完整者展平后呈倒披针形，先端尖或钝，边缘浅裂或羽状分裂，基部渐狭，下延呈柄状。头状花序，总苞片多层，花冠黄褐色或淡黄白色。有时可见具白色冠毛的长椭圆形瘦果。气微，味微苦。

【功效】清热解毒，消肿散结，利尿通淋。

鱼腥草　Yuxingcao
Houttuyniae Herba

【来源】本品为三白草科植物蕺菜 *Houttuynia cordata* Thunb. 的新鲜全草或干燥地上部分。见图3-59。

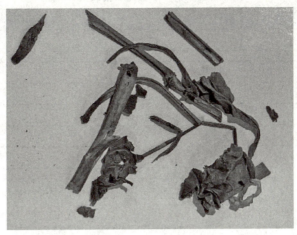

图 3-59　鱼腥草药材图

【产地与采制】主产于江苏、浙江、江西等地。鲜品全年均可采割；干品夏季茎叶茂盛花穗多时采割，除去杂质，晒干。

【性状鉴定】

1. 药材性状

（1）**鲜鱼腥草**　茎呈圆柱形，长 20～45cm，直径 0.25～0.45cm；上部绿色或紫红色，下部白色，节明显，下部节上生有须根，无毛或被疏毛。叶互生，叶片心形，长 3～10cm，宽 3～11cm；先端渐尖，全缘；上表面绿色，密生腺点，下表面常紫红色；叶柄细长，基部与托叶合生成鞘状。穗状花序顶生。具鱼腥气，味涩。

（2）**干鱼腥草**　茎呈扁圆柱形，扭曲，表面黄棕色，具纵棱数条；质脆，易折断。叶片卷折皱缩，展平后呈心形，上表面暗黄绿色至暗棕色，下表面灰绿色或灰棕色。穗状花序黄棕色。

2. 饮片性状

本品为不规则的段。茎呈扁圆柱形，表面淡红棕色至黄棕色，有纵棱。叶片多破碎，黄棕色至暗棕色。穗状花序黄棕色。搓碎具鱼腥气，味涩。

【功效】清热解毒，消痈排脓，利尿通淋。

【能力训练】

在生产实践中，我们应掌握常见全草类中药的主要鉴别性状，并且根据性状进行中药材的鉴别。

一、任务分组

请以每组 5～7 人自由成组，每组选出一名小组长，并将小组成员情况填入表 3-27 中。

表 3-27　小组成员情况

班级		任务编号		指导老师	
组号		组长		学号	
组员	学号	姓名	学号	姓名	
任务分工					

二、任务前准备

（1）中药材　麻黄、金钱草、广金钱草、广藿香、薄荷、穿心莲、青蒿、紫花地丁、益母草、肉苁蓉、茵陈、蒲公英、鱼腥草。

（2）鉴别工具　放大镜、托盘、镊子、剪刀。

三、任务实施

（1）表格训练　以小组为单位总结出表格 3-28 里药的性状特点及记忆口诀并填入表 3-28 相应位置。

表 3-28　全草类中药表格训练

序号	药品名称	性状特点	记忆口诀	备注
1	麻黄			
2	金钱草			
3	广金钱草			
4	广藿香			
5	薄荷			
6	穿心莲			
7	青蒿			
8	紫花地丁			
9	益母草			
10	肉苁蓉			
11	茵陈			
12	蒲公英			
13	鱼腥草			

(2) 药材识别实践 以小组为单位,由组内一名同学从表3-28里13种中药材中随机挑选7种药材让其他组员对其进行鉴别并在药材上指出其鉴别特征,再将鉴别结果填入表3-29,最后将正确药材和自己的鉴别成果进行核对。

表 3-29 全草类药材识别实践

序号	鉴别药材名	性状特征	正确药材名	备注
1				
2				
3				
4				
5				
6				
7				

四、任务评价

根据小组成员进行能力训练的过程及任务完成情况进行自评、互评及教师评价,并将各项得分填入表3-30中。

表 3-30 任务评价

评价内容	操作项目	考核标准	分值	自评得分(20%)	互评得分(40%)	教师评分(40%)
实训准备(5分)	检查实训用品是否齐备,摆放整齐,不影响操作	是否认真检查	5			
实训操作与结果(55分)	表格训练	完成一味药材得2分	26			
	药材识别	正确识别一味药材得3分	21			
	操作过程	操作无误得8分	8			
讨论与报告(20分)	问题及解决方法	是否积极参与	10			
	实训报告撰写	是否符合要求	10			
素质能力(20分)	团队协作		5			
	创新意识		5			
	协调能力		5			
	工作规范性		5			
合计			100			

【练习思考】

1. 广藿香的性状特征是（　　）。
   A. 茎方形，表面密被柔毛，中实　　B. 茎方形，表面无毛，中空
   C. 茎方形，表面无毛，中实　　　　D. 茎方形，表面密被柔毛，中空
2. 用水浸后，对光透视可见黑色或褐色条纹（腺体）的药材是（　　）。
   A. 金钱草　　　B. 连钱草　　　C. 广金钱草　　　D. 小金钱草
3. 益母草及薄荷的气孔类型为（　　）。
   A. 平轴式　　　B. 直轴式　　　C. 不等式　　　　D. 环式
4. 气孔特异，保卫细胞侧面观呈电话听筒形的药材是（　　）。
   A. 薄荷　　　　B. 麻黄　　　　C. 金钱草　　　　D. 广藿香
5. 下列不属于草麻黄的性状特征的是（　　）。
   A. 茎圆柱形，节明显　　　　　　B. 表面黄绿色，有细纵脊
   C. 节上有膜质的叶，基部联合呈筒状　　D. 体轻，折断面黄绿色，髓中空
6. 搓碎具鱼腥气的药材为（　　）。
   A. 薄荷　　　　B. 紫花地丁　　C. 鱼腥草　　　　D. 广藿香
7. 下列药材中来源于菊科的药材为（　　）。
   A. 穿心莲　　　B. 蒲公英　　　C. 鱼腥草　　　　D. 肉苁蓉
8. 茎表面有白色茸毛的药材为（　　）。
   A. 鱼腥草　　　B. 紫花地丁　　C. 茵陈　　　　　D. 肉苁蓉
9. 肉苁蓉的断面（　　）。
   A. 具有同心环
   B. 棕褐色，有淡棕色点状维管束，排列成波状环纹
   C. 有纤维性
   D. 断面类白色或黄白色，略呈颗粒状
10. 下列属于青蒿的性状特征的是（　　）。
    A. 气香特异　　　　　　　　　　B. 味甜
    C. 茎方柱形　　　　　　　　　　D. 断面无髓

（谢蜜蜜　姚彦君）

任务八　常用藻、菌、树脂及其他类中药性状鉴定

【学习目标】

一、知识目标

（1）掌握茯苓、猪苓、乳香、没药、血竭、五倍子、冬虫夏草的来源、产地与采

制、性状及功效要点；

（2）熟悉灵芝、海金沙、冰片、天然冰片、昆布的来源及主要性状鉴别特征。

二、能力目标

能进行茯苓、猪苓、灵芝、乳香、没药、血竭、五倍子、海金沙、冰片、天然冰片、昆布、冬虫夏草的性状鉴定。

三、素质目标

感知坚守，遇到什么困难都不放弃；感知创新，不是抛弃传统，而是在继承中挖掘更优。

【基本知识】

一、性状鉴定概述

1. 藻类中药

藻类中药是指以藻类植物的干燥藻体为主要药用部位的中药。

藻类是一类比较原始、古老的低等生物，约有5万种，主要分布于淡水或海水中，分为淡水藻类和海洋藻类两种。又可分为蓝藻门、裸藻门、甲藻门、金藻门、黄藻门、硅藻门、绿藻门、红藻门、褐藻门。一般藻类的构造简单，没有根、茎、叶的分化，藻类含叶绿素等光合色素，能进行光合作用，属自养型生物。藻类植物体大小悬殊，最小的直径只有1~2微米，肉眼见不到，而最大的长达60多米。形态相差很大，有单细胞、群体和多细胞。藻类常含多聚糖、糖醇、糖醛酸、氨基酸、胆碱、蛋白质，以及碘、钙、钾、铁等无机元素。

藻类中药的性状鉴定应注意观察形状、大小、色泽、表面特征、质地、气味等。藻类植物常含不同的色素和副色素，因此性状鉴定时应特别注意其颜色。另外，藻类中药多气腥，味咸，如昆布。

2. 菌类中药

菌类中药是指以菌类的菌核、子实体或子座与幼虫尸体的复合物为主要药用部位的中药。其形态各异，无根茎叶分化，与药用关系最密切的是真菌门。

菌核是真菌在休眠期由菌丝组成的坚硬核状体，如猪苓、茯苓、雷丸等。子实体是真菌（多是高等真菌）经过有性过程，形成能产生孢子的菌丝体结构，如马勃、灵芝等。子座是容纳子实体的菌丝褥座，是从营养阶段到繁殖阶段的一种过渡的菌丝组织体，子座形成后，常在其上或其内产生子实体，如冬虫夏草。

菌类一般不含光合作用的色素，不能进行光合作用，生长方式为寄生、共生和腐生，营养方式为异养。菌类常含多糖、氨基酸、生物碱、蛋白质、蛋白酶、甾醇和抗生素等成分，其中多糖，如银耳多糖、灵芝多糖、茯苓多糖、猪苓多糖等因研究具有增强免疫功能和抗肿瘤作用而备受重视。

菌类中药的性状鉴定主要围绕形状、大小、色泽、表面特征、质地、气味等，应重点观察药材的形状和表面特征。如茯苓呈类球形、扁圆形或不规则团块，外皮薄而粗糙，表面棕褐至黑褐色；猪苓呈不规则条形、类圆形或扁块状，有的有分枝，表面黑色、灰黑色，皱缩或有瘤状突起。

3. 树脂类中药

树脂类中药是指以植物分泌或经提取、精制而成的树脂为药用部位的一类中药。树脂类中药具有良好的防腐、抗菌、消炎、活血化瘀、消肿止痛等功效。

树脂的通性：为无定形固体，硬脆。不溶于水，吸水不膨胀；易溶于醇、乙醚等有机溶剂；在碱性溶液中能部分或完全溶解。加热则软化，最后熔融；燃烧时有浓烟。溶有树脂的乙醇溶液蒸干则形成薄膜状物质。

树脂不是树胶，树胶属于多糖类，能溶于水或吸水膨胀，或能在水中成为混悬液，不溶于有机溶剂，加热后最终焦炭化而分解，发出焦糖样气味，无一定的熔点。

树脂类中药的性状鉴定主要观察其形状、大小、色泽、表面特征、质地、气味、水试或火试，重点观察形状、气味。如乳香呈滴乳状、类圆形颗粒或块状，香气特异，味微苦，与水共研成白色乳状液；没药呈不规则颗粒状或团块，有特异香气，味苦而微辛。与水共研成黄棕色乳状液。

4. 其他类中药

其他类中药直接或间接来源于植物，由于本身的特殊性，不便按药用部位分类。主要包括：①直接由植物全部或某些部分进行直接或间接的加工品，如儿茶、青黛、芦荟、樟脑和冰片等；②蕨类植物的成熟孢子，如海金沙等；③某些昆虫寄生在植物体上所形成的虫瘿，如五倍子、没食子等；④植物体分泌或渗出的非树脂类混合物，如天竺黄；⑤植物经燃烧后的残留物，如百草霜；⑥发酵制品，如神曲等。

对其他类中药作性状鉴定，应注意其形状、大小、颜色、表面特征、质地、断面、气味，此外还应特别注意其水试和火试特征。

二、重点掌握

茯苓 Fuling
Poria

【来源】为多孔菌科真菌茯苓 *Poria cocos* (Schw.) Wolf 的干燥菌核。

【产地与采制】主产于安徽、云南、湖北等地。多于7~9月采挖，挖出后除去泥沙，堆置"发汗"后，摊开晾至表面干燥，再"发汗"，反复数次至现皱纹、内部水分大部分散失后，阴干，称为"茯苓个"；或将鲜茯苓按不同部位切制，阴干，分别称为"茯苓块"和"茯苓片"。

【性状鉴定】

（1）**茯苓个** 呈类球形、椭圆形、扁圆形或不规则团块，大小不一。外皮薄而粗糙，棕褐色至黑褐色，有明显的皱缩纹理。体重，质坚实，断面颗粒性，有的具裂隙，外层淡棕色，内部白色，少数淡红色，有的中间抱有松根。气微，味淡，嚼之粘牙。

(2) 茯苓块 为去皮后切制的茯苓，呈立方块状或方块状厚片，大小不一。白色、淡红色或淡棕色。

(3) 茯苓片 为去皮后切制的茯苓，呈不规则厚片，厚薄不一。白色、淡红色或淡棕色。

【功效】利水渗湿，健脾，宁心。

猪苓 Zhuling
Polyporus

【来源】为多孔菌科真菌猪苓 *Polyporus umbellatus* (Pers.) Fries 的干燥菌核。

【产地与采制】分布于中国黑龙江、吉林、辽宁、河北、河南、山西、陕西、甘肃、湖北、四川、贵州、云南。春、秋二季采挖，除去泥沙，干燥。

【性状鉴定】

1. 药材性状

呈条形、类圆形或扁块状，有的有分枝，长5～25cm，直径2～6cm。表面黑色、灰黑色或棕黑色，皱缩或有瘤状突起。体轻，质硬，断面类白色或黄白色，略呈颗粒状。气微，味淡。

2. 饮片性状

呈类圆形或不规则的厚片。外表皮黑色或棕黑色，皱缩。切面类白色或黄白色，略呈颗粒状。气微，味淡。

【功效】利水渗湿。

辨一辨

伪品	性状
冬菇菌柄	香菇柄下端切片加工而成。质稍软,有香菇样香气
茯苓	水试不能浮于水面

猪苓常见伪品

灵芝 Lingzhi
Ganoderma

【来源】为多孔菌科真菌赤芝 *Ganoderma lucidum* (Leyss. ex Fr.) Karst. 或紫芝 *Ganoderma sinense* Zhao, Xu et Zhang 的干燥子实体。

【产地与采制】全国大部分地区均产。全年采收，除去杂质，剪除附有朽木、泥沙或培养基质的下端菌柄，阴干或在 40~50℃ 烘干。

【性状鉴定】

（1）**赤芝** 外形呈伞状，菌盖肾形、半圆形或近圆形，直径 10~18cm，厚 1~2cm。皮壳坚硬，黄褐色至红褐色，有光泽，具环状棱纹和辐射状皱纹，边缘薄而平截，常稍内卷。菌肉白色至淡棕色。菌柄圆柱形，侧生，少偏生，长 7~15cm，直径 1~3.5cm，红褐色至紫褐色，光亮。孢子细小，黄褐色。气微香，味苦涩。

（2）**紫芝** 皮壳紫黑色，有漆样光泽。菌肉锈褐色。菌柄长 17~23cm。

（3）**栽培品** 子实体较粗壮、肥厚，直径 12~22cm，厚 1.5~4cm。皮壳外常被有大量粉尘样的黄褐色孢子。

【功效】 补气安神，止咳平喘。

乳香　Ruxiang
Olibanum

【来源】 为橄榄科植物乳香树 *Boswellia carterii* Birdw. 及同属植物 *Boswellia bhaw-dajiana* Birdw. 树皮渗出的树脂。

【产地与采制】 主产于北埃塞俄比亚、索马里以及南阿拉伯半岛等地。春、夏两季均可采。取净乳香，照醋炙法炒至表面光亮。每 100kg 乳香，用醋 5kg。

【性状鉴定】 呈长卵形滴乳状、类圆形颗粒或黏合成大小不等的不规则块状物。大者长达 2cm（乳香珠）或 5cm（原乳香）。表面黄白色，半透明，被有黄白色粉末，久存则颜色加深。质脆，遇热软化。破碎面有玻璃样或蜡样光泽。具特异香气，味微苦。

【功效】 活血定痛，消肿生肌。

没药　Moyao
Myrrha

【来源】 为橄榄科植物地丁树 *Commiphora myrrha* Engl. 或哈地丁树 *Commiphora molmol* Engl. 的干燥树脂。

【产地与采制】 主产于索马里、埃塞俄比亚及阿拉伯半岛南部等地。11 月至翌年 2 月或 6~7 月采收。取净没药，照醋炙法，炒至表面光亮。每 100kg 没药，用醋 5kg。

【性状鉴定】

1. 药材性状

（1）**天然没药** 呈不规则颗粒性团块，大小不等，大者直径长达 6cm 以上。表面黄棕色或红棕色，近半透明部分呈棕黑色，被有黄色粉尘。质坚脆，破碎面不整齐，无光泽。有特异香气，味苦而微辛。

（2）**胶质没药** 呈不规则块状和颗粒，多黏结成大小不等的团块，大者直径长达 6cm 以上，表面棕黄色至棕褐色，不透明，质坚实或疏松，有特异香气，味苦而有黏性。

2. 饮片性状

呈不规则小块状或类圆形颗粒状，表面棕褐色或黑褐色，有光泽。具特异香气，略有醋香气，味苦而微辛。

【功效】散瘀定痛，消肿生肌。

血竭 Xuejie
Draconis Sanguis

【来源】为棕榈科植物麒麟竭 *Daemonorops draco* Bl. 果实渗出的树脂经加工制成。

【产地与采制】主产于印度尼西亚爪哇、苏门答腊、婆罗洲等地。秋季采收，除去杂质，打成碎粒或研成细末。

【性状鉴定】略呈类圆四方形或方砖形，表面暗红，有光泽，附有因摩擦而成的红粉。质硬而脆，破碎面红色，研粉为砖红色。气微，味淡。在水中不溶，在热水中软化。

【功效】活血定痛，化瘀止血，生肌敛疮。

五倍子 Wubeizi
Galla Chinensis

【来源】为漆树科植物盐肤木 *Rhus chinensis* Mill.、青麸杨 *Rhus potaninii* Maxim. 或红麸杨 *Rhus punjabensis* Stew. var. *sinica* (Diels) Rehd. et Wils. 叶上的虫瘿，主要由五倍子蚜 *Melaphis chinensis* (Bell) Baker 寄生而形成。

【产地与采制】主产于四川、贵州、陕西等地。秋季采摘，置沸水中略煮或蒸至表面呈灰色，杀死蚜虫，取出，干燥。

【性状鉴定】

1. 药材性状

（1）肚倍 呈长圆形或纺锤形囊状，长 2.5～9cm，直径 1.5～4cm。表面灰褐色或灰棕色，微有柔毛。质硬而脆，易破碎，断面角质样，有光泽，壁厚 0.2～0.3cm，内壁平滑，有黑褐色死蚜虫及灰色粉状排泄物。气特异，味涩。

（2）角倍 呈菱形，具不规则的钝角状分枝，柔毛较明显，壁较薄。

2. 饮片性状

呈不规则碎片状。表面灰褐色或灰棕色，微有柔毛，内壁光滑。质硬而脆，断面角质样，有光泽。气特异，味涩。

【功效】敛肺降火，涩肠止泻，敛汗，止血，收湿敛疮。

海金沙 Haijinsha
Lygodii Spora

【来源】为海金沙科植物海金沙 *Lygodium japonicum* (Thunb.) Sw. 的干燥成熟孢子。

【产地与采制】主产于广东、浙江、江苏、湖南等地。秋季孢子未脱落时采割藤叶，晒干，搓揉或打下孢子，除去藤叶。

【性状鉴定】呈粉末状，棕黄色或浅棕黄色。体轻，手捻有光滑感，置手中易由指缝滑落。气微，味淡。

【功效】清利湿热，通淋止痛。

冰片（合成龙脑） Bingpian
Borneolum Syntheticum

【来源】主要含龙脑（Borneol）59.78%～58.93%、异龙脑（Isoborneol）38.98%～37.52%、樟脑（Camphor）2.70%～2.09%。

【产地与采制】主产于印度尼西亚。

【性状鉴定】为无色透明或白色半透明的片状松脆结晶；气清香，味辛、凉；具挥发性，点燃发生浓烟，并有带光的火焰。本品在乙醇、三氯甲烷或乙醚中易溶，在水中几乎不溶。熔点应为205～210℃（通则0612）。

【功效】开窍醒神，清热止痛。

天然冰片（右旋龙脑） Tianranbingpian
Borneolum

【来源】为樟科植物樟 *Cinnamomum camphora*（L.）Presl 的新鲜枝、叶经提取加工制成。

【产地与采制】主产于印度尼西亚等地。采新鲜枝、叶经提取加工制成。

【性状鉴定】为白色结晶性粉末或片状结晶。气清香，味辛、凉。具挥发性，点燃时有浓烟，火焰呈黄色。本品在乙醇、三氯甲烷或乙醚中易溶，在水中几乎不溶。熔点：应为204～209℃（通则0612）。比旋度：取本品适量，精密称定，加乙醇制成每1ml含0.1g的溶液，依法测定（通则0621），比旋度应为+34°～+38°。

【功效】开窍醒神，清热止痛。

昆布 Kunbu
Laminariae Thallus Eckloniae Thallus

【来源】为海带科植物海带 *Laminaria japonica* Aresch. 或翅藻科植物昆布 *Ecklonia kurome* Okam. 的干燥叶状体。

【产地与采制】主产于山东、辽宁、福建、浙江等地。夏、秋二季采捞，晒干。

【性状鉴定】

(1) **海带** 卷曲折叠成团状，或缠结成把。全体呈黑褐色或绿褐色，表面附有白霜。用水浸软则膨胀成扁平长带状，长50～150cm，宽10～40cm，中部较厚，边缘较薄而呈波状。类革质，残存柄部扁圆柱状。气腥，味咸。

（2）**昆布** 卷曲皱缩成不规则团状。全体呈黑色，较薄。用水浸软则膨胀呈扁平的叶状，长宽约为16～26cm，厚约1.6mm；两侧呈羽状深裂，裂片呈长舌状，边缘有小齿或全缘。质柔滑。

【功效】消痰软坚散结，利水消肿。

冬虫夏草 Dongchongxiacao
Cordyceps

冬虫夏草的鉴定

【来源】为麦角菌科真菌冬虫夏草菌 *Cordyceps sinensis*（BerK.）Sacc.寄生在蝙蝠蛾科昆虫幼虫上的子座和幼虫尸体的干燥复合体。

【产地与采制】主产于西藏、青海、甘肃、四川、贵州、云南等省（自治区）的高寒地带和雪山草原。夏初子座出土、孢子未发散时挖取，晒至六七成干，除去似纤维状的附着物及杂质，晒干或低温干燥。

【性状鉴定】由虫体与从虫头部长出的真菌子座相连而成。虫体似蚕，长3～5cm，直径0.3～0.8cm；表面深黄色至黄棕色，有环纹20～30个，近头部的环纹较细；头部红棕色；足8对，中部4对较明显；质脆，易折断，断面略平坦，淡黄白色。子座细长圆柱形，长4～7cm，直径约0.3cm；表面深棕色至棕褐色，有细纵皱纹，上部稍膨大；质柔韧，断面类白色。气微腥，味微苦。

【功效】补肾益肺，止血化痰。

知识延伸

作为名贵中药材，冬虫夏草的伪品及掺假情况比较常见，如：亚香棒虫草、地蚕、北虫草、凉山虫草等都是其常见伪品，我们在对其进行辨别时应注意观察其头部、虫体、断面及足。正品头部红棕色，大部分埋在子座内；表面深黄色至黄棕色，有环纹20～30条，常3密1疏；断面中间有不规则的黑线或者黑点；足8对，中部4对较明显。除此之外还存在着模制虫草（人工虫草），其特征与正品非常相似，但观察其特征我们会发现其所有虫体形状、大小一模一样，断面整齐，显粉性或角质状，嚼之有面粉或石膏味。

【能力训练】

在生产实践中，我们应掌握常见藻、菌、树脂及其他类中药的主要鉴别性状，并且根据性状进行中药材的鉴别。

一、任务分组

请以每组5～7人自由成组，每组选出一名小组长，并将小组成员情况填入表3-31中。

表 3-31　小组成员情况

班级			任务编号		指导老师	
组号			组长		学号	
组员	学号		姓名	学号		姓名
任务分工						

二、任务前准备

(1) 中药材　茯苓、猪苓、灵芝、乳香、没药、血竭、五倍子、海金沙、冰片、天然冰片、昆布、冬虫夏草。

(2) 鉴别工具　放大镜、托盘、镊子、剪刀。

三、任务实施

(1) 表格训练　以小组为单位总结出表格 3-32 里药的性状特点及记忆口诀并填入表 3-32 相应位置。

表 3-32　藻、菌、树脂及其他类中药表格训练

序号	药品名称	性状特点	记忆口诀	备注
1	茯苓			
2	猪苓			
3	灵芝			
4	乳香			
5	没药			
6	血竭			
7	五倍子			
8	海金沙			
9	冰片			
10	天然冰片			
11	昆布			
12	冬虫夏草			

(2) 药材识别实践　以小组为单位，由组内一名同学从表 3-32 里 12 种中药材中随机挑选 6 个药材让其他组员对其进行鉴别并在药材上指出其鉴别特征，再将鉴别结果填入表 3-33，最后将正确药材和自己的鉴别成果进行核对。

表 3-33 藻、菌、树脂及其他类药材识别实践

序号	鉴别药材名	性状特征	正确药材名	备注
1				
2				
3				
4				
5				
6				

四、任务评价

根据小组成员进行能力训练的过程及任务完成情况进行自评、互评及教师评价，并将各项得分填入表 3-34 中。

表 3-34 任务评价

评价内容	操作项目	考核标准	分值	自评得分（20%）	互评得分（40%）	教师评分（40%）
实训准备（5分）	检查实训用品是否齐备，摆放整齐，不影响操作	是否认真检查	5			
实训操作与结果（55分）	表格训练	完成一味药材得 3 分	33			
	药材识别	正确识别一味药材得 3 分	18			
	操作过程	操作无误得 4 分	4			
讨论与报告（20分）	问题及解决方法	是否积极参与	10			
	实训报告撰写	是否符合要求	10			
素质能力（20分）	团队协作		5			
	创新意识		5			
	协调能力		5			
	工作规范性		5			
合计			100			

【练习思考】

1. 下列不是海带的性状特征的是（　　）。
 A. 中部较薄，边缘渐厚　　　　　　　B. 有波状褶皱
 C. 呈黑褐色或绿褐色　　　　　　　　D. 表面有白霜

2. 冬虫夏草的化学成分不含（　　）。
 A. 核苷类　　　B. 粗蛋白　　　C. 虫草多糖　　　D. 虫草酸

3. 茯苓粉末少量，加碘化钾碘试液，呈现（　　）。
   A. 深红色　　　B. 深绿色　　　C. 蓝绿色　　　D. 淡黄色
4. 下列不是来源于多孔菌科真菌的是（　　）。
   A. 灵芝　　　　B. 茯苓　　　　C. 冬虫夏草　　　D. 猪苓
5. 胶质没药与水共研，可以形成（　　）。
   A. 黄棕色乳状液　B. 红褐色乳状液　C. 蓝色乳状液　　D. 白色乳状液
6. 下列不是血竭的性状特征的是（　　）。
   A. 呈类圆四方形或方砖形　　　　B. 研成粉末为血红色
   C. 表面无光泽　　　　　　　　　D. 火燃呛鼻，有苯甲酸样香气
7. 下列不属于冰片的性状特征的是（　　）。
   A. 无色透明或白色半透明的片状松脆结晶
   B. 火中燃烧发出轻微爆鸣声
   C. 具有挥发性
   D. 气清香，味辛、凉
8. 在特殊的子囊中形成子囊孢子来繁殖的菌类中药是（　　）。
   A. 灵芝　　　　B. 马勃　　　　C. 猪苓　　　　D. 冬虫夏草
9. 下列中药中是由昆虫寄生在植物体上所形成的虫瘿的是（　　）。
   A. 儿茶　　　　B. 海金沙　　　C. 五倍子　　　D. 天竺黄
10. 下列不属于没药的性状特征的是（　　）。
    A. 与水共研形成白色乳状液　　　B. 表面黄棕色或红棕色
    C. 破碎面有油样光泽　　　　　　D. 有特异香气

（谢蜜蜜　陈光明）

任务九　常用动物类中药性状鉴定

【学习目标】

一、知识目标

（1）掌握珍珠、全蝎、蛤蚧、金钱白花蛇、乌梢蛇、蕲蛇、鹿茸、羚羊角的来源、产地与采制、性状及功效要点；

（2）熟悉蜈蚣、地龙、海螵蛸、桑螵蛸、蝉蜕、鸡内金、阿胶的来源及主要性状鉴别特征。

二、能力目标

能进行珍珠、全蝎、蜈蚣、蛤蚧、金钱白花蛇、乌梢蛇、蕲蛇、鹿茸、羚羊角、地龙、海螵蛸、桑螵蛸、蝉蜕、鸡内金、阿胶的性状鉴别。

三、素质目标

认识中药的多样性，感知传统文化，树立文化自信。

【基本知识】

一、性状鉴定概述

动物类中药在我国的应用有着悠久的历史。动物类中药因动物的生长年限、生活环境、采收时间和加工方法的不同，药材性状也有很大的差异。动物中药采集较难，资源不足，但医药效能显著，导致其价格昂贵，造假掺伪现象十分普遍。

动物界由低等到高等一共可以分 11 个门，可供药用的是以下 7 个门：

(1) **多孔动物门**　如紫梢花。
(2) **腔肠动物门**　如海蜇、珊瑚等。
(3) **环节动物门**　如地龙、水蛭等。
(4) **软体动物门**　如乌贼、牡蛎、珍珠贝等。
(5) **节肢动物门**　如全蝎、蜈蚣等。
(6) **棘皮动物门**　如海胆、海参等。
(7) **脊索动物门**　如海马、中华大蟾蜍、乌梢蛇、家鸡、梅花鹿等。

动物类中药主要通过性状进行鉴定。对于完整的动物体，可根据其形态特征进行动物分类学鉴定，确定其品种；对于动物体的某一部分，则需要结合解剖学相关知识；动物分泌物、排泄物、生理产物、病理产物要认真观察其特征、颜色、质地、嗅气、尝味。

动物类中药的性状鉴定首先要注意动物药的类别和药用部位，其次要仔细观察药材的形状、大小、颜色、表面特征等，尤其应注意昆虫类的形状、大小、颜色、表面特征、气味，蛇类的鳞片特征，角的类型，分泌物的气味、颜色，排泄物的形状、大小、外表面的纹理等。鉴定时应结合看、尝、嗅、试（水试、火试、手试）等传统经验鉴别法。

二、重点掌握

珍珠　Zhenzhu
Margarita

【**来源**】为珍珠贝科动物马氏珍珠贝 *Pteria martensii*（Dunker）、蚌科动物三角帆蚌 *Hyriopsis cumingii*（Lea）或褶纹冠蚌 *Cristaria plicata*（Leach）等双壳类动物受刺激形成的珍珠。

【**产地与采制**】天然珍珠主产于广东、台湾，淡水养殖的珍珠主产于黑龙江、安徽、江苏及上海等地。天然珍珠全年可采，以 12 月为多。人工养殖的无核珍珠，在接种后养殖一年以上，即可采收，但以养殖二年采收的珍珠质量较佳，采收的适宜时间为秋末。自动物体内取出，洗净，干燥。

【性状鉴定】呈类球形、长圆形、卵圆形或棒形，直径 1.5～8mm。表面类白色、浅粉红色、浅黄绿色或浅蓝色，半透明，光滑或微有凹凸，具特有的彩色光泽。质坚硬，破碎面显层纹。气微，味淡。

【功效】安神定惊，明目消翳，解毒生肌，润肤祛斑。

全蝎　Quanxie
Scorpio

【来源】为钳蝎科动物东亚钳蝎 *Buthus martensii* Karsch 的干燥体。

【产地与采制】主产于河南、山东、河北、辽宁等地。湖北、安徽、云南、浙江、陕西等地亦产。春末至秋初捕捉，除去泥沙，置沸水或沸盐水中，煮至全身僵硬，捞出，置通风处，阴干。

【性状鉴定】头胸部与前腹部呈扁平长椭圆形，后腹部呈尾状，皱缩弯曲，完整者体长约 6cm。头胸部呈绿褐色，前面有 1 对短小的螯肢和 1 对较长大的钳状脚须，形似蟹螯，背面覆有梯形背甲，腹面有足 4 对，均为 7 节，末端各具 2 爪钩；前腹部由 7 节组成，第 7 节色深，背甲上有 5 条隆脊线。背面绿褐色，后腹部棕黄色，6 节，节上均有纵沟，末节有锐钩状毒刺，毒刺下方无距。气微腥，味咸。

【功效】息风镇痉，通络止痛，攻毒散结。

蜈蚣　Wugong
Scolopendra

【来源】为蜈蚣科动物少棘巨蜈蚣 *Scolopendra subspinipes mutilans* L. Koch 的干燥体。

【产地与采制】主产于湖北、湖南、陕西、江苏、安徽、浙江、河南等地。春、夏二季捕捉，用竹片插入头尾，绷直，干燥。

【性状鉴定】

1. 药材性状

呈扁平长条形，长 9～15cm，宽 0.5～1cm。由头部和躯干部组成，全体共 22 个环节。头部暗红色或红褐色，略有光泽，有头板覆盖，头板近圆形，前端稍突出，两侧贴有颚肢一对，前端两侧有触角一对。躯干部第一背板与头板同色，其余 20 个背板为棕绿色或墨绿色，具光泽，自第四背板至第二十背板上常有两条纵沟线；腹部淡黄色或棕黄色，皱缩；自第二节起，每节两侧有步足一对；步足黄色或红褐色，偶有黄白色，呈弯钩形，最末一对步足尾状，故又称尾足，易脱落。质脆，断面有裂隙。气微腥，有特殊刺鼻的臭气，味辛、微咸。

2. 饮片性状

形如药材，呈段状，棕褐色或灰褐色，具焦香气。

【功效】息风镇痉，通络止痛，攻毒散结。

蛤蚧 Gejie

Gecko

【来源】 为壁虎科动物蛤蚧 *Gekko gecko* Linnaeus 的干燥体。

【产地与采制】 主产广西、云南、贵州等地。全年均可捕捉，除去内脏，拭净，用竹片撑开，使全体扁平顺直，低温干燥。

【性状鉴定】 呈扁片状，头颈部及躯干部长 9～18cm，头颈部约占三分之一，腹背部宽 6～11cm，尾长 6～12cm。头略呈扁三角状，两眼多凹陷成窟窿，口内有细齿，生于颚的边缘，无异型大齿。吻部半圆形，吻鳞不切鼻孔，与鼻鳞相连，上鼻鳞左右各 1 片，上唇鳞 12～14 对，下唇鳞（包括颏鳞）21 片。腹背部呈椭圆形，腹薄。背部呈灰黑色或银灰色，有黄白色、灰绿色或橙红色斑点散在或密集成不显著的斑纹，脊椎骨和两侧肋骨突起。四足均具 5 趾；趾间仅具蹼迹，足趾底有吸盘。尾细而坚实，微现骨节，与背部颜色相同，有 6～7 个明显的银灰色环带，有的再生尾较原生尾短，且银灰色环带不明显。全身密被圆形或多角形微有光泽的细鳞。气腥，味微咸。

【功效】 补肺益肾，纳气定喘，助阳益精。

金钱白花蛇 Jinqianbaihuashe

Bungarus Parvus

【来源】 为眼镜蛇科动物银环蛇 *Bungarus multicinctus* Blyth 的幼蛇干燥体。

【产地与采制】 主产于安徽、浙江、江西、福建、台湾、湖北、湖南、广东、海南、广西、贵州、云南等地。夏、秋二季捕捉，剖开腹部，除去内脏，擦净血迹，用乙醇浸泡处理后，盘成圆形，用竹签固定，干燥。

【性状鉴定】 呈圆盘状，盘径 3～6cm，蛇体直径 0.2～0.4cm。头盘在中间，尾细，常纳口内，口腔内上颌骨前端有毒沟牙 1 对，鼻间鳞 2 片，无颊鳞，上下唇鳞通常各为 7 片。背部黑色或灰黑色，有白色环纹 45～58 个，黑白相间，白环纹在背部宽 1～2 行鳞片，向腹面渐增宽，黑环纹宽 3～5 行鳞片，背正中明显突起一条脊棱，脊鳞扩大呈六角形，背鳞细密，通身 15 行，尾下鳞单行。气微腥，味微咸。

【功效】 祛风，通络，止痉。

乌梢蛇 Wushaoshe

Zaocys

【来源】 为游蛇科动物乌梢蛇 *Zaocys dhumnades*(Cantor) 的干燥体。

【产地与采制】 主产于江苏、浙江、湖南、湖北、广东、广西、福建等地。多于夏、秋二季捕捉，剖开腹部或先剥皮留头尾，除去内脏，盘成圆盘状，干燥。

【性状鉴定】

1. 药材性状

本品呈圆盘状，盘径约 16cm。表面黑褐色或绿黑色，密被菱形鳞片；背鳞行数成双，背中央 2～4 行鳞片强烈起棱，形成两条纵贯全体的黑线。头盘在中间，扁圆形，眼大而下凹陷，有光泽。上唇鳞8枚，第4~5枚入眶，颊鳞1枚，眼前下鳞1枚，较小，眼后鳞2枚。脊部高耸成屋脊状。腹部剖开边缘向内卷曲，脊肌肉厚，黄白色或淡棕色，可见排列整齐的肋骨。尾部渐细而长，尾下鳞双行。剥皮者仅留头尾之皮鳞，中段较光滑。气腥，味淡。

2. 饮片性状

(1) 乌梢蛇 本品呈半圆筒状或圆槽状的段，长2~4cm，背部黑褐色或灰黑色，腹部黄白色或浅棕色，脊部隆起呈屋脊状，脊部两侧各有2~3条黑线，肋骨排列整齐，肉淡黄色或浅棕色。有的可见尾部。质坚硬，气腥，味淡。

(2) 乌梢蛇肉 本品为不规则的片或段，长2~4cm，淡黄色至黄褐色。质脆。气腥，略有酒气。

(3) 酒乌梢蛇 本品形如乌梢蛇段。表面棕褐色至黑色，蛇肉浅棕黄色至黄褐色，质坚硬，略有酒气。

【功效】祛风，通络，止痉。

蕲蛇 Qishe

Agkistrodon

【来源】为蝰科动物五步蛇 *Agkistrodon acutus* (Güenther) 的干燥体。

【产地与采制】主产于安徽、重庆、江西、浙江、福建、湖南、湖北、广西、贵州、台湾等地。多于夏、秋二季捕捉，剖开蛇腹，除去内脏，洗净，用竹片撑开腹部，盘成圆盘状，干燥后拆除竹片。

【性状鉴定】

1. 药材性状

卷呈圆盘状，盘径17~34cm，体长可达2m。头在中间稍向上，呈三角形而扁平，吻端向上，习称"翘鼻头"。上腭有管状毒牙，中空尖锐。背部两侧各有黑褐色与浅棕色组成的"V"形斑纹17~25个，其"V"形的两上端在背中线上相接，习称"方胜纹"，有的左右不相接，呈交错排列。腹部撑开或不撑开，灰白色，鳞片较大，有黑色类圆形的斑点，习称"连珠斑"；腹内壁黄白色，脊椎骨的棘突较高，呈刀片状上突，前后椎体下突基本同形，多为弯刀状，向后倾斜，尖端明显超过椎体后隆面。尾部骤细，末端有三角形深灰色的角质鳞片1枚。气腥，味微咸。

2. 饮片性状

(1) 蕲蛇 呈段状，长2~4cm，背部呈黑褐色，表皮光滑，有明显的鳞斑，可见不完整的方胜纹。腹部可见白色的肋骨，呈黄白色、淡黄色或黄色。断面中间可见白色菱形的脊椎骨，脊椎骨的棘突较高，棘突两侧可见淡黄色的肉块，棘突呈刀片状上突，前后椎体下突基本同形，多为弯刀状。肉质松散，轻捏易碎。气腥，味微咸。

(2) 蕲蛇肉 呈条状或块状，长2~5cm，可见深黄色的肉条及黑褐色的皮。肉条质地较硬，皮块质地较脆。有酒香气，味微咸。

(3) 酒蕲蛇 形如蕲蛇段，表面棕褐色或黑色，略有酒气。气腥，味微咸。

【功效】祛风，通络，止痉。

> ### 知识延伸
>
> 湖北省蕲春县（旧称蕲州府、蕲阳县）位于湖北东陲，大别山南麓，长江中游北岸，佳山秀水，灵秀所钟，人杰地灵，物华天宝，是明代伟大的医药学家李时珍的故乡，不仅孕育了鸿篇巨著《本草纲目》，还有蕲竹、蕲艾、蕲龟、蕲蛇，世称"蕲春四宝"。
>
> 蕲蛇，因李时珍最早在蕲春发现而得名，被载入《本草纲目》。蕲龟又名绿毛乌龟。是中国境内极为少见的一种乌龟品种，已列为受保护的珍稀动物之一。其龟体小，并始终长不大。龟背上有绿色绒毛，软细如丝，是一种可供人观赏的动物。蕲艾是一种特产中药材，为蕲春有名的药材之一。蕲艾的药用价值高于其他艾草，香味更浓。蕲艾茎和叶皆可入药，用于祛湿、祛热及消毒。蕲竹则用于生产日用品和竹制工艺品，是蕲春麒麟山一带特有的竹子，竹身辗转相绕成棱形，状似罗汉肚。蕲竹席自古一直被列为贡品。
>
> 据史料记载，"蕲竹四宝"源于西周，名于明代，用充方物，列为贡品，上国史，入方志，登专著。为历代文人墨客吟诵的佳品，皇宫贵族追索的贡品，博物和医药学家研究的珍品，为后世留下了极为珍贵的载述，形成了一种源远流长、雅俗共赏的四宝文化。探研"蕲春四宝"的由来、渊源及现状，以了解李时珍对地方特有物种的研究和对我国传统医药文化的影响，具有重要意义。

鹿茸 Lurong

Cervi Cornu Pantotrichum

【来源】为鹿科动物梅花鹿 Cervus nippon Temminck 或马鹿 Cervus elaphus Linnaeus 的雄鹿未骨化密生茸毛的幼角。前者习称"花鹿茸"，后者习称"马鹿茸"。

【产地与采制】花鹿茸主产于吉林、辽宁、河北等地，东马鹿茸主产于黑龙江、吉林、内蒙古等地，西马鹿茸主产于四川、云南、青海、新疆等地。夏、秋二季锯取鹿茸，经加工后，阴干或烘干。

【性状鉴定】

(1) **花鹿茸** 呈圆柱状分枝，具一个分枝者习称"二杠"，主枝习称"大挺"，长17～20cm，锯口直径4～5cm，离锯口约1cm处分出侧枝，习称"门庄"，长9～15cm，直径较大挺略细。外皮红棕色或棕色，多光润，表面密生红黄色或棕黄色细茸毛，上端较密，下端较疏；分岔间具1条灰黑色筋脉，皮茸紧贴。锯口黄白色，外围无骨质，中部密布细孔。具二个分枝者，习称"三岔"，大挺长23～33cm，直径较二杠细，略呈弓形，微扁，枝端略尖，下部多有纵棱筋及突起疙瘩；皮红黄色，茸毛较稀而粗。体轻。气微腥，味微咸。

二茬茸与头茬茸相似，但挺长而不圆或下粗上细，下部有纵棱筋。皮灰黄色，茸毛较粗糙，锯口外围多已骨化。体较重。无腥气。

(2) 马鹿茸 较花鹿茸粗大，分枝较多，侧枝一个者习称"单门"，二个者习称"莲花"，三个者习称"三岔"，四个者习称"四岔"或更多。按产地分为"东马鹿茸"和"西马鹿茸"。

东马鹿茸"单门"大挺长 25～27cm，直径约 3cm。外皮灰黑色，茸毛灰褐色或灰黄色，锯口面外皮较厚，灰黑色，中部密布细孔，质嫩；"莲花"大挺长可达 33cm，下部有棱筋，锯口面蜂窝状小孔稍大；"三岔"皮色深，质较老；"四岔"茸毛粗而稀，大挺下部具棱筋及疙瘩，分枝顶端多无毛，习称"捻头"。西马鹿茸大挺多不圆，顶端圆扁不一，长 30～100cm。表面有棱，多抽缩干瘪，分枝较长且弯曲，茸毛粗长，灰色或黑灰色。锯口色较深，常见骨质。气腥臭，味咸。

【功效】壮肾阳，益精血，强筋骨，调冲任，托疮毒。

羚羊角 Lingyangjiao
Saigae Tataricae Cornu

【来源】为牛科动物赛加羚羊 Saiga tatarica Linnaeus 的角。

【产地与采制】主产于新疆西北部的边境地区。全年均可捕捉，猎取后锯取其角，晒干。

【性状鉴定】呈长圆锥形，略呈弓形弯曲，长 15～33cm；类白色或黄白色，基部稍呈青灰色。嫩枝对光透视有"血丝"或紫黑色斑纹，光润如玉，无裂纹，老枝则有细纵裂纹。除尖端部分外，有 10～16 个隆起环脊，间距约 2cm，用手握之，四指正好嵌入凹处。角的基部横截面圆形，直径 3～4cm，内有坚硬质重的角柱，习称"骨塞"，骨塞长约占全角的 1/2 或 1/3，表面有突起的纵棱与其外面角鞘内的凹沟紧密嵌合，从横断面观，其结合部呈锯齿状。除去"骨塞"后，角的下半段成空洞，全角呈半透明，对光透视，上半段中央有一条隐约可辨的细孔道直通角尖，习称"通天眼"。质坚硬，气微，味淡。

【功效】平肝息风，清肝明目，散血解毒。

地龙 Dilong
Pheretima

【来源】为钜蚓科动物参环毛蚓 Pheretima aspergillum (E. Perrier)、通俗环毛蚓 Pheretima vulgaris Chen、威廉环毛蚓 Pheretima guillelmi (Michaelsen) 或栉盲环毛蚓 Pheretima pectinifera Michaelsen 的干燥体。前一种习称"广地龙"，后三种习称"沪地龙"。

【产地与采制】主产于广西、广东、福建。广地龙春季至秋季捕捉，沪地龙夏季捕捉，及时剖开腹部，除去内脏和泥沙，洗净，晒干或低温干燥。

【性状鉴定】

(1) 广地龙 呈长条状薄片，弯曲，边缘略卷，长 15～20cm，宽 1～2cm。全体具环节，背部棕褐色至紫灰色，腹部浅黄棕色；第 14～16 环节为生殖带，习称"白颈"，较光亮。体前端稍尖，尾端钝圆，刚毛圈粗糙而硬，色稍浅。雄生殖孔在第 18 环节腹侧刚毛圈一小孔突上，外缘有数环绕的浅皮褶，内侧刚毛圈隆起，前面两边有横排（一排或二排）小乳突，每边10～20个不等。受精囊孔2对，位于7/8至8/9环节间一椭圆形突起上，约占节周5/11。体轻，略呈革质，不易折断。气腥，味微咸。

（2）沪地龙　长8～15cm，宽0.5～1.5cm。全体具环节，背部棕褐色至黄褐色，腹部浅黄棕色；第14～16环节为生殖带，较光亮。第18环节有一对雄生殖孔。通俗环毛蚓的雄交配腔能全部翻出，呈花菜状或阴茎状；威廉环毛蚓的雄交配腔孔呈纵向裂缝状；栉盲环毛蚓的雄生殖孔内侧有1或多个小乳突。受精囊孔3对，在6/7至8/9环节间。

【功效】清热定惊，通络，平喘，利尿。

海螵蛸　Haipiaoxiao
Sepiae Endoconcha

【来源】为乌贼科动物无针乌贼 *Sepiella maindroni* de Rochebrune 或金乌贼 *Sepia esculenta* Hoyle 的干燥内壳。

【产地与采制】主产于浙江、江苏、广东、福建。收集乌贼鱼的骨状内壳，洗净，干燥。

【性状鉴定】

1. 药材性状

（1）无针乌贼　呈扁长椭圆形，中间厚，边缘薄，长9～14cm，宽2.5～3.5cm，厚约1.3cm。背面有磁白色脊状隆起，两侧略显微红色，有不甚明显的细小疣点；腹面白色，自尾端到中部有细密波状横层纹；角质缘半透明，尾部较宽平，无骨针。体轻，质松，易折断，断面粉质，显疏松层纹。气微腥，味微咸。

（2）金乌贼　长13～23cm，宽约6.5cm。背面疣点明显，略呈层状排列；腹面的细密波状横层纹占全体大部分，中间有纵向浅槽；尾部角质缘渐宽，向腹面翘起，末端有1骨针，多已断落。

2. 饮片性状

为不规则形或类方形小块，类白色或微黄色，气微腥，味微咸。

【功效】收敛止血，涩精止带，制酸止痛，收湿敛疮。

桑螵蛸　Sangpiaoxiao
Mantidis Oötheca

【来源】为螳螂科昆虫大刀螂 *Tenodera sinensis* Saussure、小刀螂 *StatiLia maculata*(Thunberg) 或巨斧螳螂 *Hierodula patellifera*（Serville）的干燥卵鞘。以上三种分别习称"团螵蛸""长螵蛸"及"黑螵蛸"。

【产地与采制】团螵蛸主产于广西、云南、湖北、湖南、河北、辽宁、河南、山东、江苏、内蒙古、四川；长螵蛸主产于浙江、江苏、安徽、山东、湖北；黑螵蛸主产于河北、山东、河南、山西。深秋至次春收集，除去杂质，蒸至虫卵死后，干燥。

【性状鉴定】

1. 药材性状

（1）团螵蛸　略呈圆柱形或半圆形，由多层膜状薄片叠成，长2.5～4cm，宽2～3cm。表面浅黄褐色，上面带状隆起不明显，底面平坦或有凹沟。体轻，质松而韧，横断面可见外层为海绵状，内层为许多放射状排列的小室，室内各有一细小椭圆形卵，深棕色，有光泽。气微腥，味淡或微咸。

（2）长螵蛸　略呈长条形，一端较细，长2.5～5cm，宽1～1.5cm。表面灰黄色，上面带状隆起明显，带的两侧各有一条暗棕色浅沟和斜向纹理。质硬而脆。

（3）黑螵蛸　略呈平行四边形，长2～4cm，宽1.5～2cm。表面灰褐色，上面带状隆起明显，两侧有斜向纹理，近尾端微向上翘。质硬而韧。

2. 饮片性状

形如药材。表面浅黄褐色至灰褐色。气微腥，味淡或微咸。

【功效】固精缩尿，补肾助阳。

蝉蜕　Chantui

Cicadae Periostracum

【来源】为蝉科昆虫黑蚱 *Cryptotympana pustulata* Fabricius 的若虫羽化时脱落的皮壳。

【产地与采制】主产山东、河南、河北、江苏等地。夏、秋二季收集，除去泥沙，晒干。

【性状鉴定】略呈椭圆形而弯曲，长约3.5cm，宽约2cm。表面黄棕色，半透明，有光泽。头部有丝状触角1对，多已断落，复眼突出。额部先端突出，口吻发达，上唇宽短，下唇伸长成管状。胸部背面呈十字形裂开，裂口向内卷曲，脊背两旁具小翅2对；腹面有足3对，被黄棕色细毛。腹部钝圆，共9节。体轻，中空，易碎。气微，味淡。

【功效】疏散风热，利咽，透疹，明目退翳，解痉。

鸡内金　Jineijin

Galli Gigerii Endothelium Corneum

【来源】为雉科动物家鸡 *Gallus gallus domesticus* Brisson 的干燥沙囊内壁。

【产地与采制】全国各地均产。杀鸡后，取出鸡肫，立即剥下内壁，洗净，干燥。

【性状鉴定】

1. 药材性状

本品为不规则卷片，厚约2mm。表面黄色、黄绿色或黄褐色，薄而半透明，具明显的条状皱纹。质脆，易碎，断面角质样，有光泽。气微腥，味微苦。

2. 饮片性状

炒鸡内金表面暗黄褐色或焦黄色，用放大镜观察，显颗粒状或微细泡状。轻折即断，断面有光泽。

【功效】健胃消食，涩精止遗，通淋化石。

阿胶　Ejiao
Asini Corii Colla

【来源】为马科动物驴 *Equus asinus* L. 的干燥皮或鲜皮经煎煮、浓缩制成的固体胶。

【产地与采制】主产于山东、浙江等地。全年均可采收。将驴皮浸泡去毛，切块洗净，分次水煎，滤过，合并滤液，浓缩（可分别加入适量的黄酒、冰糖及豆油）至稠膏状，冷凝，切块，晾干，即得。

【性状鉴定】

1. 药材性状

呈长方形块、方形块或丁状。棕色至黑褐色，有光泽。质硬而脆，断面光亮，碎片对光照视呈棕色半透明状。气微，味微甘。

2. 饮片性状

（1）**阿胶**　呈不规则块状，大小不一。其余同药材。

（2）**阿胶珠**　呈类球形。表面棕黄色或灰白色，附有白色粉末。体轻，质酥，易碎。断面中空或多孔状，淡黄色至棕色。气微，味微甜。

【功效】补血滋阴，润燥，止血。

【能力训练】

在生产实践中，我们应掌握常见动物类中药的主要鉴别性状，并且根据性状进行中药材的鉴别。

一、任务分组

请以每组 5～7 人自由成组，每组选出一名小组长，并将小组成员情况填入表 3-35 中。

表 3-35　小组成员情况

班级		任务编号		指导老师	
组号		组长		学号	
组员	学号	姓名	学号	姓名	
任务分工					

二、任务前准备

(1) 中药材　珍珠、全蝎、蜈蚣、蛤蚧、金钱白花蛇、乌梢蛇、蕲蛇、鹿茸、羚羊角、地龙、海螵蛸、桑螵蛸、蝉蜕、鸡内金、阿胶。

(2) 鉴别工具　放大镜、托盘、镊子、剪刀。

三、任务实施

(1) 表格训练　以小组为单位总结出表格 3-36 里药的性状特点及记忆口诀并填入表 3-36 相应位置。

表 3-36　动物类中药表格训练

序号	药品名称	性状特点	记忆口诀	备注
1	珍珠			
2	全蝎			
3	蜈蚣			
4	蛤蚧			
5	金钱白花蛇			
6	乌梢蛇			
7	蕲蛇			
8	鹿茸			
9	羚羊角			
10	地龙			
11	海螵蛸			
12	桑螵蛸			
13	蝉蜕			
14	鸡内金			
15	阿胶			

(2) 药材识别实践　以小组为单位，由组内一名同学从表 3-36 里 15 种中药材中随机挑选 7 种药材让其他组员对其进行鉴别并在药材上指出其鉴别特征，再将鉴别结果填入表 3-37，最后将正确药材和自己的鉴别成果进行核对。

表 3-37　动物类药材识别实践

序号	鉴别药材名	性状特征	正确药材名	备注
1				
2				
3				
4				
5				
6				
7				

四、任务评价

根据小组成员进行能力训练的过程及任务完成情况进行自评、互评及教师评价，并将各项得分填入表 3-38 中。

表 3-38 任务评价

评价内容	操作项目	考核标准	分值	自评得分（20%）	互评得分（40%）	教师评分（40%）
实训准备（5分）	检查实训用品是否齐备，摆放整齐，不影响操作	是否认真检查	5			
实训操作与结果（55分）	表格训练	完成一味药材得 2 分	30			
	药材识别	正确识别一味药材得 3 分	21			
	操作过程	操作无误得 4 分	4			
讨论与报告（20分）	问题及解决方法	是否积极参与	10			
	实训报告撰写	是否符合要求	10			
素质能力（20分）	团队协作		5			
	创新意识		5			
	协调能力		5			
	工作规范性		5			
合计			100			

【练习思考】

1. 下列是来源于动物的病理产物的是（ ）。
   A. 麝香　　　　B. 五灵脂　　　C. 牛黄　　　　D. 阿胶

2. 阿胶主产于（ ）。
   A. 山东　　　　B. 四川　　　　C. 云南　　　　D. 辽宁

3. 珍珠的化学成分中主要含有（ ）。
   A. 氧化铁　　　B. 碳酸钙　　　C. 氨基酸　　　D. 铅

4. 下列不属于全蝎的性状特征的是（ ）。
   A. 头胸部与前腹部呈扁平长椭圆形　　B. 头胸部呈绿褐色
   C. 腹面有足 6 对　　　　　　　　　　D. 背甲上有 5 条隆脊线

5. 海马的化学成分中不含（ ）。
   A. 虾青素　　　B. 胆碱酯酶　　C. 脂肪酸　　　D. 蝎毒素

6. 具有"剑脊"的动物类中药是（ ）。
   A. 蕲蛇　　　　B. 乌梢蛇　　　C. 海马　　　　D. 蛤蚧

7. 具有"佛指甲"的动物类中药是（ ）。
   A. 蕲蛇　　　　B. 乌梢蛇　　　C. 海马　　　　D. 蛤蚧

项目三　常用中药的性状鉴定

8. 下列选项中来源于动物的分泌物的是（　　）。
   A. 麝香　　　B. 五灵脂　　　C. 牛黄　　　D. 阿胶
9. 花鹿茸的主枝习称（　　）。
   A. 三岔　　　B. 大挺　　　C. 二杠　　　D. 门庄
10. 来源于钜蚓科的中药材为（　　）。
    A. 蜈蚣　　　B. 地龙　　　C. 全蝎　　　D. 水蛭

（谢蜜蜜　姚彦君）

任务十　常用矿物类中药性状鉴定

【学习目标】

一、知识目标

（1）掌握朱砂、石膏、自然铜的来源、产地与采制、性状及功效要点；
（2）熟悉雄黄、芒硝、赤石脂、滑石粉的来源及主要性状鉴别特征。

二、能力目标

能进行朱砂、雄黄、石膏、自然铜、芒硝、赤石脂、滑石粉的性状鉴别。

三、素质目标

培养精益求精的工匠精神和公正检验的职业道德。

【基本知识】

一、性状鉴定概述

矿物包含无机化合物和少数自然元素，大部分是固体，少数是液体（如水银）和气体（如硫化氢）。每种固体矿物都具有一定的化学组成和结晶构造，决定了一定的形态和物理化学性质，可利用这些性质鉴别不同种类的矿物。矿物一般性质从结晶形状、结晶习性、透明度、颜色、光泽、硬度、力学性质、磁性、相对密度、解理、断口、气味、发光性等观察。

矿物类中药是指以天然单质或化合物、矿物的加工品、动物或动物骨骼的化石入药的一类中药，包括自然形成的天然矿物，如朱砂、石膏、炉甘石等；以矿物为原料的加工品，如秋石、轻粉、芒硝等；动物或动物骨骼化石，如龙骨、龙齿等。

矿物类中药是以矿物中所含的主要成分为依据进行分类的。如按阳离子分类，则朱砂、轻粉、红粉等为汞化合物类；磁石、自然铜、赭石等为铁化合物类；石膏、钟乳石、寒水石等为钙化合物类；雄黄、雌黄、信石等为砷化合物类；白矾、赤石脂等为铝化合物类；胆矾、铜绿等为铜化合物类；密陀僧、铅丹等为铅化合物类；芒硝、硼砂、大青盐等为钠化合物类;滑石为镁化合物类。如按阴离子分类法,则朱砂、雄黄、自然铜等为硫化合物类;石膏、芒硝、白矾为硫酸盐类;炉甘石、鹅管石为碳酸盐类;磁石、赭石、信石为氧化物类;轻粉为卤化物类。

外形明显的矿物类中药,首先应根据矿物的一般性质进行鉴定,除了外形、颜色、质地、气味等,还应检查其硬度、条痕、透明度、解理、断口、有无磁性及相对密度等。

二、重点掌握

朱砂　Zhusha
Cinnabaris

【来源】为硫化物类矿物辰砂族辰砂,主含硫化汞(HgS)。

【产地与采制】主产于贵州、湖南、四川等地。采挖后,选取纯净者,用磁铁吸净含铁的杂质,再用水淘去杂石和泥沙。

【性状鉴定】

1. 药材性状

为粒状或块状集合体,呈颗粒状或块片状。鲜红色或暗红色,条痕红色至褐红色,具光泽。体重,质脆,片状者易破碎,粉末状者有闪烁的光泽。气微,味淡。

2. 饮片性状

为朱红色极细粉末,体轻,以手指撮之无粒状物,以磁铁吸之,无铁末。气微,味淡。

【功效】清心镇惊,安神,明目,解毒。

雄黄　Xionghuang
Realgar

【来源】为硫化物类矿物雄黄族雄黄,主含二硫化二砷(As_2S_2)。

【产地与采制】主产于湖南、湖北、贵州等地。采挖后,除去杂质。

【性状鉴定】

1. 药材性状

为块状或粒状集合体,呈不规则块状。深红色或橙红色,条痕淡橘红色,晶面有金刚石样光泽。质脆,易碎,断面具树脂样光泽。微有特异的臭气,味淡。精矿粉为粉末状或粉末集合体,质松脆,手捏即成粉,橙黄色,无光泽。

2. 饮片性状

为橙黄色或橙红色极细粉末,易粘手,气特异。

【功效】解毒杀虫,燥湿祛痰,截疟。

石膏　Shigao
Gypsum Fibrosum

【来源】 为硫酸盐类矿物石膏族石膏，主含含水硫酸钙（$CaSO_4 \cdot 2H_2O$）。

【产地与采制】 主产于湖北、安徽、山东等地。采挖后，除去杂石及泥沙。

【性状鉴定】 为纤维状的集合体，呈长块状、板块状或不规则块状。白色、灰白色或淡黄色，有的半透明。体重，质软，纵断面具绢丝样光泽。气微，味淡。

【功效】 清热泻火，除烦止渴。

自然铜　Zirantong
Pyritum

【来源】 为硫化物类矿物黄铁矿族黄铁矿，主含二硫化铁（FeS_2）。

【产地与采制】 主产于辽宁、河北、江苏、安徽、湖北、湖南、广东、四川、云南等地。采挖后，除去杂石。

【性状鉴定】

1. 药材性状

晶形多为立方体，集合体呈致密块状。表面亮淡黄色，有金属光泽；有的黄棕色或棕褐色，无金属光泽。具条纹，条痕绿黑色或棕红色。体重，质坚硬或稍脆，易砸碎，断面黄白色，有金属光泽；或断面棕褐色，可见银白色亮星。

2. 饮片性状

（1）**自然铜**　同药材。

（2）**煅自然铜**　为小立方体或不规则的碎粒或粉末状，呈棕褐色至黑褐色或灰黑色，无金属光泽。质酥脆。略有醋酸气。

【功效】 散瘀止痛，续筋接骨。

芒硝　Mangxiao
Natrii Sulfas

【来源】 为硫酸盐类矿物芒硝族芒硝，经加工精制而成的结晶体。主含含水硫酸钠（$Na_2SO_4 \cdot 10H_2O$）。

【产地与采制】 主产于沿海各产盐区及四川、内蒙古、新疆等内陆盐湖。全年均可采制，以秋冬季为佳，取天然产之不纯芒硝，加水溶解，放置，使杂质沉淀，过滤，滤液加热浓缩，放冷后即析出结晶，取出晒干。

【性状鉴定】 为棱柱状、长方形或不规则块状及粒状。无色透明或类白色半透明。质脆，易碎，断面呈玻璃样光泽。气微，味咸。

【功效】 泻下通便，润燥软坚，清火消肿。

赤石脂　Chishizhi
Halloysitum Rubrum

【来源】为硅酸盐类矿物多水高岭石族多水高岭石，主含四水硅酸铝〔$Al_4(Si_4O_{10})(OH)_8 \cdot 4H_2O$〕。

【产地与采制】主产于山西、河南、陕西、湖北、江苏等地。采挖后，除去杂石。

【性状鉴定】为块状集合体，呈不规则的块状。粉红色、红色至紫红色，或有红白相间的花纹。质软，易碎，断面有的具蜡样光泽。吸水性强。具黏土气，味淡，嚼之无沙粒感。

【功效】涩肠，止血，生肌敛疮。

滑石粉　Huashifen
Talci Pulvis

【来源】系滑石经精选净制、粉碎、干燥制成。

【产地与采制】主产于山东、辽宁、广西等地。采挖后，除去泥沙及杂石。

【性状鉴定】为白色或类白色、微细、无砂性的粉末，手摸有滑腻感。气微，味淡。在水、稀盐酸或稀氢氧化钠溶液中均不溶解。

【功效】利尿通淋，清热解暑；外用祛湿敛疮。

【能力训练】

在生产实践中，我们应掌握常见矿物类中药的主要鉴别性状，并且根据性状进行中药材的鉴别。

一、任务分组

请以每组 5～7 人自由成组，每组选出一名小组长，并将小组成员情况填入表 3-39 中。

表 3-39　小组成员情况

班级		任务编号		指导老师	
组号		组长		学号	
组员	学号	姓名	学号	姓名	
任务分工					

二、任务前准备

(1) 中药材 朱砂、雄黄、石膏、自然铜、芒硝、赤石脂、滑石粉。

(2) 鉴别工具 放大镜、托盘、镊子、剪刀。

三、任务实施

(1) 表格训练 以小组为单位总结出表格 3-40 里中药的性状特点及记忆口诀并填入表中相应位置。

表 3-40 矿物类中药表格训练

序号	药品名称	性状特点	记忆口诀	备注
1	朱砂			
2	雄黄			
3	石膏			
4	自然铜			
5	芒硝			
6	赤石脂			
7	滑石粉			

(2) 药材识别实践 以小组为单位,由组内一名同学从表 3-40 里 7 种中药材中随机挑选 3 种药材让其他组员对其进行鉴别并在药材上指出其鉴别特征,再将鉴别结果填入表 3-41,最后将正确药材和自己的鉴别成果进行核对。

表 3-41 矿物类药材识别实践

序号	鉴别药材名	性状特征	正确药材名	备注
1				
2				
3				

四、任务评价

根据小组成员进行能力训练的过程及任务完成情况进行自评、互评及教师评价,并将各项得分填入表 3-42 中。

表 3-42 任务评价

评价内容	操作项目	考核标准	分值	自评得分（20%）	互评得分（40%）	教师评分（40%）
实训准备（5分）	检查实训用品是否齐备,摆放整齐,不影响操作	是否认真检查	5			
实训操作与结果（55分）	表格训练	完成一味药材得4分	32			

续表

评价内容	操作项目	考核标准	分值	自评得分（20%）	互评得分（40%）	教师评分（40%）
实训操作与结果（55分）	药材识别	正确识别一味药材得5分	15			
	操作过程	操作无误得8分	8			
讨论与报告（20分）	问题及解决方法	是否积极参与	10			
	实训报告撰写	是否符合要求	10			
素质能力（20分）	团队协作		5			
	创新意识		5			
	协调能力		5			
	工作规范性		5			
合计			100			

【练习思考】

1. 下列选项中属于自然形成的天然矿物类中药的是（   ）。
   A. 朱砂   B. 轻粉   C. 芒硝   D. 龙骨

2. 下列矿物类中药属于以矿物为原料的加工品的是（   ）。
   A. 朱砂   B. 轻粉   C. 石膏   D. 炉甘石

3. 具有假色的矿物类中药是（   ）。
   A. 辰砂   B. 紫石英   C. 云母   D. 大青盐

4. 下列为汞化合物类中药的是（   ）。
   A. 磁石   B. 雄黄   C. 赤石脂   D. 朱砂

5. 下列不是朱宝砂的性状特征的是（   ）。
   A. 呈细小颗粒或粉末状   B. 色红
   C. 无光泽   D. 接触不染手

6. 燃烧会产生蒜臭气的矿物类中药是（   ）。
   A. 雄黄   B. 自然铜   C. 朱砂   D. 石膏

7. 主要含有二硫化铁的矿物类中药是（   ）。
   A. 雄黄   B. 炉甘石   C. 自然铜   D. 朱砂

8. 具有"钉头"的矿物类中药是（   ）。
   A. 赭石   B. 炉甘石   C. 石膏   D. 胆矾

9. 炉甘石中氧化锌的含量不得少于（   ）。
   A. 20%   B. 40%   C. 60%   D. 80%

10. 下列颜色在矿物类中药鉴定中更固定的是（   ）。
    A. 本色   B. 外色   C. 假色   D. 条痕色

（谢蜜蜜   姜仁禹）

项目四

常用中药的显微鉴定

项目引导

中药显微鉴定利用光学显微镜和电子显微镜对药材的组织、粉末进行微观分析。随着科学技术的发展,高分辨率显微镜和图像分析技术已被广泛应用,使得中药显微鉴定更加精确、可靠。通过系统学习显微鉴定的基本操作和最新技术,学生能够在实际工作中独立分析和解决问题,提高实验操作技能。

任务一 中药显微鉴定

【学习目标】

一、知识目标

(1) 掌握植物类、动物类、矿物类药材及中成药显微鉴定的基本理论;

(2) 掌握各大类中药的显微鉴别特征。

二、能力目标

(1) 学习组织切片、表面制片、粉末制片的制片方法;

(2) 能根据生产需要选择中药的显微制片的方法。

三、素质目标

培养耐心、细致、实事求是的科学工作作风,从而具有良好的职业素养。

【基本知识】

显微鉴定是利用显微技术对中药进行显微分析,以确定其品种和质量的一种鉴定方法。显微鉴定主要包括组织鉴定和粉末鉴定。通过显微镜观察药材的组织构造、细胞形状及内含物的特征、矿物的光学特征,利用显微化学方法确定细胞壁及细胞内含物的性质或某些品种有效成分在组织的分布等,均可以鉴别药材的真伪与纯度甚至品质,以及鉴定中成药是否按处方规定投料。

一、显微制片方法

中药显微制片技术

显微制片方法包括横切面或纵切面制片、表面制片、粉末制片、解离组织片、花粉粒与孢子制片、磨片制片、含饮片粉末的中成药显微制片。对一些富含纤维、石细胞、导管、管胞而细胞彼此不易分离的组织,常需使用化学试剂溶解细胞之间的胞间层,使细胞离散,以便观察细胞的完整形态。如供试品中薄壁细胞占大部分,木化组织少或分散存在,可用氢氧化钾法;如果供试品质地坚硬,木化组织较多或集成较大群束,可用硝铬酸法或氯酸钾法。坚硬的矿物药、动物药,可采用磨片法制片,如珍珠。

二、植物细胞壁和细胞后含物性质的鉴别

1. 细胞壁性质的鉴别

(1) 木质化细胞壁 加间苯三酚试液 1～2 滴,稍放置,加盐酸 1 滴,因木化程度不同,显红色或紫红色。

(2) 木栓化或角质化细胞壁 加苏丹Ⅲ试液,稍放置或微热,显橘红色至红色。

(3) 纤维素细胞壁 加氯化锌碘试液,或先加碘试液湿润,稍放置,再加硫酸溶液,显蓝色或紫色。

(4) 硅质化细胞壁 加硫酸无变化。

2. 细胞后含物性质的鉴别

(1) 淀粉粒 加碘试液,显蓝色或紫色。用甘油醋酸试液装片,置偏光显微镜下观察,未糊化的淀粉粒显偏光现象;已糊化的无偏光现象。

(2) 糊粉粒 加碘试液,显棕色或黄棕色。加硝酸汞试液,显砖红色。材料中如含有多量脂肪油,宜先用乙醚或石油醚脱脂后进行试验。

(3) 脂肪油、挥发油或树脂 加苏丹Ⅲ试液,显橘红色、红色或紫红色。加 90% 乙醇,脂肪油和树脂不溶解(蓖麻油及巴豆油例外),挥发油则溶解。

(4) 菊糖 加 10% α-萘酚乙醇溶液,再加硫酸,显紫红色并很快溶解。

(5) 黏液 加钌红溶液,显红色。

(6) 草酸钙结晶 加稀醋酸不溶解,加稀盐酸溶解而无气泡发生;加硫酸溶液 1～2 滴,逐渐溶解,片刻后析出针状硫酸钙结晶。

(7) 碳酸钙结晶 加稀盐酸溶解,同时有气泡产生。

(8) 硅质 加硫酸不溶解。

三、显微临时制片常用封藏液

(1) 蒸馏水、稀甘油 适用于观察淀粉粒、油滴、树脂等细胞后含物及细胞壁的颜色。经水合氯醛透化的切片或粉末,加稀甘油 1 滴,可防止水合氯醛析出结晶,并使切片透明。

(2) 甘油醋酸试液　为常用封藏剂，使淀粉粒不膨胀变性，特别适宜淀粉粒的观察与显微测量。

(3) 水合氯醛试液　为最常用的透化剂。切片或中药粉末加水合氯醛液并适当加热处理，可使皱缩的细胞膨胀，并可溶解多种色素，如叶绿素等，以及树脂、淀粉粒、蛋白质、菊糖、挥发油，而各种晶体不溶解。水合氯醛试液有清洁、透明作用，使细胞和组织透明、清晰，便于观察细胞形状、组织构造和细胞内含物的各种结晶体。

【能力训练】

通过天麻、浙贝的粉末制片，天麻针晶长度、浙贝淀粉粒直径与长度的测量的训练，掌握粉末制片及显微测量的方法。

一、任务分组

请以每组5～7人自由成组，每组选出一名小组长，并将小组成员情况填入表4-1中。

表4-1　小组成员情况

班级		任务编号		指导老师	
组号		组长		学号	
组员	学号	姓名		学号	姓名
任务分工					

二、任务前准备

(1) 仪器　目镜测微尺、载台测微尺、生物显微镜、酒精灯、植物粉碎机、粉碎筛（一套）、载玻片、盖玻片、钟表镊、解剖针、单面刀片、剪刀、吸水纸、拭镜纸。

(2) 试剂　水合氯醛、稀甘油、蒸馏水。

(3) 药材　天麻药材及粉末、浙贝药材及粉末。

三、观察要点

(1) 天麻粉末显微测定　草酸钙针晶，多成束存在于薄壁细胞中，或有散在。较细，长25～75(93) μm。

(2) 浙贝粉末显微测定　淀粉粒极多，为粉末的主体。单粒长卵形、广卵形、三角状卵形、卵状椭圆形、贝状圆形、灯泡形或类圆形，边缘较平整，少数较小端尖突，直径5～50(56) μm，长约至60μm。

四、任务实施

① 粉末制片：将天麻、浙贝药材粉碎，过筛（50～80目）后制片。取其少许粉末，置于洁净的载玻片上，滴加1～2滴蒸馏水、水合氯醛（须加热透化）或甘油醋酸试液，加上盖玻片，置显微镜下观察。

② 装好测量目尺和物尺，按下列计算公式校对显微测量目尺。

计算公式：目尺每小格代表长度 $=\dfrac{物尺格数 \times 物尺每格长度}{目尺格数}$

③ 取天麻、浙贝粉末，分别以水合氯醛透化装片、醋酸甘油装片，测量天麻针晶长度、浙贝母淀粉粒直径与长度，并将结果写在下方。

天麻针晶长度为：

浙贝母淀粉粒直径与长度为：

五、安全及注意事项

① 粉末制片法，主要鉴别细胞的形态特征。主要用水合氯醛装片法。

② 坚硬的药材粉碎可用锉刀挫成粉末。

③ 装片方法不一样，观察结果不同。蒸馏水或甘油醋酸试液装片，可观察细胞中不溶性物质（淀粉粒、脂肪油滴、色素颗粒等）；水合氯醛装片（须加热透化），可观察除去细胞中的淀粉、油脂等的其他物质。

④ 水合氯醛装片，须加热透化，其目的是除去细胞中的淀粉、油脂等，增加细胞壁的折光率，使细胞形态更清晰。同时，为防止水合氯醛结晶析出，水合氯醛透化后应滴加甘油，盖上盖玻片（尽量避免气泡产生），擦净溢出液。

⑤ 在使用显微测微尺时，如果接物镜和接目镜的放大倍数改变，目镜测微尺应重新校正。测量微细物体，应在高倍接物镜下；测量较长物体时，则应在低倍接物镜下。

六、任务评价

根据小组成员进行能力训练的过程及任务完成情况进行自评、互评及教师评价，并将各项得分填入表4-2中。

表4-2　任务评价

类别	评分内容	评价标准	分值	得分
学生自评（20分）	团队协作及工作态度	优5良4中3差2	5	
	工作质量及结果	优5良4中3差2	5	
	职业素养	优5良4中3差2	5	
	创新意识	优5良4中3差2	5	
学生互评（20分）	协调能力	优5良4中3差2	5	
	组织有序与团队合作	优5良4中3差2	5	
	工作效率与工作规范性	优5良4中3差2	5	
	任务完成与成果展示	优5良4中3差2	5	

续表

类别	评分内容	评价标准	分值	得分
教师评价 （60分）	考勤	无故迟到扣5、早退扣5、旷课扣15	15	
	任务纪律	优15良12中9差6	15	
	任务过程	优15良12中9差6	15	
	任务结果	优15良12中6差6	15	
综合得分			100	

【练习思考】

1. 如何校对显微镜目尺放大倍数？
2. 如何测量天麻针晶长度和浙贝淀粉粒直径与长度？

（周在富　刘忠洪）

任务二　常用根及根茎类中药显微鉴定

【学习目标】

一、知识目标

（1）掌握大黄、黄连、甘草、人参、当归、川贝母的显微鉴别要点；
（2）熟悉何首乌、牛膝、附子、防己、天麻的显微鉴别特征。

二、能力目标

能进行常用根及根茎类药材的显微鉴定操作，绘制大黄、黄连、甘草、人参、当归、川贝母显微组织构造图和显微粉末特征图。

三、素质目标

培养坚持质量第一、依法检验的职业操守。

【基本知识】

一、显微鉴定概述

（一）根类中药显微鉴定

显微镜下观察根类中药的组织构造，可以根据维管束的类型、排列方式来区别双子叶植物和单子叶植物。

1. 双子叶植物根的构造特征

双子叶植物根存在形成层，使根产生次生结构，如图 4-1，横切面观察由外至内分别为：

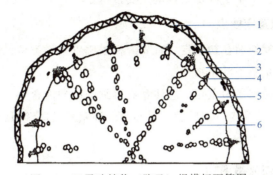

图 4-1　双子叶植物（防己）根横切面简图
1—木栓层；2—石细胞环；3—皮层；4—韧皮部；5—形成层；6—木质部

（1）周皮（包含木栓层）　由木栓层、木栓形成层和栓内层组成，位于根的最外层。

（2）皮层　由薄壁细胞组成。

（3）韧皮部　由韧皮纤维和韧皮射线组成，包括筛管、伴胞、韧皮纤维和韧皮薄壁细胞等。

（4）形成层　由数列扁平的薄壁细胞组成，具有分生能力，形成层向内产生木质部，向外产生韧皮部。

（5）木质部　包括木纤维、木射线、导管、木薄壁细胞等。木质部总是多于韧皮部，因此较粗的根主要是由木质部构成，显微镜下能看到宽广的木心。

次生构造中木质部的导管与木纤维成束出现与射线相间排列，形成放射状结构。放射状结构是识别双子叶植物根的重要标志。

2. 单子叶植物根的构造特征

绝大多数单子叶植物的根，终生保持初生构造，如图 4-2，横切面观察由外至内分别为：

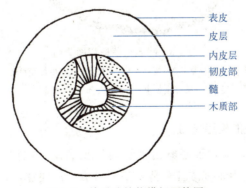

图 4-2　单子叶植物横切面简图

(1) 表皮 一列或几列薄壁细胞，位于根的最外方。

(2) 皮层 较厚，占根的大部分，由薄壁细胞组成，内皮层及凯氏点明显。

(3) 中柱 包括中柱鞘、初生韧皮部、初生木质部和发达的髓。韧皮部与木质部相间排列，呈辐射状。髓明显，由薄壁细胞组成。

辐射状维管束是识别单子叶植物根的重要依据。

3. 根类中药显微鉴定要点

(1) 根类中药的横切面显微鉴定 首先应根据维管束的类型、形成层的有无等，区分是双子叶植物根还是单子叶植物根。

(2) 根类中药的粉末显微鉴定 应注意观察细胞中的内含物（如草酸钙结晶、淀粉粒、菊糖等）；观察分泌组织（如乳管、树脂道、油室）及厚壁组织（如纤维、石细胞）的有无及形态等特征。

（二）根茎类中药显微鉴定

显微镜下观察根茎类中药的组织构造，亦可以根据维管束的类型、排列方式来区别双子叶植物和单子叶植物，或者蕨类植物根茎。

1. 双子叶植物根茎的构造特征

一般均具次生构造，横切面观察由外至内可见木栓层、皮层、维管束、髓部等。其中维管束大多为无限外韧型，环状排列，束间被射线分隔。髓部明显。如图4-3。

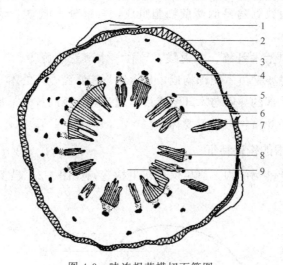

图4-3 味连根茎横切面简图
1—鳞叶组织；2—木栓层；3—皮层；4—石细胞；5—中柱鞘纤维；6—韧皮部
7—根迹维管束；8—木质部；9.髓部

2. 单子叶植物根茎的构造特征

一般均为初生构造，横切面观察由外至内可见表皮、皮层、内皮层、维管柱（中柱），无髓部。其中表皮由1列或几列薄壁细胞组成。皮层宽广，常有叶迹维管束存在。维管柱（中柱）中有多数维管束存在，多为外韧型，也有周木型。如图4-4。

明显的内皮层环及散在的维管束常作为识别单子叶植物根茎的重要特征。

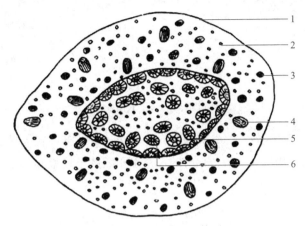

图 4-4　石菖蒲横切面简图
1—表皮；2—油细胞；3.纤维束；4—叶迹维管束；5—内皮层；6—维管束

3. 蕨类植物根茎的构造特征

蕨类植物根茎均为初生构造。最外通常为一列表皮，表皮下面有下皮层，为数列厚壁细胞，下皮层内为薄壁细胞组成的基本组织。一般具网状中柱，网状中柱的一个维管束又称为"分体中柱"。如图 4-5。

分体中柱的形状、数目和排列形式是鉴别蕨类中药品种的重要依据。

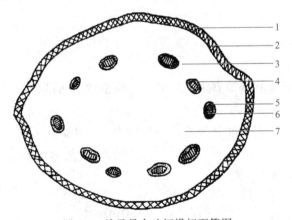

图 4-5　绵马贯众叶柄横切面简图
1—表皮；2—厚壁组织；3—分体中柱；4—内皮层；5—韧皮部；6—木质部；7—薄壁组织

4. 根茎类中药显微鉴定要点

(1) 根茎类中药的横切面显微鉴定　首先应根据维管束类型和排列形式判断是属于双子叶植物根茎，还是单子叶植物的根茎，或为蕨类植物根茎。注意少数双子叶植物根茎的异常构造等。

(2) 根茎类中药的粉末显微鉴定　应注意观察分泌组织（如乳管、黏液细胞、油细胞），细胞中的内含物（如草酸钙结晶、淀粉粒、菊糖），厚壁组织（如纤维、石细胞）的形态和有无等，这些都是重要的鉴别特征。

二、重点掌握

大黄 Dahuang
Rhei Radix Et Rhizoma

【来源】为蓼科植物掌叶大黄 *Rheum palmatum* L.、唐古特大黄 *Rheum tanguticum* Maxim. ex Balf. 或药用大黄 *Rheum officinale* Baill. 的干燥根和根茎。

【显微特征】

1. 横切面

①根木栓层和栓内层大多已除去。②韧皮部筛管群明显；薄壁组织发达。③形成层成环。④木质部射线较密，宽2～4列细胞，内含棕色物；导管非木化，常1至数个相聚，稀疏排列。⑤薄壁细胞含草酸钙簇晶，并含多数淀粉粒。

根茎髓部宽广，其中常见黏液腔，内有红棕色物；异型维管束散在，形成层成环，木质部位于形成层外方，韧皮部位于形成层内方，射线呈星状射出。其余部分构造与根横切相同。

2. 粉末

黄棕色。①草酸钙簇晶大而多，直径20～160μm，有的至190μm。②导管非木化，多为网纹导管，也见具缘纹孔导管、螺纹导管及环纹导管。淀粉粒甚多，单粒类球形或多角形，直径3～45μm，脐点星状；复粒由2～8分粒组成。

【鉴别要点】

① 根横切面可见韧皮部散有大型黏液腔，根茎横切面可见髓部散有周木型异形维管束。

② 粉末中可见极多的草酸钙簇晶，一般较大。三种来源大黄显微特征相近，主要区别于草酸钙簇晶的棱角：掌叶大黄多短钝；唐古特大黄多宽而较尖，长短参差不齐；药用大黄大多较宽而短尖。

何首乌 Heshouwu
Polygoni Multiflori Radix

【来源】为蓼科植物何首乌 *Polygonum multiflorum* Thunb. 的干燥块根。

【显微特征】

1. 横切面

①木栓层为数列细胞，充满棕色物。②皮层狭窄。③韧皮部较宽，散有类圆形异型维管束4～11个，为外韧型，导管稀少。④根的中央形成层成环；木质部导管较少，周围有管胞和少数木纤维。⑤薄壁组织内散有草酸钙簇晶；细胞内充满淀粉粒。

2. 粉末

黄棕色。①淀粉粒极多，单粒类圆形，直径 4～50μm，脐点人字形、星状或三叉状，大粒者隐约可见层纹；复粒由 2～9 分粒组成。偏光显微镜下呈黑"十"字。②草酸钙簇晶直径 10～80(160) μm，偏光显微镜下呈橙黄色至多彩色；偶见簇晶与较大的方形结晶合生。③棕色细胞类圆形或椭圆形，壁稍厚，胞腔内充满淡黄棕色、棕色或红棕色物质，并含淀粉粒。④具缘纹孔导管直径 17～178μm。⑤棕色块散在，形状、大小及颜色深浅不一。

【鉴别要点】

① 块根横切面可见韧皮部外侧散有异形维管束，形成云锦状花纹。

② 粉末中可见极多淀粉粒及草酸钙簇晶。

牛膝　Niuxi

Achyranthis Bidentatae Radix

【来源】牛膝为苋科植物牛膝 *Achyranthes bidentata* Bl. 的干燥根。

【显微特征】

1. 横切面

①木栓层为数列扁平细胞，切向延伸。②栓内层较窄。③异型维管束外韧型，断续排列成 2～4 轮，最外轮的维管束较小，有的仅 1 至数个导管，束间形成层几连成环，向内维管束较大。④木质部主要由导管及小的木纤维组成，根中心木质部集成 2～3 群。⑤薄壁细胞含有草酸钙砂晶。

2. 粉末

土黄色。①木纤维少见，细胞较长，末端斜尖，细胞壁微木化，细胞腔大，具斜行单纹孔。②导管多为网纹和具缘纹孔导管，也见单纹孔导管。③草酸钙砂晶散在或存在于薄壁细胞中，呈类三角形或不规则形，偏光显微镜下呈橙黄色至多彩色。④木薄壁细胞长方形，有的具单纹孔或网纹增厚。⑤木栓细胞表面观呈类多角形或类方形，淡黄色。

【鉴别要点】

① 根横切面可见异形维管束排列成 2～4 轮，最外 1 轮较小。

② 粉末中可见草酸钙砂晶散在或存在于薄壁细胞中。

附子　Fuzi

Aconiti Lateralis Radix Praeparata

【来源】附子为毛茛科植物乌头 *Aconitum carmichaelii* Debx. 的子根的加工品。

【显微特征】

1. 横切面

①后生皮层为黄色的木栓化细胞。②皮层细胞横向延长，有石细胞单个或 3～5 个成群。③内皮层明显。④韧皮部宽广，占大部分，散有小筛管群，薄壁细胞内充满淀粉

粒。⑤形成层成环，略呈多角形，木质部位于形成层内侧，以角隅处较发达，导管呈放射状排列或略呈"V"字形。⑥中央髓部薄壁细胞内充满淀粉粒。

2. 粉末

黄白色。①淀粉粒极多。单粒呈类圆形、长圆形或类多角形，直径 2～20μm。脐点点状、"十"字状、"人"字状或星状；复粒多由 2～7 个分粒组成。偏光显微镜下呈现黑"十"字状。②后生皮层细胞少数，黄棕色或棕色，细胞较大，有的壁呈瘤状增厚突入细胞腔，多破碎。③导管主要为网纹导管或具缘纹孔导管，直径 20～48μm。④石细胞大型，呈长方形或类方形，直径 53～125μm，长 105～225μm，孔沟明显，纹孔多聚集成群或分布于边缘；偏光显微镜下呈亮黄色或橙黄色。

【鉴别要点】

① 子根横切面可见明显内皮层，韧皮部散有小筛管群，形成层略呈多角形。

② 粉末中可见极多的淀粉粒，亦可见较大的黄棕色或棕色的后生皮层细胞。

黄连　Huanglian

Coptidis Rhizoma

黄连的鉴定

【来源】黄连为毛茛科植物黄连 *Coptis chinensis* Franch.、三角叶黄连 *Coptis deltoidea* C. Y. Cheng et Hsiao 或云连 *Coptis teeta* Wall. 的干燥根茎。

【显微特征】

1. 横切面

（1）味连　①木栓层为数列细胞，其外有表皮，常脱落。②皮层较宽，石细胞单个或成群散在，黄色，有根迹维管束。③中柱鞘纤维成束，木化，或伴有少数石细胞，均显黄色。④维管束外韧型，环列，束间形成层不明显，木质部黄色，均木化，木纤维较发达。射线宽窄不一。⑤髓部均为薄壁细胞，无石细胞。

（2）雅连　髓部有石细胞。

（3）云连　皮层、中柱鞘及髓部均无石细胞。

2. 味连粉末

黄棕色或黄色。石细胞金黄色或棕黄色，呈类方形、类圆形或多角形，壁厚，孔沟、纹孔明显；偏光显微镜下呈亮黄色。②中柱鞘纤维黄色，纺锤形或梭形，壁厚。③木纤维较细长，成束，壁较薄，有稀疏点状纹孔。④木薄壁细胞类长方形或不规则形，壁稍厚，有纹孔。⑤木栓细胞黄棕色至红棕色。⑥鳞叶表皮细胞黄绿色或黄棕色，细胞略呈长方形或长多角形，细胞壁微波状弯曲或连珠状增厚。⑦导管为网纹或孔纹。⑧淀粉粒多单粒，类圆形。

【鉴别要点】

① 根茎横切面可见皮层散有石细胞，韧皮部外侧散有大小不一的中柱鞘纤维束。

② 粉末中可见石细胞金黄色或棕黄色，呈类方形、类圆形或多角形，壁厚，孔沟、纹孔明显。

防己　Fangji

Stephaniae Tetrandrae Radix

【来源】 防己为防己科植物粉防己 *Stephania tetrandra* S. Moore 的干燥根。

【显微特征】

1. 横切面

①木栓层有时残存。②栓内层散有石细胞群，常切向排列。③韧皮部较宽。④形成层成环。⑤木质部占大部分，射线较宽；导管稀少，呈放射状排列；导管旁有木纤维。⑥薄壁细胞充满淀粉粒，并可见细小杆状草酸钙结晶。

2. 粉末

类白色。①淀粉粒众多。单粒呈球形，直径 3～40μm，脐点点状、裂缝状或星状，层纹不明显；复粒由 2～4 个分粒组成，偶见 5～7 个分粒。偏光显微镜下呈现黑"十"字状。②草酸钙结晶较小，呈方形、长方形或菱形，长 3～10μm；偏光显微镜下呈亮黄色至多彩色。

【鉴别要点】

① 根横切面可见皮层散有石细胞群；木质部占根横切面的大部分，导管稀疏且呈放射状排列。

② 粉末中可见淀粉粒众多，亦可见方形、长方形或菱形的细小草酸钙结晶。

甘草　Gancao

Glycyrrhizae Radix Et Rhizoma

【来源】 甘草为豆科植物甘草 *Glycyrrhiza uralensis* Fisch.、胀果甘草 *Glycyrrhiza inflata* Bat. 或光果甘草 *Glycyrrhiza glabra* L. 的干燥根和根茎。

【显微特征】

1. 横切面

①木栓层为数列排列整齐的棕色细胞。②栓内层较窄，有的细胞含草酸钙方晶。③韧皮部射线宽广，多弯曲，常现裂隙；纤维多成束，非木化或微木化，周围薄壁细胞常含草酸钙方晶；筛管群常因压缩而变形。④束内形成层明显。⑤木质部射线宽 3～5 列细胞；导管较多，直径约至 160μm；木纤维成束，周围薄壁细胞亦含草酸钙方晶。⑥根中心无髓；根茎中心有髓。

2. 粉末

淡棕黄色。①纤维成束，直径 8～14μm，壁厚，微木化，周围薄壁细胞含草酸钙方晶，形成晶纤维。②草酸钙方晶多见，散在或存在于薄壁细胞中，呈类双锥形、菱形或多面体形，直径约至 16μm；偏光显微镜下呈多彩色。③淀粉粒较多。多单粒，呈类圆形或卵形，直径 3～10μm 脐点点状，层纹隐约可见；复粒少见。偏光显微镜下呈"十"字状。④导管主要为具缘纹孔导管，较大，直径约至 163μm 纹孔椭圆形或类方形，排列紧密；稀有网纹导管。⑤木栓细胞红棕色，表面观呈多角形，大小均匀，排列整齐，微木化。⑥色素块较少，棕黄色，呈不规则形。

【鉴别要点】

① 根横切面中可见韧皮部及木质部均有纤维束，其周围的薄壁细胞含草酸钙方晶，形成晶鞘纤维。

② 粉末中可见晶鞘纤维和众多散在的草酸钙方晶；具缘纹孔导管较大，纹孔排列紧密；木栓细胞排列整齐。

人参 Renshen
Ginseng Radix Et Rhizoma

【来源】 人参为五加科植物人参 *Panax ginseng* C. A. Mey. 的干燥根和根茎。

【显微特征】

1. 横切面

①木栓层为数列细胞。②栓内层窄。③韧皮部外侧有裂隙，内侧薄壁细胞排列较紧密，有树脂道散在，内含黄色分泌物。④形成层成环。⑤木质部射线宽广，导管单个散在或数个相聚，断续排列成放射状，导管旁偶有非木化的纤维。⑥薄壁细胞含草酸钙簇晶。

2. 粉末

淡黄白色。①树脂道碎片易见，腔道中含黄色块状分泌物，纵断面观分泌物呈条状。②草酸钙簇晶直径 20～68μm，棱角大多锐尖，偏光显微镜下呈多彩色。③木栓细胞表面观类方形或多角形，壁细波状弯曲。④网纹导管和梯纹导管直径 10～56μm。⑤淀粉粒甚多，单粒类球形、半圆形或不规则多角形，直径 4～20μm，脐点点状或裂缝状；复粒由 2～6 分粒组成。偏光显微镜下呈黑"十"字状。

【鉴别要点】

① 根横切面可见韧皮部散有树脂道，薄壁细胞散有草酸钙簇晶。

② 粉末中可见含金黄色或黄棕色分泌物的树脂道碎片；亦可见棱角大多尖锐的草酸钙簇晶。

当归 Danggui
Angelicae Sinensis Radix

【来源】 当归为伞形科植物当归 *Angelica sinensis* (Oliv.) Diels 的干燥根。

【显微特征】

1. 横切面

①木栓层由 4～7 列细胞组成。②皮层窄，为数列切向延长的细胞，有少数油室。③韧皮部宽广，多裂隙，油室和油管类圆形，直径 25～160μm，外侧较大，向内渐小，周围分泌细胞 6～9 个。④形成层成环。⑤木质部射线宽 3～5 列细胞，散有少量油细胞；导管单个散在或 2～3 个相聚，呈放射状排列。⑥薄壁细胞中含淀粉粒。⑦根头部横切面有髓部。

2. 粉末

淡黄棕色。①韧皮薄壁细胞纺锤形，直径 18～34μm，壁较一般薄壁细胞稍厚，非木化，表面（切向壁）有极微细的斜向交错纹理，有时可见菲薄的横隔。②梯纹导管和网纹导管多见，直径约至 $80\mu m$，也有具缘纹孔导管及细小的螺纹导管。③油室碎片有时可见大小不一，含有黄棕色分泌物。④木栓细胞淡黄色，表面观呈类多角形，大小不一，壁薄，断面观扁平。⑤淀粉粒单粒呈类球形、肾形或多角形，直径 $3\sim22\mu m$，脐点点状、"人"字状或三叉状；复粒少数，多由 $2\sim4$ 个分粒组成。偏光显微镜下呈黑"十"字状。

【鉴别要点】

① 根横切面可见韧皮部散有众多油室，向内渐小。

② 粉末中看见表面具网状纹理的纺锤形韧皮薄壁细胞及油室碎片。

川贝母　Chuanbeimu

Fritillariae Cirrhosae Bulbus

【来源】川贝母为百合科植物川贝母 *Fritillaria cirrhosa* D. Don、暗紫贝母 *Fritillaria unibracteata* Hsiao et K. C. Hsia、甘肃贝母 *Fritillaria przewalskii* Maxim.、梭砂贝母 *Fritillaria delavayi* Franch.、太白贝母 *Fritillaria taipaiensis* P. Y. Li 或瓦布贝母 *Fritillaria unibracteata* Hsiao et K. C. Hsiavar. *wabuensis*（S. Y. Tang et S. C. Yue）Z. D. Liu, S. Wang et S. C. Chen 的干燥鳞茎。

【显微特征】

1. 横切面

①外表皮细胞1列，多皱缩。②薄壁组织散有小维管束。③维管束细小，纵横散布。④内表皮细胞1列，多皱缩。⑤薄壁细胞内充满淀粉粒。

2. 粉末

类白色或浅黄色。

(1) 松贝、青贝及栽培品　①淀粉粒甚多，广卵形、长圆形或不规则圆形，有的边缘不平整或略作分枝状，直径 $5\sim64\mu m$，脐点短缝状、点状、人字状或马蹄状，层纹隐约可见。②表皮细胞类长方形，垂周壁微波状弯曲，偶见不定式气孔，圆形或扁圆形。螺纹导管直径 $5\sim26\mu m$。

(2) 炉贝　①淀粉粒广卵形、贝壳形、肾形或椭圆形，直径约至 $60\mu m$，脐点人字状、星状或点状，层纹明显。②螺纹导管和网纹导管直径可达 $64\mu m$。

【鉴别要点】

① 鳞茎横切面由两枚鳞叶组成，薄壁细胞中充满淀粉粒。

② 粉末中可见极多淀粉粒，单粒呈卵形、贝壳形、类三角形、椭圆形、类圆形或不规则形，有的边缘略凹凸不平，脐点明显。

天麻　Tianma

Gastrodiae Rhizoma

【来源】天麻为兰科植物天麻 *Gastrodia elata* Bl. 的干燥块茎。

【显微特征】

1. 横切面

①表皮有残留,下皮由2～3列切向延长的栓化细胞组成。②皮层为10数列多角形细胞,有的含草酸钙针晶束。较老块茎皮层与下皮相接处有2～3列椭圆形厚壁细胞,木化,纹孔明显。③中柱占绝大部分,有小型周韧维管束散在。④薄壁细胞中含有多糖类团块状物,遇碘液显棕色或淡棕紫色,有的薄壁细胞亦含草酸钙针晶束。

2. 粉末

黄白色至黄棕色。①厚壁细胞椭圆形或类多角形,直径70～180μm,壁厚3～8μm,木化,部分壁连珠状,纹孔明显。②草酸钙针晶成束或散在,长25～75(93)μm。偏光显微镜下呈多彩色。③用甘油醋酸试液装片观察含糊化多糖类物的薄壁细胞无色,有的细胞可见长卵形、长椭圆形或类圆形颗粒,遇碘液显棕色或淡棕紫色。用水合氯醛装片,则颗粒溶解。④螺纹导管、网纹导管及环纹导管直径8～30μm。⑤薄壁细胞淡黄色,壁稍增厚,纹孔较大。

【鉴别要点】

① 块茎横切面可见皮层狭窄,外侧细胞壁稍厚;薄壁细胞中散有草酸钙针晶束。
② 粉末用甘油醋酸装片,可见含糊化多糖类物质的薄壁细胞。

【能力训练】

观察并描绘大黄粉末显微观察中的草酸钙簇晶、导管、淀粉粒;人参粉末显微观察中的树脂道、导管、草酸钙簇晶、木栓化细胞、淀粉粒。

一、任务分组

请以每组5～7人自由成组,每组选出一名小组长,并将小组成员情况填入表4-3中。

表4-3 小组成员情况

班级		任务编号		指导老师	
组号		组长		学号	
组员	学号		姓名	学号	姓名
任务分工					

二、任务前准备

(1) 仪器 目镜测微尺、载台测微尺、显微描绘器、绘图板、生物显微镜。

(2) 试剂 水合氯醛、稀甘油、氢氧化钠、甲醇、45％乙醇。

(3) 药材 大黄药材及粉末、人参药材及粉末。

三、观察要点

(1) 大黄粉末 草酸钙簇晶、导管、淀粉粒。

(2) 人参粉末 树脂道、导管、草酸钙簇晶、木栓化细胞、淀粉粒。

四、任务实施

1. 大黄、人参粉末的显微鉴定与描绘

① 大黄、人参粉末，分别以水合氯醛透化装片。

② 装好描绘目镜和描绘架。

③ 分别在下方方框中描绘大黄草酸钙簇晶、导管、淀粉粒；人参树脂道、导管、草酸钙簇晶、木栓化细胞、淀粉粒。

大黄

人参

2. 测量放大倍数（物像实物的大小/图纸上描绘图大小）

五、安全及注意事项

① 物像及绘图纸上铅笔均较清晰，才可进行描绘。

② 绘图时，先用 HB 型铅笔轻轻依物像描轮廓，再绘其他细微特征。

③ 所画物体大于一个视野，画完一个视野，平移标本片和绘图纸，但有少部分在视野中并完全重合，再继续绘完物体。

六、任务评价

根据小组成员进行能力训练的过程及任务完成情况进行自评、互评及教师评价，并将各项得分填入表 4-4 中。

表 4-4 任务评价

类别	评分内容	评价标准	分值	得分
学生自评（20分）	团队协作及工作态度	优5良4中3差2	5	
	工作质量及结果	优5良4中3差2	5	
	职业素养	优5良4中3差2	5	
	创新意识	优5良4中3差2	5	
学生互评（20分）	协调能力	优5良4中3差2	5	
	组织有序与团队合作	优5良4中3差2	5	
	工作效率与工作规范性	优5良4中3差2	5	
	任务完成与成果展示	优5良4中3差2	5	
教师评价（60分）	考勤	无故迟到扣5、早退扣5、旷课扣15	15	
	任务纪律	优15良12中9差6	15	
	任务过程	优15良12中9差6	15	
	任务结果	优15良12中9差6	15	
综合得分			100	

【练习思考】

1. 下列选项中药材粉末的韧皮薄壁细胞表面有极微细的斜向交错纹理的是（　　）。

   A. 独活　　　　B. 白芷　　　　C. 当归　　　　D. 前胡

2. 人参含有的草酸钙结晶是（　　）。

   A. 方晶　　　　B. 针晶　　　　C. 簇晶　　　　D. 柱晶

3. 黄芩粉末中（　　）。

   A. 可见韧皮纤维呈梭形，无石细胞　　B. 可见石细胞和油细胞，无韧皮纤维

   C. 可见韧皮纤维和草酸钙方晶　　　　D. 可见梭形韧皮纤维和石细胞

4. 下列药材含有菊糖的是（　　）。

   A. 人参　　　　B. 党参　　　　C. 黄芩　　　　D. 半夏

5. 下列中药中含有多糖类团块状物的是（　　）。

   A. 天麻　　　　B. 麦冬　　　　C. 大黄　　　　D. 山药

6. 下列药物不含草酸钙结晶的是（　　）。
   A. 大黄　　　　B. 何首乌　　　　C. 党参　　　　D. 甘草
7. 镜检某药材根的横切面特征如下：最外层为周皮，皮层散有油室，形成层成环，木质部中间部位有木纤维排列成断续环状，它可能是（　　）。
   A. 威灵仙　　　B. 黄芪　　　　　C. 黄芩　　　　D. 北柴胡
8. 下列不是黄连的粉末特征的是（　　）。
   A. 石细胞类圆形、黄色、壁厚　　　B. 中柱鞘纤维纺锤形、壁厚
   C. 鳞叶表皮细胞壁呈连珠状增厚　　D. 导管主为螺纹和环纹
9. 粉末镜检，可见草酸钙针晶束、多角形的厚壁细胞和多糖颗粒的中药是（　　）。
   A. 天南星　　　B. 天麻　　　　　C. 牛膝　　　　D. 山药
10. 粉末镜检可见草酸钙簇晶、淀粉粒及非木化网纹导管的药材是（　　）。
    A. 牛膝　　　　B. 大黄　　　　　C. 黄连　　　　D. 桔梗

（周在富　鹿　君）

任务三　常用茎木类中药显微鉴定

【学习目标】

一、知识目标

（1）掌握木通的显微鉴别要点；
（2）熟悉茎木类中药材的显微鉴别特征。

二、能力目标

能进行常用茎木类药材的显微鉴定操作，绘制木通的显微组织构造图和显微粉末特征图。

三、素质目标

树立"依法鉴定""质量第一"的职业道德观念。

【基本知识】

一、显微鉴定概述

（一）茎类中药的显微鉴定

茎类中药一般均为次生构造，一般做横切面切片观察其显微鉴定，也可做粉末切片进行观察。做横切面切片观察时由外至内可见：

(1) 周皮或表皮 位于木质茎最外方,有的具有明显的落皮层。

(2) 皮层 观察时应注意皮层的厚度,有无纤维、石细胞、内含物等。

(3) 韧皮部 由筛管、韧皮薄壁细胞及韧皮射线组成。

(4) 形成层 一般排列成环状,注意是否明显。

(5) 木质部 由导管、管胞、木纤维、木薄壁细胞及木射线组成。

(6) 髓部 大多由薄壁细胞构成,有时壁稍增厚,具单纹孔。

(二) 木类中药的显微鉴定

木类中药的显微鉴定需要做三个方向的切片,即横切面、径向纵切面和切向纵切面切片,从三个不同切面进行观察。也可以对木类中药做粉末切片,进行粉末显微鉴定观察。

(1) 横切面 观察导管、木纤维及木薄壁细胞等的形状。

(2) 径向纵切面 是通过茎的圆心方向的纵切面。观察导管、管胞、木纤维及木薄壁细胞等组织的长度、宽度、纹孔及细胞的两端形状。

(3) 切向纵切面 是不通过圆心且与半径方向垂直的纵切面。观察射线的高度、宽度和细胞列数。

(三) 茎木类中药显微鉴定要点

茎木类中药显微鉴定应特别注意导管、木纤维、木薄壁细胞、木射线等组织的特征。对横切面切片要注意观察导管、木纤维、木薄壁细胞、木射线各部分的位置及所占比例。对粉末显微鉴定要注意观察导管的类型,纤维及木薄壁细胞的性状、大小及表面纹孔特征。

二、重点掌握

木通 Mutong
Akebiae Caulis

【**来源**】木通为木通科植物木通 *Akebia quinata* (Thunb.) Decne.、三叶木通 *Akebia trifoliata* (Thunb.) Koidz. 或白木通 *Akebia trifoliata* (Thunb.) Koidz. var. *australis* (Diels) Rehd. 的干燥藤茎。

【**显微特征**】

1. 横切面

(1) 木通 ①木栓细胞数列,常有褐色内含物。②栓内层 3~4 列,内含草酸钙小棱晶,含晶细胞壁不规则加厚。③皮层细胞 6~10 列,有的含棱晶数个。④中柱鞘由含晶纤维束与含晶石细胞群交互排列成连续的浅波浪环带。⑤维管束 16~26 个,木质部导管大小不一,不规则分布,射线全部为初生射线。⑥髓明显。

(2) 三叶木通 与木通相似,主要区别是木栓细胞无褐色内含物。

（3）**白木通**　主要区别是含晶石细胞群仅存在于射线外侧，维管束多13个。

2. 粉末

浅棕色或棕色。①含晶石细胞方形或长方形，胞腔内含1至数个棱晶。②中柱鞘纤维细长梭形，直径10～40μm，胞腔内含密集的小棱晶，周围常可见含晶石细胞。③木纤维长梭形，直径8～28μm，壁增厚，具裂隙状单纹孔或小的具缘纹孔。④具缘纹孔导管直径20～110（220）μm，纹孔椭圆形、卵圆形或六边形。

【鉴别要点】

① 藤茎横切面可见中柱鞘含晶纤维束胶体排列成连续的浅波形环带，韧皮射线具含晶石细胞。

② 粉末中可见含晶石细胞，其细胞腔内含1至数个方晶；亦可见细胞腔内含密集小方晶的中柱鞘纤维。

知识延伸

龙胆泻肝丸的组方是一个历史悠久的古方，原配方中的"木通"，本来是指木通科的白木通或川木通。20世纪30年代，东北盛产的关木通首次进入关内。关木通在药效上基本和白木通、川木通一致，又因产量大逐渐占领了市场。到了80年代已被全国广泛应用，导致白木通逐渐退出市场，难以寻觅。1990年的《中国药典》中，龙胆泻肝丸组方中的"木通"全由关木通代替。

但和白木通及川木通不同的是，关木通含有马兜铃酸，对肾脏有较强的毒性，可以损害肾小管功能，导致肾功能衰竭。遗憾的是，马兜铃酸的危害在当时（1990年之前）并不为人们所知晓。

直到1993年比利时当地一些妇女因服含广防己的减肥丸后导致严重肾病。后经政府调查，发现大约10000名服该药的妇女中至少有110人罹患了晚期肾衰竭，其中66人进行了肾移植，部分患者还发现了尿道癌症；1999年英国又报道了2名妇女因服含关木通的草药茶治疗湿疹导致晚期肾衰竭的事件，至此，关木通逐渐被人们所关注。

2003年4月1日，国家药监局印发《关于取消关木通药用标准的通知》，决定取消关木通的药用标准，龙胆泻肝丸等"关木通制剂"必须凭医师处方购买；责令该类制剂的生产限期用木通科木通（白木通、川木通）替换关木通。2005年版以后的《中国药典》已不再收载关木通、广防己、青木香三个品种（均含马兜铃酸）。

【能力训练】

观察并描绘木通粉末中的含晶石细胞及细胞腔内含密集小方晶的中柱鞘纤维。

一、任务分组

请以每组5～7人自由成组，每组选出一名小组长，并将小组成员情况填入表4-5中。

表 4-5 小组成员情况

班级			任务编号		指导老师	
组号			组长		学号	
组员	学号		姓名	学号		姓名
任务分工						

二、任务前准备

(1) 仪器 目镜测微尺、载台测微尺、显微描绘器、绘图板、生物显微镜。

(2) 试剂 水合氯醛、稀甘油、氢氧化钠、甲醇、45％乙醇。

(3) 药材 木通药材及粉末。

三、观察要点

木通粉末 晶石细胞，细胞腔内含密集小方晶的中柱鞘纤维。

四、任务实施

1. 木通粉末的显微鉴定与描绘

① 木通粉末以水合氯醛透化装片。

② 装好描绘目镜和描绘架。

③ 在下方方框中分别描绘木通石细胞和中柱鞘纤维。

木通

2. 测量放大倍数（物像实物的大小/图纸上描绘图大小）

五、安全及注意事项

① 物像及绘图纸上铅笔均较清晰，才可进行描绘。

② 绘图时，先用 HB 型铅笔轻轻依物像描轮廓，再绘其他细微特征。

③ 所画物体大于一个视野，画完一个视野，平移标本片和绘图纸，但有少部分在视野中并完全重合，再继续绘完物体。

六、任务评价

根据小组成员进行能力训练的过程及任务完成情况进行自评、互评及教师评价，并将各项得分填入表 4-6 中。

表 4-6　任务评价

类别	评分内容	评价标准	分值	得分
学生自评（20分）	团队协作及工作态度	优5良4中3差2	5	
	工作质量及结果	优5良4中3差2	5	
	职业素养	优5良4中3差2	5	
	创新意识	优5良4中3差2	5	
学生互评（20分）	协调能力	优5良4中3差2	5	
	组织有序与团队合作	优5良4中3差2	5	
	工作效率与工作规范性	优5良4中3差2	5	
	任务完成与成果展示	优5良4中3差2	5	
教师评价（60分）	考勤	无故迟到扣5、早退扣5、旷课扣15	15	
	任务纪律	优15良12中9差6	15	
	任务过程	优15良12中9差6	15	
	任务结果	优15良12中9差6	15	
	综合得分		100	

【练习思考】

1. 以下不属于鸡血藤的显微特征的是（　　）。

A. 导管以具缘纹孔导管为主

B. 不含草酸钙方晶

C. 棕红色块散在，形状、大小及颜色深浅不一

D. 石细胞单个散在或 2～3 个成群，淡黄色，层纹明显

2. 粉末镜检具晶纤维的中药有（　　）。
   A. 木通　　　　B. 鸡血藤　　　　C. 大血藤　　　　D. 降香
3. 降香的原植物属于（　　）。
   A. 唇形科　　　B. 豆科　　　　　C. 木兰科　　　　D. 茜草科
4. 钩藤来源于（　　）。
   A. 茄科　　　　B. 桔梗科　　　　C. 茜草科　　　　D. 唇形科
5. 维管束异型的茎木类药材是（　　）。
   A. 苏木　　　　B. 鸡血藤　　　　C. 大血藤　　　　D. 钩藤
6. 降香的药用部位为（　　）。
   A. 树干和根的干燥心材　　　　　B. 叶
   C. 干皮　　　　　　　　　　　　D. 果实
7. 毛钩藤或华钩藤粉末中的草酸钙结晶类型为（　　）。
   A. 方晶　　　　B. 砂晶　　　　　C. 针晶　　　　　D. 柱晶
8. 木通的正品原植物为（　　）。
   A. 木通科　　　　　　　　　　　B. 马兜铃科
   C. 毛茛科　　　　　　　　　　　D. 防己科
9. 以下不属于苏木的粉末特征的是（　　）。
   A. 木纤维及晶纤维　　　　　　　B. 内含韧皮部薄壁细胞
   C. 具缘纹孔导管　　　　　　　　D. 草酸钙方晶
10. 以下不属于鸡血藤横切面韧皮部具有的显微特征的是（　　）。
    A. 乳汁管　　　　　　　　　　　B. 石细胞群
    C. 晶纤维　　　　　　　　　　　D. 分泌细胞

（李海燕　邹　青）

任务四　常用皮类中药显微鉴定

【学习目标】

一、知识目标
（1）掌握牡丹皮、厚朴、黄柏共 3 种药材的显微鉴别要点；
（2）熟悉皮类中药材的显微鉴别特征。

二、能力目标
能进行常用皮类药材的显微鉴定操作，绘制牡丹皮、厚朴、黄柏的显微组织构造图和显微粉末特征图。

三、素质目标
养成严谨、负责的工作态度及善于合作的职业素质。

【基本知识】

一、显微鉴定概述

（一）组织构造鉴定

皮类中药的组织构造由外向内依次为周皮、皮层、初生韧皮部和次生韧皮部等部分。应注意观察横切面各部分组织的界限和宽厚度，再进行各部分组织的详细观察和描述。

（1）周皮 包括木栓层、木栓形成层与栓内层。

（2）皮层 大多由薄壁细胞组成，皮层中常可见到纤维、石细胞和各种分泌组织，薄壁细胞内含物有淀粉粒或草酸钙结晶等。

（3）韧皮部 包括射线和韧皮部束两部分。射线的宽度和形状在鉴定时较为重要，应注意观察。

（二）粉末鉴定

皮类中药粉末的显微观察，一般不应有木质部的组织，如导管、管胞、木纤维及木薄壁细胞等。应注意木栓细胞、筛管（或筛胞）、纤维、石细胞、分泌组织及草酸钙结晶等。还应注意纤维和石细胞的区别，淀粉粒及草酸钙结晶的类型、大小等。

二、重点掌握

牡丹皮　Mudanpi

Moutan Cortex

【来源】 牡丹皮为毛茛科植物牡丹 *Paeonia suffruticosa* Andr. 的干燥根皮。

【显微特征】

1. 横切面

①木栓层为多列细胞，壁浅红色。②皮层菲薄，细胞数列。③韧皮部占大部分。④射线宽1～3列细胞。⑤韧皮部、皮层薄壁细胞以及细胞间隙中均含有草酸钙簇晶；薄壁细胞和射线细胞中含色素或淀粉粒。

2. 粉末

淡红棕色。①淀粉粒甚多，单粒类圆形或多角形，直径3～16μm，脐点点状、裂缝状或飞鸟状；复粒由2～6分粒组成。②草酸钙簇晶直径9～45μm，有时含晶细胞连接，簇晶排列成行，或一个细胞含数个簇晶。③连丹皮可见木栓细胞长方形，壁稍厚，浅红色。

【鉴别要点】

① 根皮横切面可见大量草酸钙簇晶分布于皮层及韧皮部。

② 粉末中可见众多淀粉粒、草酸钙簇晶，以及浅棕红色的木栓细胞。

厚朴　Houpo

Magnoliae Officinalis Cortex

【来源】

厚朴为木兰科植物厚朴 *Magnolia officinalis* Rehd. et Wils. 或凹叶厚朴 *Magnolia officinalis* Rehd. et Wils. var. *biloba* Rehd. et Wils. 的干燥干皮、根皮及枝皮。

【显微特征】

1. 横切面

①木栓层为 10 余列细胞；有的可见落皮层。②皮层外侧有石细胞环带，内侧散有多数油细胞和石细胞群。③韧皮部射线宽 1~3 列细胞；纤维多数个成束；亦有油细胞散在。

2. 粉末

棕色。①纤维甚多，直径 15~32μm，壁甚厚，有的呈波浪形或一边呈锯齿状，木化，孔沟不明显。②石细胞类方形、椭圆形、卵圆形或不规则分枝状，直径 11~65μm，有时可见层纹。③油细胞椭圆形或类圆形，直径 50~85μm，含黄棕色油状物。

【鉴别要点】

① 干皮横切面可见木栓形成层之下为石细胞环带，亦可见大量油细胞分布于皮层和韧皮部。

② 粉末中可见大小不一的石细胞，其中较大者多为分枝状；油细胞甚多且壁稍厚。

黄柏　Huangbo

Phellodendri Chinensis Cortex

【来源】黄柏为芸香科植物黄皮树 *Phellodendron chinense* Schneid. 的干燥树皮。

【显微特征】

1. 横切面

①未去净外皮者，木栓层由多列长方形细胞组成，内含棕色物质。②皮层比较狭窄，散有纤维群及石细胞群，石细胞大多分枝状，层纹明显，壁极厚。③韧皮部占树皮的大部分，外侧有少数石细胞，纤维束切向排列呈断续的层带（又称硬韧部）。④射线宽 2~4 列细胞，常弯曲而细长。⑤栓内层、韧皮部、射线薄壁细胞中含草酸钙方晶，黏液细胞随处可见。

2. 粉末

鲜黄色。纤维鲜黄色，直径 16~38μm，常成束，周围细胞含草酸钙方晶，形成晶纤维；含晶细胞壁木化增厚。石细胞鲜黄色，类圆形或纺锤形，直径 35~128μm，有的呈分枝状，枝端锐尖，壁厚，层纹明显；有的可见大型纤维状的石细胞，长可达 900μm。草酸钙方晶众多。

【鉴别要点】

① 树皮横切面可见皮层散有石细胞，韧皮纤维断续成层排列，皮层及韧皮部均散有黏液细胞。

② 粉末中可见金黄色纤维束周围的薄壁细胞中含有草酸钙方晶，形成晶鞘纤维；石细胞鲜黄色，较大，壁极厚，层纹细密。

【能力训练】

观察并描绘厚朴、川黄柏粉末显微特征。

一、任务分组

请以每组 5～7 人自由成组，每组选出一名小组长，并将小组成员情况填入表 4-7 中。

表 4-7 小组成员情况

班级		任务编号		指导老师	
组号		组长		学号	
组员	学号		姓名	学号	姓名
任务分工					

二、任务前准备

(1) 仪器　目镜测微尺、载台测微尺、显微描绘器、绘图板、生物显微镜。

(2) 试剂　水合氯醛、稀甘油、氢氧化钠、甲醇、45％乙醇。

(3) 药材　厚朴药材及粉末、川黄柏药材及粉末。

三、观察要点

(1) 厚朴　石细胞、纤维、油细胞、筛管分子。

(2) 川黄柏　石细胞、纤维及晶纤维、黏液细胞、草酸钙方晶、筛管。

四、任务实施

1. 厚朴、川黄柏粉末的显微鉴定与描绘

① 厚朴、川黄柏粉末，分别以水合氯醛透化装片。

② 装好描绘目镜和描绘架。

③ 分别在下方方框中描绘厚朴的石细胞、纤维、油细胞、筛管分子；川黄柏的石细胞、纤维及晶纤维、黏液细胞、草酸钙方晶、筛管。

2. 测量放大倍数（物像实物的大小/图纸上描绘图大小）

五、安全及注意事项

① 注意观察厚朴石细胞与油细胞的特征。
② 注意观察川黄柏石细胞、纤维及晶纤维的特征。
③ 物像及绘图纸上铅笔均较清晰，才可进行描绘。
④ 所画物体大于一个视野，画完一个视野，平移标本片和绘图纸，但有少部分在视野中并完全重合，再继续绘完物体。

六、任务评价

根据小组成员进行能力训练的过程及任务完成情况进行自评、互评及教师评价，并将各项得分填入表4-8中。

表 4-8 任务评价

类别	评分内容	评价标准	分值	得分
学生自评（20分）	团队协作及工作态度	优5良4中3差2	5	
	工作质量及结果	优5良4中3差2	5	
	职业素养	优5良4中3差2	5	
	创新意识	优5良4中3差2	5	

续表

类别	评分内容	评价标准	分值	得分
学生互评（20分）	协调能力	优5良4中3差2	5	
	组织有序与团队合作	优5良4中3差2	5	
	工作效率与工作规范性	优5良4中3差2	5	
	任务完成与成果展示	优5良4中3差2	5	
教师评价（60分）	考勤	无故迟到扣5、早退扣5、旷课扣15	15	
	任务纪律	优15良12中9差6	15	
	任务过程	优15良12中9差6	15	
	任务结果	优15良12中9差6	15	
综合得分			100	

【练习思考】

1. 薄壁细胞及细胞间隙均含有草酸钙簇晶，或一个细胞含数个簇晶，或含晶细胞连接，排列成行的药材是（　　）。

　　A. 肉桂　　　　　　B. 厚朴　　　　　　C. 杜仲　　　　　　D. 牡丹皮

2. 粉末镜检可见分枝状石细胞、壁厚呈波浪状或锯齿状的纤维及椭圆形油细胞的药材是（　　）。

　　A. 杜仲　　　　　　B. 黄柏　　　　　　C. 厚朴　　　　　　D. 肉桂

3. 粉末镜检可见分枝状石细胞、晶纤维及黏液细胞的药材是（　　）。

　　A. 厚朴　　　　　　B. 黄柏　　　　　　C. 杜仲　　　　　　D. 肉桂

4. 具马蹄形（三面增厚，一面菲薄）石细胞、油细胞、草酸钙针晶的药材是（　　）。

　　A. 杜仲　　　　　　B. 厚朴　　　　　　C. 肉桂　　　　　　D. 牡丹皮

5. 药用部位为干皮、根皮及枝皮的药材是（　　）。

　　A. 肉桂　　　　　　B. 桑白皮　　　　　C. 厚朴　　　　　　D. 香加皮

6. 具三面增厚木栓细胞、橡胶丝团块及厚壁石细胞的药材是（　　）。

　　A. 厚朴　　　　　　B. 肉桂　　　　　　C. 杜仲　　　　　　D. 黄柏

7. 石细胞鲜黄色，大多分支，层纹明显的药材是（　　）。

　　A. 厚朴　　　　　　　　　　　　　　B. 肉桂

　　C. 杜仲　　　　　　　　　　　　　　D. 黄柏

8. 肉桂药材中含草酸钙细小针晶，存在于（　　）。

　　A. 皮层薄壁细胞　　　　　　　　　　B. 黏液细胞

　　C. 韧皮部射线细胞　　　　　　　　　D. 油细胞

9. 不属于肉桂的横切面显微特征的是（　　）。

　　A. 最内一层木栓细胞细胞外壁增厚，木化

　　B. 皮层散有石细胞、油细胞及黏液细胞

　　C. 中柱鞘部位有石细胞群，断续环列

　　D. 韧皮部射线细胞含草酸钙细小簇晶

10. 以下不属于黄柏的显微鉴别特征的是（　　）。
   A. 栓内层、韧皮部、射线薄壁细胞中含草酸钙方晶
   B. 晶纤维黄绿色
   C. 韧皮部纤维束切向排列呈断续的层带（硬韧部）
   D. 石细胞鲜黄色，分枝状，具层纹

（李海燕　董术发）

任务五　常用叶类中药显微鉴定

【学习目标】

一、知识目标

(1) 掌握番泻叶的显微鉴别要点；
(2) 熟悉艾叶的显微鉴别特征。

二、能力目标

能进行常用叶类药材的显微鉴定操作，绘制番泻叶的显微粉末特征图。

三、素质目标

培养吃苦耐劳和克服生产中遇到的一切困难的精神。

【基本知识】

一、显微鉴定概述

叶类中药的显微鉴定一般制作叶中脉部分的横切面、表面制片或粉末制片进行观察。横切面主要观察表皮、叶肉、叶的中脉三部分的特征。

1. 叶的组织构造

(1) 表皮　通常由1列扁平的薄壁细胞组成。表皮细胞常分化形成毛茸或气孔。毛茸分为腺毛和非腺毛，气孔分为双子叶植物气孔和单子叶植物气孔。其中腺毛和非腺毛的形态、细胞组成以及气孔的类型等具有重要鉴别意义。如图4-6至图4-8。

(2) 叶肉　位于上下表皮之间，常分为栅栏组织和海绵组织两部分，如图4-9。

① 栅栏组织：由一列或数列长柱形细胞组成，排列形如栅栏，因此称为栅栏组织。

② 海绵组织：由一些近圆形的薄壁细胞组成，排列疏松，有较大的细胞间隙，形似海绵，称为海绵组织。

根据栅栏组织的分布、分化情况，常将叶分为"等面叶"与"异面叶"两种。等面叶是指叶肉组织比较均一，不分化成栅栏组织和海绵组织或虽有分化但栅栏组织却分布

在叶的两面的植物叶子。两面内部的叶肉组织常有组织的分化，这种叶称为异面叶。

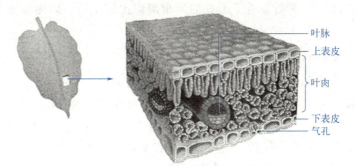

图 4-6　叶的组织构造

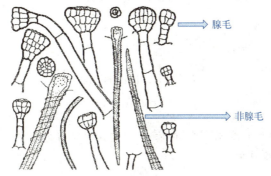

图 4-7　腺毛与非腺毛

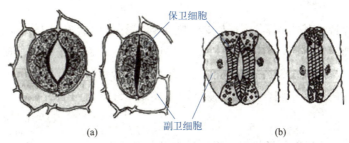

图 4-8　双子叶植物气孔（a）和单子叶植物气孔（b）

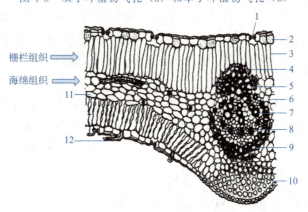

图 4-9　叶肉组织

1—气孔；2—上表皮；3—栅栏组织；4—厚角组织；5—形成层；6—初生韧皮部；7—初生木质部；8—韧皮纤维；9—薄壁组织；10—厚角组织；11—海绵组织；12—下表皮

(3) 叶脉 叶脉是叶片中的维管束，多为无限外韧型维管束，维管束的外侧常有纤维等厚壁组织围绕，特别是靠近下表皮的厚角组织比较发达，因而主脉显著向下方突起，起支持作用。

2. 叶类中药的显微鉴定要点

(1) 组织构造鉴定 表皮部分应注意观察细胞的形状、气孔类型、角质层厚度、毛茸类型及其特征。叶肉部分应注意观察栅栏组织及海绵组织的分布。维管束应注意其形状及类型。

(2) 粉末鉴定 毛茸、气孔、表皮细胞具有重要的鉴定意义。应注意非腺毛的细胞数目、形状、大小、细胞壁的疣状突起等；腺毛的腺头形状、大小、细胞数目及内含物等；气孔类型；表皮细胞的形状、垂周壁的弯曲程度、增厚情况及晶纤维等。

二、重点掌握

番泻叶　Fanxieye
Sennae Folium

【来源】 番泻叶为豆科植物狭叶番泻 *Cassia angustifolia* Vahl 或尖叶番泻 *Cassia acutifolia* Delile 的干燥小叶。

【显微特征】

1. 横切面

两种番泻叶特征基本相同。①表皮细胞1列，有的内含黏液质，上下表皮均有气孔；非腺毛单细胞，壁厚，多具壁疣。②为等面叶，上表面的栅栏组织通过主脉，下面的不通过主脉。海绵组织常含草酸钙簇晶。③主脉维管束外韧型，上、下两侧均有微木化纤维束，其外侧薄壁细胞含草酸钙棱晶，形成晶鞘纤维。

2. 粉末

淡绿色或黄绿色。①晶纤维多，沿叶脉呈分叉状，草酸钙方晶直径 12～15μm。②非腺毛单细胞，长 100～350μm，直径 12～25μm，壁厚，有疣状突起。③草酸钙簇晶存在于叶肉薄壁细胞中，直径 9～20μm。④上下表皮细胞表面观呈多角形，垂周壁平直；上下表皮均有气孔，主为平轴式，副卫细胞大多为2个，也有3个。

【鉴别要点】

① 叶横切面可见中脉维管束上、下方具晶鞘纤维，叶上下表皮内侧各有1列栅栏细胞，上列通过主脉。

② 粉末中可见众多晶鞘纤维，其上有大量草酸钙方晶，亦可见草酸钙簇晶。

艾叶　Aiye
Artemisiae Argyi Folium

【来源】 艾叶为菊科植物艾 *Artemisia argyi* Levl. et Vant. 的干燥叶。

【显微特征】 粉末绿褐色。非腺毛有两种：一种为T形毛，顶端细胞长而弯曲，两臂不等长，柄2～4细胞；另一种为单列性非腺毛，3～5细胞，顶端细胞特长而扭曲，常断落。腺毛表面观鞋底形，由4、6细胞相对叠合而成，无柄。草酸钙簇晶，直径3～7μm，存在于叶肉细胞中。

【鉴别要点】

① 叶横切面可见非腺毛、腺毛分布于上下表皮，中脉维管束上、下方均有纤维束。

② 粉末中可见众多顶端细胞横生的T形非腺毛，以及顶面观呈鞋底状、侧面观成对叠生的腺毛。

【能力训练】

观察并描绘番泻叶粉末显微特征。

一、任务分组

请以每组5～7人自由成组，每组选出一名小组长，并将小组成员情况填入表4-9中。

表4-9 小组成员情况

班级		任务编号		指导老师	
组号		组长		学号	
组员	学号		姓名	学号	姓名
任务分工					

二、任务前准备

(1) 仪器 目镜测微尺、载台测微尺、显微描绘器、绘图板、生物显微镜。

(2) 试剂 水合氯醛、稀甘油、氢氧化钠、甲醇、45％乙醇。

(3) 药材 番泻叶药材及粉末。

三、观察要点

番泻叶的表皮细胞与平轴气孔、非腺毛、晶鞘纤维、草酸钙簇晶。

四、任务实施

1. 番泻叶粉末的显微鉴定与描绘

① 番泻叶粉末水合氯醛透化装片。

② 装好描绘目镜和描绘架。

③ 在下方方框中分别描绘番泻叶的表皮细胞与平轴气孔、非腺毛、晶鞘纤维、草酸钙簇晶。

番泻叶

2. 测量放大倍数（物像实物的大小/图纸上描绘图大小）。

五、安全及注意事项

① 注意上下表皮细胞的形态、有无气孔与毛茸等，气孔与毛茸类型、形状及分布。
② 物像及绘图纸上铅笔均较清晰，才可进行描绘。
③ 绘图时，先用 HB 型铅笔轻轻依物像描轮廓，再绘其他细微特征。
④ 所画物体大于一个视野，画完一个视野，平移标本片和绘图纸，但有少部分在视野中并完全重合，再继续绘完物体。

六、任务评价

根据小组成员进行能力训练的过程及任务完成情况进行自评、互评及教师评价，并将各项得分填入表 4-10 中。

表 4-10 任务评价

类别	评分内容	评价标准	分值	得分
学生自评 （20 分）	团队协作及工作态度	优 5 良 4 中 3 差 2	5	
	工作质量及结果	优 5 良 4 中 3 差 2	5	
	职业素养	优 5 良 4 中 3 差 2	5	
	创新意识	优 5 良 4 中 3 差 2	5	
学生互评 （20 分）	协调能力	优 5 良 4 中 3 差 2	5	
	组织有序与团队合作	优 5 良 4 中 3 差 2	5	
	工作效率与工作规范性	优 5 良 4 中 3 差 2	5	
	任务完成与成果展示	优 5 良 4 中 3 差 2	5	
教师评价 （60 分）	考勤	无故迟到扣 5、早退扣 5、旷课扣 15	15	
	任务纪律	优 15 良 12 中 9 差 6	15	
	任务过程	优 15 良 12 中 9 差 6	15	
	任务结果	优 15 良 12 中 9 差 6	15	
综合得分			100	

【练习思考】

1. 栅栏组织通过主脉的药材是（　　）。
   A. 侧柏叶　　　　　B. 番泻叶　　　　　C. 大青叶　　　　　D. 紫苏叶
2. 番泻叶的气孔类型是（　　）。
   A. 直轴式　　　　　B. 平轴式　　　　　C. 不定式　　　　　D. 不等式
3. 大青叶的气孔类型主要为（　　）。
   A. 直轴式　　　　　B. 平轴式　　　　　C. 不等式　　　　　D. 不定式
4. 栅栏组织与海绵组织无明显区分的药材是（　　）。
   A. 枇杷叶　　　　　B. 番泻叶　　　　　C. 蓼大青叶　　　　D. 大青叶
5. 枇杷叶来源于（　　）。
   A. 蔷薇科　　　　　B. 豆科　　　　　　C. 十字花科　　　　D. 木兰科
6. 含有晶鞘纤维结构的药材是（　　）。
   A. 黄柏　　　　　　B. 黄芪　　　　　　C. 番泻叶　　　　　D. 甘草
7. 艾叶来源于（　　）。
   A. 伞形科　　　　　B. 菊科　　　　　　C. 蓼科　　　　　　D. 唇形科
8. 在显微镜下可见腺毛表面观鞋底形的药材粉末是（　　）。
   A. 大青叶　　　　　B. 枇杷叶　　　　　C. 艾叶　　　　　　D. 番泻叶
9. 以下不是淫羊藿的原植物的是（　　）。
   A. 淫羊藿　　　　　　　　　　　　　　B. 箭叶淫羊藿
   C. 柔毛淫羊藿　　　　　　　　　　　　D. 巫山淫羊藿
10. 粉末在显微镜下，可见平轴式气孔、非腺毛和晶纤维的中药材是（　　）。
    A. 番泻叶　　　　　　　　　　　　　　B. 罗布麻叶
    C. 紫苏叶　　　　　　　　　　　　　　D. 枇杷叶

（周在富　苏婷婷）

任务六　常用花类中药显微鉴定

【学习目标】

一、知识目标

（1）掌握金银花、红花的显微鉴别要点；
（2）熟悉菊花的显微鉴别特征。

二、能力目标

能进行常用花类药材的显微鉴定操作，绘制金银花、红花的显微粉末特征图。

三、素质目标

培养良好的职业道德品质，树立全心全意为人民服务的观点。

【基本知识】

一、显微鉴定概述

花类中药显微鉴定除做花梗和花托的横切片以外，一般只做表面制片和粉末制片进行观察。

1. 苞片和萼片

与叶片构造相似，应注意上下表皮细胞的形态，气孔及毛茸的有无、类型、形状及分布情况，有无分泌组织或草酸钙结晶等。

2. 花瓣

与叶构造相似，上表皮细胞常呈乳头状或毛茸状，下表皮细胞的垂周壁常呈波状弯曲，相当于叶肉的部分由数层排列疏松的大型薄壁细胞组成，有时可见管状分泌组织及贮藏物质，维管束细小，仅见少数螺纹导管。

3. 雄蕊

包括花丝和花药两部分。花丝被毛茸，花药包括花粉囊和花粉粒。花粉粒的形状、大小、表面纹理、萌发孔等对鉴定花类中药具有重要意义。花粉粒形状有圆球形、三角形、椭圆形、四分体；外壁特征为刺状突起、放射状雕纹、网状纹理或光滑。花粉粒的外壁有萌发孔或萌发沟，一般双子叶植物的萌发孔数目为3个或3个以上，单子叶植物和裸子植物的萌发孔数目为1个。

4. 雌蕊

包括子房、花柱和柱头。子房表皮多为薄壁细胞，少数花柱表皮细胞分化成毛状物；花柱表皮细胞少数分化成毛状物；柱头顶端表皮细胞常呈乳头状突起或分化成毛茸。

5. 花梗和花托

横切面构造与茎相似，应注意表皮、皮层、内皮层、维管束及髓部是否明显，有无厚壁组织、分泌组织存在，有无草酸钙结晶、淀粉粒等。

二、重点掌握

金银花　Jinyinhua
Lonicerae Japonicae Flos

【来源】金银花为忍冬科植物忍冬 *Lonicera japonica* Thunb.。

【显微特征】粉末浅黄棕色或黄绿色。①腺毛较多，头部倒圆锥形、类圆形或略扁圆形，4～33细胞，排成2～4层，直径30～64～108μm，柄部1～5细胞，长可达700μm。②非腺毛有两种：一种为厚壁非腺毛，单细胞，长可达900μm，表面有微细疣状或泡状突起，有的具螺纹；另一种为薄壁非腺毛，单细胞，甚长，弯曲或皱缩，表面有微细疣状突起。③草酸钙簇晶直径6～45μm。④花粉粒类圆形或三角形，表面具细密短刺及细颗粒状雕纹，具3孔沟。⑤柱头表皮细胞绒毛状。

【鉴别要点】粉末中可见极多具疣状突起的非腺毛，以及头部倒圆锥形或类圆形的腺毛。

菊花　Juhua
Chrysanthemi Flos

【来源】菊花为菊科植物菊 Chrysanthemum morifolium Ramat. 的干燥头状花序。

【显微特征】粉末黄白色。①花粉粒黄色类球形，直径32～37μm，表面有网孔纹及短刺，具3孔沟。②T形毛较多，顶端细胞长大，两臂近等长，柄2～4细胞。③腺毛头部鞋底状，6～8细胞两两相对排列。④花冠表皮细胞垂周壁波状弯曲，平周壁有细密的放射状条纹。⑤苞片表皮细胞狭长，垂周壁波状弯曲，平周壁有粗条纹；气孔长圆形，直径26～38μm，长47～58μm，副卫细胞3～6个。⑥草酸钙簇晶较多，细小。⑦花粉囊内壁细胞壁呈网状或条状增厚。

【鉴别要点】粉末中可见具3个孔沟及表面具刺的花粉粒，亦可见花冠表皮细胞垂周壁呈波状弯曲，表面有细密的辐射状角质纹理。

红花　Honghua
Carthami Flos

红花的鉴定

【来源】红花为菊科植物红花 Carthamus tinctorius L. 的干燥花。

【显微特征】粉末橙黄色。①花冠、花丝、柱头碎片多见，有长管状分泌细胞常位于导管旁，直径约至66μm，含黄棕色至红棕色分泌物。②花冠裂片顶端表皮细胞外壁突起呈短绒毛状。③柱头和花柱上部表皮细胞分化成圆锥形单细胞毛，先端尖或稍钝。④花粉粒类圆形、椭圆形或橄榄形，直径约至60μm，具3个萌发孔，外壁有齿状突起。⑤草酸钙方晶存在于薄壁细胞中，直径2～6μm。

【鉴别要点】粉末中可见具3个萌发孔的花粉粒，以及黄棕色或红棕色的分泌管。

【能力训练】

观察并描绘红花粉末显微鉴别特征。

一、任务分组

请以每组5～7人自由成组，每组选出一名小组长，并将小组成员情况填入表4-11中。

表 4-11　小组成员情况

班级		任务编号		指导老师	
组号		组长		学号	
组员	学号	姓名	学号	姓名	
任务分工					

二、任务前准备

(1) 仪器　目镜测微尺、载台测微尺、显微描绘器、绘图板、生物显微镜。

(2) 试剂　水合氯醛、稀甘油、氢氧化钠、甲醇、45％乙醇。

(3) 药材　红花药材及粉末。

三、观察要点

观察红花粉末中的花柱碎片、分泌细胞、花端顶端碎片、花粉粒。

四、任务实施

1. 红花粉末的显微鉴定与描绘

① 红花粉末以水合氯醛透化装片。

② 装好描绘目镜和描绘架。

③ 在下方方框中分别描绘红花粉末中的花柱碎片、分泌细胞、花端顶端碎片、花粉粒。

红花

2. 测量放大倍数（物像实物的大小/图纸上描绘图大小）。

五、安全及注意事项

① 注意观察红花的管状分泌组织。
② 物象及绘图纸上铅笔均较清晰，才可进行描绘。
③ 绘图时，先用 HB 型铅笔轻轻依物像描轮廓，再绘其他细微特征。
④ 所画物体大于一个视野，画完一个视野，平移标本片和绘图纸，但有少部分在视野中并完全重合，再继续绘完物体。

六、任务评价

根据小组成员进行能力训练的过程及任务完成情况进行自评、互评及教师评价，并将各项得分填入表 4-12 中。

表 4-12 任务评价

类别	评分内容	评价标准	分值	得分
学生自评（20 分）	团队协作及工作态度	优 5 良 4 中 3 差 2	5	
	工作质量及结果	优 5 良 4 中 3 差 2	5	
	职业素养	优 5 良 4 中 3 差 2	5	
	创新意识	优 5 良 4 中 3 差 2	5	
学生互评（20 分）	协调能力	优 5 良 4 中 3 差 2	5	
	组织有序与团队合作	优 5 良 4 中 3 差 2	5	
	工作效率与工作规范性	优 5 良 4 中 3 差 2	5	
	任务完成与成果展示	优 5 良 4 中 3 差 2	5	
教师评价（60 分）	考勤	无故迟到扣 5、早退扣 5、旷课扣 15	15	
	任务纪律	优 15 良 12 中 9 差 6	15	
	任务过程	优 15 良 12 中 9 差 6	15	
	任务结果	优 15 良 12 中 9 差 6	15	
综合得分			100	

【练习思考】

1. 具有油室的药材是（　　）。
   A. 丁香　　　　B. 西红花　　　　C. 红花　　　　D. 洋金花
2. 内含红棕色分泌物的管道状分泌细胞的药材是（　　）。
   A. 丁香　　　　B. 菊花　　　　C. 金银花　　　　D. 红花
3. 辛夷的原植物科名是（　　）。
   A. 茄科　　　　B. 豆科　　　　C. 菊科　　　　D. 木兰科
4. 来源于桃金娘科植物的药材是（　　）。
   A. 洋金花　　　　B. 金银花　　　　C. 槐花　　　　D. 丁香
5. 柱头及花柱表皮细胞分化成圆锥形单细胞毛的药材是（　　）。
   A. 金银花　　　　B. 西红花　　　　C. 洋金花　　　　D. 红花

6. 红花组织中含有的分泌组织有（　　）。
   A. 长管状分泌细胞　　　　　　　B. 乳汁管
   C. 树脂道　　　　　　　　　　　D. 油室
7. 金银花花粉粒表面为（　　）。
   A. 近于光滑　　　　　　　　　　B. 具微细疣状突起
   C. 具细密短刺及细颗粒状雕纹　　D. 有网状雕纹
8. 花粉粒类圆球形或椭圆形，外壁有刺或具齿状突起，具3个萌发孔的药材是（　　）。
   A. 西红花　　　　　　　　　　　B. 丁香
   C. 金银花　　　　　　　　　　　D. 红花
9. 西红花所属科名为（　　）。
   A. 香蒲科　　　　　　　　　　　B. 鸢尾科
   C. 忍冬科　　　　　　　　　　　D. 菊科
10. 花粉粒细小，类球形，表面具尖刺，具3个萌发孔的药材是（　　）。
    A. 槐花　　　　　　　　　　　　B. 西红花
    C. 款冬花　　　　　　　　　　　D. 洋金花

（周在富　苏婷婷）

任务七　常用果实及种子类中药显微鉴定

【学习目标】

一、知识目标

（1）掌握五味子、小茴香、槟榔的显微鉴别要点；
（2）熟悉苦杏仁的显微鉴别特征。

二、能力目标

能进行常用果实及种子类药材的显微鉴定操作，绘制五味子、小茴香、槟榔显微粉末特征图。

三、素质目标

培养团队合作能力，提升综合职业素质。

【基本知识】

一、显微鉴定概述

1. 果实类中药的显微鉴定

果实类中药主要看果皮的构造，由外果皮、中果皮和内果皮三层组成，如图4-10所示。

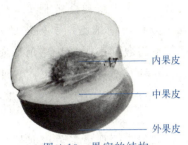

图 4-10　果实的结构

（1）外果皮　与叶的下表皮相当。通常为一列表皮细胞，外被角质层。有时有附属物存在，如非腺毛、腺毛、腺鳞、气孔等。有时表皮细胞中含有有色物质或色素。

（2）中果皮　与叶肉组织相当。为果皮的中层，通常较厚，多由薄壁组织构成。中果皮在各类果实中的果肉中比较发达，肉质肥厚。细胞中多含有糖分（如蔗糖、葡萄糖、果糖）、有机酸、鞣质。有的中果皮成熟时干燥收缩为膜质或革质，如扁豆、荔枝等。有的中果皮还分布石细胞、油细胞。中果皮的维管束贯穿于其中，如橘络、丝瓜络。

（3）内果皮　与叶的上表皮相当，是果皮的最内层组织，大多由一列薄壁细胞组成，有的全为石细胞组成，如胡椒；有的内果皮构成坚硬的果核，如桃、杏、李等；有的形成"镶嵌细胞"。

如果实类中药采用完整的果实入药，则不仅要进行果皮的显微鉴定，还需要做种子的显微鉴定。

2. 种子类中药的显微鉴定

种子可分为种皮、胚乳及胚三个部分。

（1）种皮　常由表皮层、栅状细胞层、油细胞层、石细胞层、营养层等一种或数种组织组成。

（2）胚乳　通常由贮藏大量脂肪油和糊粉粒的薄壁细胞组成，有的薄壁细胞中含有淀粉粒或草酸钙结晶。

（3）胚　胚包括胚根、胚茎、胚芽和子叶四部分，通常子叶占胚的大部分。在植物器官中只有种子含有糊粉粒。

二、重点掌握

五味子　WuWeizi

Schisandrae Chinensis Fructus

【来源】　五味子为木兰科植物五味子 *Schisandra chinensis* (Turcz.) Baill. 的干燥成熟果实。习称"北五味子"。主产于我国东北地区。秋季果实成熟时采摘，晒干或蒸后晒干，除去果梗和杂质。

【显微特征】　果实横切面：①外果皮为 1 列方形或长方形细胞，壁稍厚，外被角质层，散有油细胞。②中果皮薄壁细胞 10 余列，含淀粉粒，散有小型外韧型维管束。③内果皮为 1 列小方形薄壁细胞。④种皮最外层为 1 列径向延长的石细胞，壁厚，纹孔和孔沟细密；其下为数列类圆形、三角形或多角形石细胞，纹孔较大。⑤石细胞层下为数列薄壁细胞。⑥种脊部位有维管束。⑦油细胞层为 1 列长方形细胞，含棕黄色油滴。⑧再下为 3～5 列小形细胞。⑨种皮内表皮为 1 列小细胞，壁稍厚，胚乳细胞含脂肪油滴及糊粉粒。

粉末暗紫色。①种皮表皮石细胞表面观呈多角形或长多角形，直径 18～50μm，壁厚，孔沟极细密，胞腔内含深棕色物。②种皮内层石细胞呈多角形、类圆形或不规则形，直径约至 83μm，壁稍厚，纹孔较大。③果皮表皮细胞表面观类多角形，垂周壁略呈连珠状增厚，表面有角质线纹；表皮中散有油细胞。④中果皮细胞皱缩，含暗棕色物，并含淀粉粒。

【鉴别要点】

① 果实横切面可见种皮由 1 列径向延长的石细胞、数列类圆形或类多角形的石细胞、1 列油细胞、1 列内种皮组成。

② 粉末中可见多成片存在且内含深棕色物的种皮表皮石细胞，及多单个散在的种皮内层石细胞。

 知识延伸

除了南五味子常常被充当五味子进行售卖以外，山葡萄也常作为五味子的伪品出现在市面上，其鉴别方法为：山葡萄个稍大，内含卵形种子 2～4 粒，种子切开后种芯呈黑褐色，此为鉴别山葡萄和五味子最明显的特征；此外，山葡萄果皮干燥，较薄，没有紧贴在种子上，用手揉搓即碎；气微，味酸，微甜。

小茴香 Xiaohuixiang
Foeniculi Fructus

【来源】小茴香为伞形科植物茴香 Foeniculum vulgare Mill. 的干燥成熟果实。

【显微特征】分果横切面：①外果皮为 1 列扁平细胞，外被角质层。②中果皮纵棱处有维管束，其周围有多数木化网纹细胞；背面纵棱间各有大的椭圆形棕色油管 1 个，接合面有油管 2 个，共 6 个。③内果皮为 1 列扁平薄壁细胞，细胞长短不一。④种皮细胞扁长，含棕色物。⑤胚乳细胞多角形，含多数糊粉粒，每个糊粉粒中含有细小草酸钙簇晶。

粉末绿黄色或黄棕色。①网纹细胞壁厚，木化，壁孔卵圆形、网状。②油管碎片黄棕色至深红棕色，分泌细胞多角形。③内果皮细胞镶嵌状，5～8 个狭长细胞 1 组，以长轴作不规则方向嵌列。④内胚乳细胞，壁厚，含糊粉粒，每一糊粉粒含 1 细小簇晶。

【鉴别要点】

① 分果横切面可见中果皮散有 6 个椭圆形油管，纵棱处有维管束，韧皮部位于木质部两侧。

② 粉末中可见不规则镶嵌配列的内果皮镶嵌细胞、壁具网状纹孔的网纹细胞，以及黄棕色或深红棕色的油管碎片。

苦杏仁　Kuxingren
Armeniacae Semen Amarum

【来源】苦杏仁为蔷薇科植物山杏 *Prunus armeniaca* L. var. *ansu* Maxim.、西伯利亚杏 *Prunus sibirica* L.、东北杏 *Prunus mandshurica*（Maxim.）Koehne 或杏 *Prunus armeniaca* L. 的干燥成熟种子。

【显微特征】种子横切面：①种皮表皮薄壁细胞1层，散有近圆形的橙黄色石细胞，内为多层薄壁细胞，有小型维管束通过。②外胚乳为一薄层颓废细胞。③内胚乳为1至数层方形细胞，含糊粉粒及脂肪油。④子叶为多角形薄壁细胞，含糊粉粒及脂肪油。

种皮表面观：①种皮石细胞单个散在或数个相连，黄棕色至棕色，表面观类多角形、类长圆形或贝壳形，直径 25~150μm。②种皮外表皮细胞浅橙黄色至棕黄色，常与种皮石细胞相连，类圆形或多边形，壁常皱缩。

粉末黄白色。①种皮石细胞橙黄色，单个或成群，侧面观大多呈贝壳形，表面观呈类圆形或类多角形。②种皮外表皮薄壁细胞黄棕色，多皱缩与石细胞相连，细胞界限不明显。③子叶细胞含糊粉粒及油滴，并有细小的草酸钙簇晶。⑤内胚乳细胞多角形，含糊粉粒。

【鉴别要点】

① 种子横切面可见外种皮嵌有石细胞。

② 粉末中可见断面观呈贝壳形、卵圆形、长圆形、类多角形或梭形的石细胞，上半部层纹明显，下半部孔纹较密。

槟榔　Binglang
Arecae Semen

【来源】槟榔为棕榈科植物槟榔 *Areca catechu* L. 的干燥成熟种子。

【显微特征】种子横切面：①种皮组织分内、外层，外层为数列切向延长的扁平石细胞，内含红棕色物，石细胞形状、大小不一，常有细胞间隙。②内层为数列薄壁细胞，含棕红色物，并散有少数维管束。③外胚乳较狭窄，种皮内层与外胚乳常插入内胚乳中，形成错入组织。④内胚乳细胞白色，多角形，壁厚，纹孔大，含油滴和糊粉粒。

粉末红棕色至淡棕色。①种皮石细胞形状不一，壁不甚厚化。②内胚乳碎片众多，细胞形状不规则，壁厚，具大型类圆形壁孔。③糊粉粒中含拟晶体1粒。

【鉴别要点】

① 种子横切面可见种皮内层不规则伸入内胚乳中，形成错入组织。

② 粉末中可见极多具大型纹孔的内胚乳细胞。

【能力训练】

观察并描绘小茴香的显微鉴别特征。

一、任务分组

请以每组 5~7 人自由成组,每组选出一名小组长,并将小组成员情况填入表 4-13 中。

表 4-13　小组成员情况

班级		任务编号		指导老师	
组号		组长		学号	
组员	学号		姓名	学号	姓名
任务分工					

二、任务前准备

(1) **仪器**　目镜测微尺、载台测微尺、显微描绘器、绘图板、生物显微镜。

(2) **试剂**　水合氯醛、稀甘油、氢氧化钠、甲醇、45％乙醇。

(3) **药材**　小茴香药材及粉末。

三、观察要点

小茴香的网纹细胞、油管碎片、镶嵌状细胞、内胚乳细胞。

四、任务实施

1. 小茴香粉末的显微鉴定与描绘

① 小茴香粉末以水合氯醛透化装片。

② 装好描绘目镜和描绘架。

③ 在下方方框中分别描绘小茴香的网纹细胞、油管碎片、镶嵌状细胞、内胚乳细胞。

小茴香

2. 测量放大倍数（物像实物的大小/图纸上描绘图大小）

五、安全及注意事项

① 物像及绘图纸上铅笔均较清晰，才可进行描绘。

② 绘图时，先用 HB 型铅笔轻轻依物像描轮廓，再绘其他细微特征。

③ 所画物体大于一个视野，画完一个视野，平移标本片和绘图纸，但有少部分在视野中并完全重合，再继续绘完物体。

六、任务评价

根据小组成员进行能力训练的过程及任务完成情况进行自评、互评及教师评价，并将各项得分填入表 4-14 中。

表 4-14 任务评价

类别	评分内容	评价标准	分值	得分
学生自评（20 分）	团队协作及工作态度	优 5 良 4 中 3 差 2	5	
	工作质量及结果	优 5 良 4 中 3 差 2	5	
	职业素养	优 5 良 4 中 3 差 2	5	
	创新意识	优 5 良 4 中 3 差 2	5	
学生互评（20 分）	协调能力	优 5 良 4 中 3 差 2	5	
	组织有序与团队合作	优 5 良 4 中 3 差 2	5	
	工作效率与工作规范性	优 5 良 4 中 3 差 2	5	
	任务完成与成果展示	优 5 良 4 中 3 差 2	5	
教师评价（60 分）	考勤	无故迟到扣 5、早退扣 5、旷课扣 15	15	
	任务纪律	优 15 良 12 中 9 差 6	15	
	任务过程	优 15 良 12 中 9 差 6	15	
	任务结果	优 15 良 12 中 9 差 6	15	
	综合得分		100	

【练习思考】

1. 下列不属于吴茱萸的粉末显微特征的是（　　）。
   A. 油室众多　　　　　　　　　　B. 草酸钙簇晶较多
   C. 薄壁细胞中含菊糖　　　　　　D. 腺毛的腺头由 10~15 个细胞组成

2. 下列不属于小茴香的粉末显微特征的是（　　）。
   A. 网纹细胞，壁厚、木化　　　　B. 油管常破碎，黄棕色或红棕色
   C. 镶嵌细胞　　　　　　　　　　D. 石细胞较多

3. 下列关于马钱子的表皮毛的显微特征正确的是（　　）。
   A. 单细胞　　　　　　　　　　　B. 细胞壁厚，强木化
   C. 具纵条纹　　　　　　　　　　D. 角质化

4. 下列不属于栀子的粉末显微特征的是（　　）。
   A. 果皮石细胞类方形
   B. 含晶石细胞类圆形或多角形，胞腔内含草酸钙方晶
   C. 种皮石细胞呈多角形或长方形
   D. 油细胞圆形，内含油滴

5. 槟榔的错入组织是（　　）。
   A. 种皮伸入内胚乳中
   B. 外胚乳伸入内胚乳中
   C. 种皮和外胚乳的折合层不规则伸入内胚乳中
   D. 种皮伸入外胚乳中

6. 种皮的表皮全为石细胞组成的药材是（　　）。
   A. 五味子　　　　　　　　　　　B. 苦杏仁
   C. 马钱子　　　　　　　　　　　D. 栀子

7. 具有错入组织的中药有（　　）。
   A. 乌梅　　　　　　　　　　　　B. 槟榔
   C. 桃仁　　　　　　　　　　　　D. 地肤子

8. 种皮的表皮由薄壁细胞与石细胞组成的是（　　）。
   A. 五味子　　　　　　　　　　　B. 苦杏仁
   C. 马钱子　　　　　　　　　　　D. 栀子

9. 山楂、决明子含有（　　）。
   A. 草酸钙方晶　　　　　　　　　B. 石细胞胞腔内含草酸钙方晶
   C. 草酸钙砂晶　　　　　　　　　D. 草酸钙簇晶和方晶

10. 果皮和种皮均具有石细胞的药材是（　　）。
    A. 栀子　　　B. 豆蔻　　　C. 槟榔　　　D. 女贞子

（鹿　君　罗芳贞）

任务八　常用全草类中药显微鉴定

【学习目标】

一、知识目标

(1) 掌握麻黄、薄荷、穿心莲的显微鉴别要点；
(2) 熟悉金钱草的显微鉴别特征。

二、能力目标

能进行常用全草类药材的显微鉴定操作，绘制麻黄、薄荷、穿心莲的显微粉末特征图。

三、素质目标

培养自主学习新技术、新知识的创新能力。

【基本知识】

一、显微鉴定概述

全草类中药绝大多数来源于被子植物，而被子植物又分为双子叶植物和单子叶植物，两者的显微特征和观察注意点不同。

1. 双子叶植物草质茎

双子叶植物草质茎的组织构造由外向内观察依次为表皮、皮层、维管柱。

(1) 表皮　通常由一层长方形或扁平、排列整齐、无细胞间隙的细胞组成。观察时应注意有无毛茸、气孔、角质层、蜡被等附属物。

(2) 皮层　主要由薄壁细胞组成，细胞体大、壁薄、排列疏松。靠近表皮部分的细胞常具叶绿体，故嫩茎呈绿色，有的具有厚角组织。观察时应注意有无纤维、石细胞、分泌组织等。

(3) 维管柱　占较大比例，大多数草本植物茎维管束之间距离较大，即束间区域较宽，呈环状排列，髓部发达，髓射线较宽。

2. 单子叶植物草质茎

单子叶植物草质茎的组织构造由外向内观察依次为表皮、基本薄壁组织，其中散布多数有限外韧型维管束，无皮层、髓和髓射线之分。观察时应注意有无厚角组织、草酸钙晶体及分泌组织等。

二、重点掌握

麻黄　Mahuang
Ephedrae Herba

【来源】麻黄为麻黄科植物草麻黄 *Ephedra sinica* Stapf、中麻黄 *Ephedra intermedia* Schrenk et C. A. Mey. 或木贼麻黄 *Ephedra equisetina* Bge. 的干燥草质茎。

【显微特征】

1. 草质茎横切面

（1）草麻黄　①表皮细胞外被厚的角质层；脊线较密，有蜡质疣状突起，两脊线间有下陷气孔。②下皮纤维束位于脊线处，壁厚，非木化。③皮层较宽，纤维成束散在。④中柱鞘纤维束新月形。维管束外韧型，8~10个。⑤形成层环类圆形。⑥木质部呈三角状。⑦髓部薄壁细胞含棕色块；偶有环髓纤维。⑧表皮细胞外壁、皮层薄壁细胞及纤维均有多数微小草酸钙砂晶或方晶。

（2）中麻黄　维管束12~15个。形成层环类三角形。环髓纤维成束或单个散在。

（3）木贼麻黄　维管束8~10个。形成层环类圆形。无环髓纤维。

2. 粉末

棕色或绿色。①表皮组织碎片甚多，断面观细胞呈类长方形，外壁常布满砂晶。②角质层极厚，呈脊状突起，常破碎呈不规则条块状。③气孔特异，保卫细胞侧面观呈哑铃形或电话听筒状。④嵌晶纤维细长，壁厚，胞腔小或不明显，附有众多砂晶和小方晶。⑤导管为螺纹或具缘纹孔导管，导管分子断壁斜面相接，具多个圆形穿孔。⑥髓部薄壁细胞壁增厚，孔沟明显，内含红棕色或棕色物。⑦色素块比较多，棕色或红棕色，形状不规则。

【鉴别要点】

① 茎横切面可见表皮两棱间有内陷的气孔，棱脊处有下皮纤维束，角质层、皮层薄壁细胞以及纤维外壁可见草酸钙砂晶。

② 粉末中可见保卫细胞侧面观呈电话筒状，纤维外壁布满微小颗粒状结晶，导管分子接触面具圆形穿孔。

金钱草　Jinqiancao
Lysimachiae Herba

【来源】金钱草为报春花科植物过路黄 *Lysimachia christinae* Hance 的干燥全草。

【显微特征】

1. 横切面

①表皮细胞外被角质层，有时可见腺毛，头部单细胞，柄部1~2细胞。栓内层宽广，细胞中有的含红棕色分泌物。②分泌道散在，周围分泌细胞5~10个，内含红棕色块状分泌物。③内皮层明显。④中柱鞘纤维断续排列成环，壁微木化。⑤韧皮部狭窄

⑥木质部连接成环。⑦髓常成空腔。⑧薄壁细胞含淀粉粒。

2. 叶表面观

①腺毛红棕色，头部单细胞，类圆形，直径 $25\mu m$，柄单细胞。②分泌道散在于叶肉组织内，直径 $45\mu m$，含红棕色分泌物。③被疏毛者茎、叶表面可见非腺毛，1～17细胞，平直或弯曲，有的细胞呈缢缩状，长 59～$1070\mu m$，基部直径 13～$53\mu m$，表面可见细条纹，胞腔内含黄棕色物。

【鉴别要点】

① 茎、叶横切面均可见分泌道散在。

② 粉末中可见下表皮细胞垂周壁波状弯曲，表面具角质纹理，气孔不定式；亦可见头部具单细胞的腺毛。

薄荷　Bohe

Menthae Haplocalycis Herba

【来源】薄荷为唇形科植物薄荷 *Mentha haplocalyx* Briq. 的干燥地上部分。

【显微特征】

1. 茎横切面

切面呈四方形。①表皮细胞 1 列，外被角质层，有扁球形腺鳞，单细胞头的腺毛和非腺毛。②皮层为数列薄壁细胞，排列疏松。③四角有明显的棱脊，内向有 10 数列厚角细胞。④内皮层 1 列，凯式点清晰可见。⑤维管束与四角处发达，于相邻两角间具数个小维管束。韧皮部狭窄；木质部于四角处发达，由导管、木薄壁细胞及木纤维组成；髓部由薄壁细胞组成，中心常有空隙。⑥茎各部细胞内有时含有针簇状橙皮苷结晶。

2. 叶表面观

①腺鳞头部 8 细胞，直径约至 $90\mu m$，柄单细胞；②小腺毛头部及柄部均为单细胞；③非腺毛 1～8 细胞，常弯曲，壁厚，微具疣突；④下表皮气孔多见，直轴式。

【鉴别要点】

① 茎横切面的表皮细胞及薄壁细胞中均可见橙皮苷结晶。

② 粉末中可见头部多由 8 细胞组成的腺鳞，亦可见头部椭圆形的腺毛，以及众多存在的表皮细胞和薄壁细胞中的橙皮苷结晶。

穿心莲　Chuanxinlian

Andrographis Herba

【来源】穿心莲为爵床科植物穿心莲 *Andrographis paniculata* (Burm. f.) Nees 的干燥地上部分。

【显微特征】

1. 叶横切面

上表皮细胞类方形或长方形，下表皮细胞较小，上、下表皮均有含圆形、长椭圆形或棒状钟乳体的晶细胞；并有腺鳞，有的可见非腺毛。栅栏组织为1~2列细胞，贯穿于主脉上方；海绵组织排列疏松。主脉维管束外韧型，呈凹槽状，木质部上方亦有晶细胞。

2. 叶表面观

上下表皮均有增大的晶细胞，内含大型螺状钟乳体，直径约至36μm，长约至180μm，较大端有脐样点痕，层纹波状。下表皮气孔密布，直轴式，副卫细胞大小悬殊，也有不定式。腺鳞头部扁球形，4、6（8）细胞，直径至40μm，柄极短。非腺毛1~4细胞，长约至160μm，基部直径约至40μm，表面有角质纹理。

3. 粉末

鲜绿色。①上下表皮均有增大的晶细胞，内含大型螺状钟乳体，直径约至32μm，长约至180μm，较大端有脐样点痕，层纹波状。②下表皮气孔直轴式，副卫细胞大小悬殊，少数为不定式。③腺鳞头部扁球形，4、6（8）细胞，直径27~33μm，柄仅3μm。④非腺毛1~4细胞，长至160μm，基部直径至40μm，表面有角质线纹。

【鉴别要点】

① 茎及叶横切面可见表皮均散有钟乳体，叶横切面可见栅栏组织贯穿主脉上方。

② 粉末中看见众多长圆形、类圆形、卵形或棒状的钟乳体，头部多为8个细胞的腺鳞，亦可见非腺毛。

【能力训练】

观察并描绘麻黄和薄荷的粉末显微特征。

一、任务分组

请以每组5~7人自由成组，每组选出一名小组长，并将小组成员情况填入表4-15中。

表4-15　小组成员情况

班级		任务编号		指导老师	
组号		组长		学号	
组员	学号	姓名		学号	姓名
任务分工					

二、任务前准备

(1) 仪器　目镜测微尺、载台测微尺、显微描绘器、绘图板、生物显微镜。

(2) 试剂　水合氯醛、稀甘油、氢氧化钠、甲醇、45%乙醇。

(3) 药材　麻黄药材及粉末、薄荷药材及粉末。

三、观察要点

(1) 麻黄粉末　表皮细胞及气孔、角质层部分、纤维（含小晶体）、皮层薄壁细胞（示含结晶）、棕色块。

(2) 薄荷粉末　树脂道、导管、草酸钙簇晶、木栓化细胞、淀粉粒的描绘。

四、任务实施

1. 麻黄、薄荷粉末的显微鉴定与描绘

① 麻黄、薄荷粉末，分别以水合氯醛透化装片。

② 装好描绘目镜和描绘架。

③ 分别在下方方框中描绘麻黄表皮细胞及气孔、角质层部分、纤维（含小晶体）、皮层薄壁细胞（示含结晶）、棕色块；薄荷腺鳞顶面观、腺鳞侧面观、气孔、小腺毛、非腺毛。

麻黄

薄荷

2. 测量放大倍数（物像实物的大小/图纸上描绘图大小）

五、安全及注意事项

① 物像及绘图纸上铅笔均较清晰，才可进行描绘。
② 绘图时，先用 HB 型铅笔轻轻依物像描轮廓，再绘其他细微特征。
③ 所画物体大于一个视野，画完一个视野，平移标本片和绘图纸，但有少部分在视野中并完全重合，再继续绘完物体。

六、任务评价

根据小组成员进行能力训练的过程及任务完成情况进行自评、互评及教师评价，并将各项得分填入表 4-16 中。

表 4-16　任务评价

类别	评分内容	评价标准	分值	得分
学生自评（20分）	团队协作及工作态度	优5良4中3差2	5	
	工作质量及结果	优5良4中3差2	5	
	职业素养	优5良4中3差2	5	
	创新意识	优5良4中3差2	5	
学生互评（20分）	协调能力	优5良4中3差2	5	
	组织有序与团队合作	优5良4中3差2	5	
	工作效率与工作规范性	优5良4中3差2	5	
	任务完成与成果展示	优5良4中3差2	5	
教师评价（60分）	考勤	无故迟到扣5、早退扣5、旷课扣15	15	
	任务纪律	优15良12中9差6	15	
	任务过程	优15良12中9差6	15	
	任务结果	优15良12中9差6	15	
综合得分			100	

【练习思考】

1. 我国薄荷最著名的产区是（　　）。
   A. 安徽省　　　B. 江西省　　　C. 江苏省　　　D. 河南省
2. 不具腺鳞的药材为（　　）。
   A. 荆芥　　　B. 益母草　　　C. 广藿香　　　D. 金钱草
3. 粉末显微鉴别时，可观察到嵌晶纤维的是（　　）。
   A. 穿心莲　　　B. 甘草　　　C. 薄荷　　　D. 麻黄
4. 薄壁细胞含钟乳体的药材是（　　）。
   A. 细辛　　　B. 穿心莲　　　C. 麻黄　　　D. 薄荷
5. 细胞间具间隙腺毛的药材是（　　）。
   A. 金钱草　　　B. 穿心莲　　　C. 麻黄　　　D. 广藿香
6. 薄壁细胞含橙皮苷结晶的药材是（　　）。

A. 薄荷 B. 穿心莲 C. 麻黄 D. 广藿香

7. 青蒿镜检可见（　　）。

A. 丁字毛 B. 嵌晶纤维
C. 钟乳体 D. 橙皮苷结晶

8. 以下不属于麻黄的粉末显微特征的是（　　）。

A. 嵌晶纤维 B. 晶纤维
C. 哑铃状气孔 D. 表皮及角质层

9. 以下药材不具有腺鳞、腺毛、非腺毛和直轴式气孔的是（　　）。

A. 广藿香 B. 薄荷 C. 荆芥 D. 佩兰

10. 以下不属于金钱草（过路黄）的粉末显微特征的是（　　）。

A. 被角质纹理的表皮细胞 B. 单细胞头腺毛
C. 树脂道 D. 中柱鞘纤维束

（谢蜜蜜　鹿　君）

任务九　常用藻、菌、树脂及其他类中药显微鉴定

【学习目标】

一、知识目标

（1）掌握茯苓、猪苓的显微鉴别要点；
（2）熟悉藻、菌、树脂类中药材的显微鉴别特征。

二、能力目标

能进行常用藻、菌、树脂及其他类药材的显微鉴定操作，绘制茯苓、猪苓的显微粉末特征图。

三、素质目标

牢记作为一名中药人一定要坚持一切从实际出发，实事求是。

【基本知识】

一、显微鉴定概述

1. 藻类中药

藻类中药构造简单，多为单细胞、多细胞群体，仅少数具有组织分化和类似根、茎、叶的构造。除按一般显微鉴别方法观察外，应特别注意细胞和孢子的形状、藻淀粉及色素颗粒等特征。

2. 菌类中药

菌类中药主要来源于真菌，真菌具有细胞核，其细胞壁大多具有几丁质，少数含有纤维素。除按一般显微鉴别方法观察外，主要注意孢子、子囊壳、菌丝、有无草酸钙晶体等特征。菌核是由疏丝组织和拟薄壁组织组成的。疏丝组织比较疏松，其菌丝体是由长形细胞菌丝细胞组成，且菌丝或多或少相互平行。拟薄壁组织十分紧密，组织中的菌丝细胞接近圆形、椭圆形或多角形，与高等植物的薄壁细胞相似。

3. 树脂类中药

树脂类中药的显微鉴定可用含树脂的植物性药材进行组织切片来观察。通常树脂呈黄棕色的不规则颗粒状或团块状物质，存在于分泌组织的树脂道、分泌细胞或导管中，以水合氯醛液加热透化或以烯醇封藏溶解，并可被苏丹Ⅲ试液或紫草试液染成红色。

4. 其他类中药

其他类中药的显微鉴定需依据中药的类型决定鉴别特征，如蕨类的孢子，应注意孢子的形状、大小、颜色、裂隙以及外壁的特征等；虫瘿则可观察其横切面结构的组织特点；蒸馏提炼物可观察其升华物的形状、颜色等；水浸出物则可将其粉末制成乙醇片进行观察。

二、重点掌握

茯苓 Fuling
Poria

【来源】茯苓为多孔菌科真菌茯苓 *Poria cocos* (Schw.) Wolf 的干燥菌核。

【显微特征】粉末灰白色。①用水或稀甘油装片，可见无色不规则颗粒状团块或末端钝圆的分枝状团块；用水合氯醛液或5％氢氧化钾液装片，则团块溶化露出菌丝。②菌丝细长，稍弯曲，有分支，无色或带棕色（外层菌丝），直径3～8μm，少数至16μm，横壁偶可察见。④不含淀粉粒及草酸钙晶体。

【鉴别要点】粉末以甘油醋酸试液装片观察可见无色团块呈颗粒状或分枝状；以水合氯醛装片，加热后可见细长菌丝。

猪苓 Zhuling
Polyporus

【来源】猪苓为多孔菌科真菌猪苓 *Polyporus umbellatus* (Pers.) Fries 的干燥菌核。

【显微特征】切面：①全体由菌丝紧密交织而成。②外层厚27～54μm，菌丝棕色，不易分离；内部菌丝无色，弯曲，直径2～10μm，有的可见横隔，有分枝或呈结节状膨大。③菌丝间有众多草酸钙方晶，大多呈正方八面体形、规则的双锥八面体形或不规则多面体，直径3～60μm，长至68μm，有时数个结晶集合。

【鉴别要点】

粉末中可见大量菌丝团、菌丝及草酸钙方晶。

【能力训练】

观察并描绘猪苓、茯苓的显微特征。

一、任务分组

请以每组 5~7 人自由成组，每组选出一名小组长，并将小组成员情况填入表 4-17 中。

表 4-17 小组成员情况

班级		任务编号		指导老师	
组号		组长		学号	
组员	学号		姓名	学号	姓名
任务分工					

二、任务前准备

(1) **仪器**　目镜测微尺、载台测微尺、显微描绘器、绘图板、生物显微镜。

(2) **试剂**　水合氯醛、稀甘油、氢氧化钠、甲醇、45%乙醇。

(3) **药材**　茯苓药材及粉末、猪苓药材及粉末。

三、观察要点

(1) **茯苓粉末**　分枝状团块、颗粒状团块、无色菌丝、棕色菌丝。

(2) **猪苓粉末**　菌丝团、无色菌丝、棕色菌丝、草酸钙方晶。

四、任务实施

1. 茯苓、猪苓粉末的显微鉴定与描绘

① 茯苓、猪苓粉末，分别以水合氯醛透化装片。

② 装好描绘目镜和描绘架。

③ 分别在下方方框中描绘茯苓中的分枝状团块、颗粒状团块、无色菌丝、棕色菌丝；猪苓的菌丝团、无色菌丝、棕色菌丝、草酸钙方晶。

茯苓

猪苓

2. 测量放大倍数（物像实物的大小/图纸上描绘图大小）

五、安全及注意事项

① 注意区分猪苓和茯苓的菌丝颜色和特征。
② 物像及绘图纸上铅笔均较清晰，才可进行描绘。
③ 绘图时，先用 HB 型铅笔轻轻依物像描轮廓，再绘其他细微特征。
④ 所画物体大于一个视野，画完一个视野，平移标本片和绘图纸，但有少部分在视野中并完全重合，再继续绘完物体。

六、任务评价

根据小组成员进行能力训练的过程及任务完成情况进行自评、互评及教师评价，并将各项得分填入表 4-18 中。

表 4-18　任务评价

类别	评分内容	评价标准	分值	得分
学生自评（20分）	团队协作及工作态度	优5良4中3差2	5	
	工作质量及结果	优5良4中3差2	5	
	职业素养	优5良4中3差2	5	
	创新意识	优5良4中3差2	5	
学生互评（20分）	协调能力	优5良4中3差2	5	
	组织有序与团队合作	优5良4中3差2	5	
	工作效率与工作规范性	优5良4中3差2	5	
	任务完成与成果展示	优5良4中3差2	5	
教师评价（60分）	考勤	无故迟到扣5、早退扣5、旷课扣15	15	
	任务纪律	优15良12中9差6	15	
	任务过程	优15良12中9差6	15	
	任务结果	优15良12中9差6	15	
	综合得分		100	

【练习思考】

1. 以下不是冬虫夏草子座头部横切面的显微特征的是（　　）。

A. 子座周围1列子囊壳

B. 子囊壳埋生于子座内

C. 子囊壳内有多数线形子囊

D. 每个子囊内有2~8个线形的子囊孢子

2. 茯苓粉末显微鉴别时，不应观察到的特征是（　　）。

A. 淀粉粒　　　B. 分枝状团块　　　C. 无色菌丝　　　D. 棕色菌丝

3. 来源于麦角菌科真菌的药材是（　　）。

A. 茯苓　　　B. 马勃　　　C. 冬虫夏草　　　D. 灵芝

4. 茯苓粉末镜检可见（　　）。

A. 无色菌丝　　　B. 石细胞　　　C. 腺毛　　　D. 非腺毛

5. 猪苓粉末镜检可见（　　）。

A. 黑色菌丝　　　B. 草酸钙方晶　　　C. 淀粉粒　　　D. 腺毛

6. 麝香粉末中显微鉴别不应观察到的特征是（　　）。

A. 无数不定形颗粒状物集成的半透明或透明团块

B. 圆形油滴

C. 油室

D. 团块中包埋或散在有方形、柱状、八面体或不规则的晶体

（谢蜜蜜　薛莉君）

任务十　常用矿物类中药显微鉴定

【学习目标】

一、知识目标

(1) 掌握石膏的显微鉴别要点；
(2) 熟悉矿物类中药材的显微鉴别特征。

二、能力目标

能进行常用矿物类药材的显微鉴定操作，绘制石膏的显微粉末特征图。

三、素质目标

培养作为一名药材鉴定人员要坚持质量第一、依法检验的职业操守。

【基本知识】

一、显微鉴定概述

一般首先对外形明显的矿物类中药进行性状鉴定。如果矿物类中药外形无明显特征或呈细小颗粒状，特别是粉末状的矿物类中药可用显微镜观察其形状、透明度和颜色等，如朱砂的粉末。

在矿物类中药研究中，常使用透射偏光显微镜研究透明的非金属矿物晶形、解理和化学性质，如折射率、双折射率等；用反射偏光显微镜对不透明与半透明的矿物进行形态、光学性质和测试某些物理常数研究。矿物类中药少数为不透明，绝大多数为透明矿物。

二、重点掌握

石膏　Shigao
Gypsum Fibrosum

【来源】石膏为硫酸盐类矿物石膏族石膏，主含含水硫酸钙（$CaSO_4 \cdot 2H_2O$）。

【显微特征】粉末类白色。可见透明无色块状物，多呈薄片状、纤维状或类方形，表面光滑。断裂处呈层片状；偏光显微镜下呈亮白色或亮黄白色。

【鉴别要点】粉末中可见透明无色块状物，多呈薄片状、纤维状或类方形。断裂处呈层片状。

【能力训练】

观察并描绘石膏的显微特征。

一、任务分组

请以每组 5～7 人自由成组,每组选出一名小组长,并将小组成员情况填入表 4-19 中。

表 4-19 小组成员情况

班级		任务编号		指导老师	
组号		组长		学号	
组员	学号	姓名	学号	姓名	
任务分工					

二、任务前准备

(1) **仪器** 目镜测微尺、载台测微尺、显微描绘器、绘图板、生物显微镜。

(2) **试剂** 水合氯醛、稀甘油、氢氧化钠、甲醇、45％乙醇。

(3) **药材** 石膏药材及粉末。

三、观察要点

石膏粉末中的透明无色块状物。

四、任务实施

1. 石膏粉末的显微鉴定与描绘

① 石膏的粉末以水合氯醛透化装片。

② 装好描绘目镜和描绘架。

③ 在下方方框中分别描绘石膏粉末中的透明无色块状物。

石膏

2. 测量放大倍数（物像实物的大小/图纸上描绘图大小）

五、安全及注意事项

① 物像及绘图纸上铅笔均较清晰，才可进行描绘。

② 绘图时，先用HB型铅笔轻轻依物像描轮廓，再绘其他细微特征。

③ 所画物体大于一个视野，画完一个视野，平移标本片和绘图纸，但有少部分在视野中并完全重合，再继续绘完物体。

六、任务评价

根据小组成员进行能力训练的过程及任务完成情况进行自评、互评及教师评价，并将各项得分填入表4-20中。

表4-20　任务评价

类别	评分内容	评价标准	分值	得分
学生自评（20分）	团队协作及工作态度	优5良4中3差2	5	
	工作质量及结果	优5良4中3差2	5	
	职业素养	优5良4中3差2	5	
	创新意识	优5良4中3差2	5	
学生互评（20分）	协调能力	优5良4中3差2	5	
	组织有序与团队合作	优5良4中3差2	5	
	工作效率与工作规范性	优5良4中3差2	5	
	任务完成与成果展示	优5良4中3差2	5	
教师评价（60分）	考勤	无故迟到扣5、早退扣5、旷课扣15	15	
	任务纪律	优15良12中9差6	15	
	任务过程	优15良12中9差6	15	
	任务结果	优15良12中9差6	15	
	综合得分		100	

【练习思考】

简述石膏的粉末鉴别特征。

（周在富　王　园）

项目五

常用中药的理化鉴定

项目引导

随着科学技术的发展,色谱法、颜色反应、波谱法,以及更先进的液相色谱-质谱联用技术(LC-MS)、气相色谱-质谱联用技术(GC-MS)等被广泛应用于中药饮片的鉴别。这些技术不仅提高了定性和定量分析的准确性,也极大的推动了中药质量控制的进步。

任务一　常用根及根茎类中药理化鉴定

【学习目标】

一、知识目标

(1) 掌握大黄、附子、人参的理化鉴定方法;
(2) 熟悉黄连、甘草、川贝母、天麻的理化鉴定方法。

二、能力目标

能进行常用根及根茎类药材的理化鉴定操作,识别特定化合物的升华、沉淀、颜色反应等物理化学变化。

三、素质目标

了解勤劳质朴的中国人如何用敬畏与回馈延续本草之命,以爱与继承传递本草之情,凭执着与专注守护本草之魂,最终领悟至臻至善的人生道理。

【基本知识】

大黄　Dahuang

Rhei Radix Et Rhizoma

【来源】大黄为蓼科植物掌叶大黄 *Rheum palmatum* L.、唐古特大黄 *Rheum tanguticum* Maxim.ex Balf. 或药用大黄 *Rheum officinale* Baill. 的干燥根和根茎。

【理化鉴定】

① 检查游离羟基蒽醌衍生物：取大黄粉末少量，进行微量升华，可见菱状针晶或羽状结晶。

② 以本品为供试品，以大黄对照药材为对照品，照《中国药典》（2020 年版）薄层色谱法，以石油醚（30～60℃）-甲酸乙酯-甲酸（15：5：1）的上层溶液为展开剂，展开，取出，晾干，置紫外光灯（365nm）下检视。供试品色谱中，在与对照药材色谱相应的位置上，显相同的五个橙黄色荧光主斑点；在与对照品色谱相应的位置上，显相同的橙黄色荧光斑点，置氨蒸气中熏后，斑点变为红色。

【检查】 土大黄苷 照薄层色谱法试验，以甲苯-甲酸乙酯-丙酮-甲醇-甲酸（30：5：5：20：0.1）为展开剂，展开，取出，晾干，置紫外光灯（365nm）下检视。供试品色谱中，在与对照品色谱相应的位置上，不得显相同的亮蓝色荧光斑点。

水分 不得过 15.0%。

总灰分 不得过 10.0%。

【含量测定】 总蒽醌 按《中国药典》（2020 年版）采用高效液相色谱法，大黄药材按干燥品计算，含总蒽醌以芦荟大黄素（$C_{15}H_{10}O_5$）、大黄酸（$C_{15}H_8O_6$）、大黄素（$C_{15}H_{10}O_5$）、大黄酚（$C_{15}H_{10}O_4$）和大黄素甲醚（$C_{16}H_{12}O_5$）的总量计，不得少于 1.5%。

游离蒽醌 按《中国药典》（2020 年版）采用高效液相色谱法，大黄药材按干燥品计算，含游离蒽醌以芦荟大黄素（$C_{15}H_{10}O_5$）、大黄酸（$C_{15}H_8O_6$）、大黄素（$C_{15}H_{10}O_5$）、大黄酚（$C_{15}H_{10}O_4$）和大黄素甲醚（$C_{16}H_{12}O_5$）的总量计，不得少于 0.20%。

知识延伸

大黄的化学成分主要为游离型蒽醌衍生物类和结合型蒽醌衍生物类，其中游离型蒽醌衍生物类包含大黄酸、大黄素、大黄酚等，是大黄抗菌的主要成分。结合型蒽醌衍生物类为游离型蒽醌类衍生物的葡萄糖苷或双蒽酮苷，是大黄泻下的主要成分，其中以双蒽酮苷泻下作用最强。

在市场中，大黄的伪品较多，常见伪品为河套大黄、华北大黄、天山大黄、藏边大黄等植物的根及根茎，由于不含泻下主要成分——双蒽酮苷及番泻苷类，其泻下作用很差或无泻下作用。但其伪品中却含土大黄苷，使得伪品在紫外光灯（365nm）下均显亮蓝紫色荧光，而正品为棕红色荧光。

附子 Fuzi

Aconiti Lateralis Radix Praeparata

【来源】附子为毛茛科植物乌头 *Aconitum carmichaelii* Debx. 的子根的加工品。

【理化鉴定】照《中国药典》（2020 年版）薄层色谱法，以本品为供试品，以苯甲酰新乌头原碱、苯甲酰乌头原碱、苯甲酰次乌头原碱为对照品，以正己烷-乙酸乙酯-甲醇（6.4∶3.6∶1）为展开剂，置氨蒸气饱和 20 分钟的展开缸内，展开，取出，晾干，喷以稀碘化铋钾试液。供试品色谱中，盐附子在与新乌头碱对照品、次乌头碱对照品和乌头碱对照品色谱相应的位置上，显相同颜色的斑点；黑顺片或白附片在与苯甲酰新乌头原碱对照品、苯甲酰乌头原碱对照品、苯甲酰次乌头原碱对照品色谱相应的位置上，显相同颜色的斑点。

【检查】水分 不得过 15.0%。

双酯型生物碱 本品含双酯型生物碱以新乌头碱（$C_{33}H_{45}NO_{11}$）、次乌头碱（$C_{33}H_{45}NO_{10}$）和乌头碱（$C_{34}H_{47}NO_{11}$）的总量计，不得过 0.020%。

【含量测定】 按《中国药典》（2020 年版）采用高效液相色谱法，本品按干燥品计算，含苯甲酰新乌头原碱（$C_{31}H_{43}NO_{10}$）、苯甲酰乌头原碱（$C_{32}H_{45}NO_{10}$）和苯甲酰次乌头原碱（$C_{31}H_{43}NO_9$）的总量，不得少于 0.010%。

黄连 Huanglian

Coptidis Rhizoma

【来源】 黄连为毛茛科植物黄连 *Coptis chinensis* Franch.、三角叶黄连 *Coptis deltoidea* C. Y. Cheng et Hsiao 或云连 *Coptis teeta* Wall. 的干燥根茎。

【理化鉴定】

① 照《中国药典》（2020 年版）薄层色谱法，以本品为供试品，以黄连对照药材、盐酸小檗碱为对照品，以环己烷-乙酸乙酯-异丙醇-甲醇-水-三乙胺（3∶3.5∶1∶1.5∶0.5∶1）为展开剂，置用浓氨试液预饱和 20 分钟的展开缸内，展开，取出，晾干，置紫外光灯（365nm）下检视。供试品色谱中，在与对照药材色谱相应的位置上，显 4 个以上相同颜色的荧光斑点；对照品色谱相应的位置上，显相同颜色的荧光斑点。

② 取粉末或薄切片置载玻片上，加 95% 乙醇 1 滴及 30% 硝酸 1 滴，加盖玻片放置片刻，镜检，有黄色针状或针簇状结晶析出（硝酸小檗碱）。

【检查】水分 不得过 14.0%。

总灰分 不得过 5.0%。

【浸出物】 不得少于 15.0%。

【含量测定】 按《中国药典》（2020 年版）采用高效液相色谱法，味连按干燥品计算，以盐酸小檗碱（$C_{20}H_{18}ClNO_4$）计，含小檗碱（$C_{20}H_{17}NO_4$）不得少于 5.5%，表小檗碱（$C_{20}H_{17}NO_4$）不得少于 0.80%，黄连碱（$C_{19}H_{13}NO_4$）不得少于 1.6%，巴马汀（$C_{21}H_{21}NO_4$）不得少于 1.5%。

雅连 本品按干燥品计算，以盐酸小檗碱（$C_{20}H_{18}ClNO_4$）计，含小檗碱（$C_{20}H_{17}NO_4$）不得少于 4.5%。

云连 本品按干燥品计算，以盐酸小檗碱（$C_{20}H_{18}ClNO_4$）计，含小檗碱（$C_{20}H_{17}NO_4$）不得少于 7.0%。

甘草 Gancao

Glycyrrhizae Radix Et Rhizoma

【来源】 甘草为豆科植物甘草 *Glycyrrhiza uralensis* Fisch.、胀果甘草 *Glycyrrhiza* *inflata* Bat. 或光果甘草 *Glycyrrhiza glabra* L. 的干燥根和根茎。

【理化鉴定】以本品为供试品，以甘草对照药材、甘草酸单铵盐为对照品，照《中国药典》（2020年版）薄层色谱法，以乙酸乙酯-甲酸-冰醋酸-水（15:1:1:2）为展开剂，展开，取出，晾干，喷以10%硫酸乙醇溶液，在105℃加热至斑点显色清晰，置紫外光灯（365nm）下检视。供试品色谱中，在与对照药材色谱相应的位置上，显相同颜色的荧光斑点；在与对照品色谱相应的位置上，显相同的橙黄色荧光斑点。

【检查】水分 不得过12.0%。

总灰分 不得过7.0%。

酸不溶性灰分 不得过2.0%。

重金属及有害元素 铅不得过5mg/kg；镉不得过1mg/kg；砷不得过2mg/kg；汞不得过0.2mg/kg；铜不得过20mg/kg。

其他有机氯类农药残留量 含五氯硝基苯不得过0.1mg/kg。

【含量测定】按《中国药典》（2020年版）采用高效液相色谱法，本品按干燥品计算，含甘草苷（$C_{21}H_{22}O_9$）不得少于0.50%，甘草酸（$C_{42}H_{62}O_{16}$）不得少于2.0%。

人参　Renshen

Ginseng Radix Et Rhizoma

【来源】人参为五加科植物人参 *Panax ginseng* C. A. Mey. 的干燥根和根茎。

【理化鉴定】照《中国药典》（2020年版）薄层色谱法，以本品为供试品，以人参对照药材、人参皂苷 Rb_1、人参皂苷 Re、人参皂苷 Rf 及人参皂苷 Rg_1 为对照品，以三氯甲烷-乙酸乙酯-甲醇-水（15:40:22:10）10℃以下放置的下层溶液为展开剂，展开，取出，晾干，喷以10%硫酸乙醇溶液，在105℃加热至斑点显色清晰，分别置日光和紫外光灯（365nm）下检视。供试品色谱中，在与对照药材色谱和对照品色谱相应位置上，分别显相同颜色的斑点或荧光斑点。

【检查】水分 不得过12.0%。

总灰分 不得过5.0%。

重金属及有害元素 铅不得过5mg/kg；镉不得过1mg/kg；砷不得过2mg/kg；汞不得过0.2mg/kg；铜不得过20mg/kg。

其他有机氯类农药残留量 本品中含五氯硝基苯不得过0.1mg/kg；六氯苯不得过0.1mg/kg；七氯（七氯、环氧七氯之和）不得过0.05mg/kg；氯丹（顺式氯丹、反式氯丹、氧化氯丹之和）不得过0.1mg/kg。

【含量测定】按《中国药典》（2020年版）采用高效液相色谱法，本品按干燥品计算，含人参皂苷 Rg_1（$C_{42}H_{72}O_{14}$）和人参皂苷 Re（$C_{48}H_{82}O_{18}$）的总量不得少于0.30%，人参皂苷 Rb_1（$C_{54}H_{92}O_{23}$）不得少于0.20%。

川贝母　Chuanbeimu

Fritillariae Cirrhosae Bulbus

【来源】川贝母为百合科植物川贝母 *Fritillaria cirrhosa* D. Don、暗紫贝母 *Fritil-*

laria unibracteata Hsiao et K. C. Hsia、甘肃贝母 *Fritillaria przewalskii* Maxim.、梭砂贝母 *Fritillaria delavayi* Franch.、太白贝母 *Fritillaria taipaiensis* P. Y. Li 或瓦布贝母 *Fritillaria unibracteata* Hsiao et K. C. Hsiavar. *wabuensis*（S. Y. Tanget S. C. Yue）Z. D. Liu，S. Wang et S. C. Chen 的干燥鳞茎。

【理化鉴定】照《中国药典》（2020 年版）薄层色谱法，以本品为供试品，以贝母乙素为对照品，以乙酸乙酯-甲醇-浓氨试液-水（18∶2∶1∶0.1）为展开剂，展开，取出，晾干，依次喷以稀碘化铋钾试液和亚硝酸钠乙醇试液。供试品色谱中，在与对照品色谱相应的位置上，显相同颜色的斑点。

【检查】水分　不得过 15.0%。

总灰分　不得过 5.0%。

【浸出物】不得少于 9.0%。

【含量测定】按《中国药典》（2020 年版）采用高效液相色谱法，本品按干燥品计算，含总生物碱以西贝母碱（$C_{27}H_{43}NO_3$）计，不得少于 0.050%。

天麻　Tianma

Gastrodiae Rhizoma

【来源】天麻为兰科植物天麻 *Gastrodia elata* Bl. 的干燥块茎。

【理化鉴定】照《中国药典》（2020 年版）薄层色谱法，以本品为供试品，以天麻素为对照品，以二氯甲烷-乙酸乙酯-甲醇-水（2∶4∶2.5∶1）为展开剂，展开，取出，晾干，喷以对羟基苯甲醛溶液（取对羟基苯甲醛 0.2g，溶于乙醇 10mL 中，加 50% 硫酸溶液 1mL，混匀），在 120℃ 加热至斑点显色清晰，置日光下检视，在与对照药材色谱和对照品色谱相应的位置上，显相同颜色的斑点。

【检查】水分　不得过 15.0%。

总灰分　不得过 4.5%。

二氧化硫残留量　不得过 400mg/kg。

【含量测定】按《中国药典》（2020 年版）采用高效液相色谱法，本品按干燥品计算，含天麻素（$C_{13}H_{18}O_7$）和对羟基苯甲醇（$C_7H_8O_2$）的总量不得少于 0.25%。

【能力训练】

通过能力训练，掌握大黄和黄连的理化鉴定特征及方法。

一、任务分组

请以每组 5~7 人自由成组，每组选出一名小组长，并将小组成员情况填入表 5-1 中。

表 5-1　小组成员情况

班级		任务编号		指导老师	
组号		组长		学号	
组员	学号	姓名	学号	姓名	
任务分工					

二、任务前准备

(1) 仪器　显微镜、微量升华装置、紫外分析仪。

(2) 试剂　甲醇、95％乙醇、45％乙醇、30％硝酸。

(3) 药材　大黄粉末、黄连药材（味连）、黄连粉末。

三、观察要点

大黄升华实验的晶体颜色及加碱液之后的颜色变化。

四、任务实施

1. 大黄理化鉴定

① 微量升华法：取本品粉末少量，进行微量升华，可见黄色针状（低温时）或羽状结晶（高温时），在结晶上加碱液则呈红色（蒽醌类成分）。

原理：微量升华法是利用中药所含的某些化学成分，在一定温度下能够升华的性质获得升华物，再在显微镜下观察升华物的形状、颜色，或加某种化学试剂观察其化学反应，或在紫外光灯下观察其荧光，或测定其熔点等，对中药进行鉴定的方法。

方法：取适量粉末于载玻片上，上放两根火柴棒，再加载玻片，用酒精灯缓缓加热至粉末开始变焦，载玻片上有升华物凝集时去火待冷，将载玻片取下反转后进行观察。

② 荧光分析法：取本品粉末 0.2g，加甲醇 2mL，温浸 10min，放冷，取上清液 10μL 点于滤纸上，以 45％的乙醇展开，取出，晾干，放置 10min，置紫外光灯（365nm）下检视，不得显持久的亮紫色荧光（检查土大黄苷）。

原理：是利用中药所含的某些化学成分，在吸收紫外光（或自然光）时能产生一定颜色荧光的性质，对中药进行鉴定的方法。

方法：利用荧光分析法鉴定中药需将供试品置紫外光灯下约 10cm 处观察；紫外光波长为 365nm，如用短波 254~265nm 时应加以说明，因两者荧光现象不同。有些中药表面附有地衣或真菌也可能有荧光出现。因此荧光分析还可用于检查某些中药的变质情况。

2. 黄连理化鉴定

黄连中含有各种生物碱，主要是小檗碱，以盐酸盐形式存在。

① 黄连的荧光检查：根茎断面置紫外光灯（365nm）下观察显金黄色荧光，木质部尤为显著。

② 观察硝酸小檗碱结晶体：取本品粉末或薄切片置载玻片上，加95％乙醇1～2滴及30％硝酸1滴，加盖玻片，放置片刻（20分钟），镜检，有黄色针状或针簇状硝酸小檗碱结晶析出。

五、安全及注意事项

注意升华实验所用玻片要擦干净，首先冒出的烟不要收集。

六、任务评价

根据小组成员进行能力训练的过程及任务完成情况进行自评、互评及教师评价，并将各项得分填入表5-2中。

表 5-2　任务评价

类别	评分内容	评价标准	分值	得分
学生自评（20分）	团队协作及工作态度	优5良4中3差2	5	
	工作质量及结果	优5良4中3差2	5	
	职业素养	优5良4中3差2	5	
	创新意识	优5良4中3差2	5	
学生互评（20分）	协调能力	优5良4中3差2	5	
	组织有序与团队合作	优5良4中3差2	5	
	工作效率与工作规范性	优5良4中3差2	5	
	任务完成与成果展示	优5良4中3差2	5	
教师评价（60分）	考勤	无故迟到扣5、早退扣5、旷课扣15	15	
	任务纪律	优15良12中9差6	15	
	任务过程	优15良12中9差6	15	
	任务结果	优15良12中9差6	15	
	综合得分		100	

【练习思考】

1. 大黄的升华实验检识的是其中的哪一类成分？（　　）
   A. 游离羟基蒽醌衍生物　　　B. 生物碱
   C. 蒽醌类　　　　　　　　　D. 黄酮类

2. 大黄薄层色谱鉴别的紫外光检测波长是（　　）。
   A. 260nm　　　B. 256nm　　　C. 245nm　　　D. 365nm

3. 大黄的检查项目中需要对（　　）成分进行检查。
   A. 生物碱　　　　　　　　　B. 土大黄苷

C. 双酯型生物碱　　　　　　　　D. 游离型蒽醌

4. 附子的水分检查要求不得过（　　）。

   A. 14%　　　B. 15%　　　C. 16%　　　D. 17%

5. 黄连粉末或薄切片置载玻片上，加95%乙醇1滴及30%硝酸1滴，加盖玻片放置片刻，镜检，有（　　）针状或针簇状结晶析出。

   A. 白色　　　B. 红色　　　C. 黄色　　　D. 绿色

6. 甘草的总灰分要求不得过（　　）。

   A. 5.0%　　　B. 6.0%　　　C. 7.0%　　　D. 8.0%

7. 人参按干燥品计算，含人参皂苷 Rg_1（$C_{42}H_{72}O_{14}$）和人参皂苷 Re（$C_{48}H_{82}O_{18}$）的总量不得少于（　　），人参皂苷 Rb_1（$C_{54}H_{92}O_{23}$）不得少于（　　）。

   A. 0.40%；0.20%　　　　　　　B. 0.30%；0.30%
   C. 0.20%；0.20%　　　　　　　D. 0.30%；0.20%

8. 天麻的二氧化硫残留量不得过（　　）。

   A. 400mg/kg　　　　　　　　　B. 500mg/kg
   C. 300mg/kg　　　　　　　　　D. 600mg/kg

9. 甘草含五氯硝基苯不得过（　　）。

   A. 0.2mg/kg　　　　　　　　　B. 0.1mg/kg
   C. 0.5mg/kg　　　　　　　　　D. 0.4mg/kg

10. 黄连的薄层色谱鉴别中以（　　）为对照品。

    A. 槲皮素　　　　　　　　　　B. 绿原酸
    C. 小檗碱　　　　　　　　　　D. 盐酸小檗碱

（谢蜜蜜　鹿　君）

任务二　常用茎木类中药理化鉴定

【学习目标】

一、知识目标

(1) 掌握木通的理化鉴别要点；

(2) 熟悉苏木、钩藤的理化鉴别要点。

二、能力目标

能进行常用茎木类药材的理化鉴定操作，识别特定化合物的升华、沉淀、颜色反应等物理化学变化。

三、素质目标

培养自主探究和独立思考的能力，感悟本草与我们息息相关。

【基本知识】

木通 MuTong
Akebiae Caulis

【来源】 木通为木通科植物木通 *Akebia quinata*（Thunb.）Decne.、三叶木通 *Akebia trifoliata*（Thunb.）Koidz. 或白木通 *Akebia trifoliata*（Thunb.）Koidz. var. australis（Diels）Rehd. 的干燥藤茎。

【理化鉴定】 照《中国药典》（2020年版）薄层色谱法，以本品为供试品，以木通苯乙醇苷B为对照品，以三氯甲烷-甲醇-水（30∶10∶1）为展开剂，展开，取出，晾干，喷以2％香草醛硫酸溶液，在105℃加热至斑点显色清晰。供试品色谱中，在与对照品色谱相应的位置上，显相同颜色的斑点。

【检查】 水分 不得过10.0％。

总灰分 不得过6.5％。

【含量测定】 按《中国药典》（2020年版）采用高效液相色谱法，本品按干燥品计算，含木通苯乙醇苷B（$C_{23}H_{26}O_{11}$）不得少于0.15％。

苏木 Sumu
Sappan Lignum

【来源】 苏木为豆科植物苏木 *Caesalpinia sappan* L. 的干燥心材。

【理化鉴定】 照《中国药典》（2020年版）薄层色谱法，以本品为供试品，以苏木对照药材为对照品，以三氯甲烷-丙酮-甲酸（8∶4∶1）为展开剂，展开，取出，晾干，立即置干燥器内放置12小时后置紫外光灯（254nm）下检视。供试品色谱中，在与对照药材色谱相应的位置上，显相同颜色的斑点。

【检查】 水分 不得过12.0％。

【浸出物】 不得少于7.0％。

钩藤 Gouteng
Uncariae Ramulus Cum Uncis

【来源】 为茜草科植物钩藤 *Uncaria rhynchophylla*（Miq.）Miq. ex Havil.、大叶钩藤 *Uncaria macrophylla* Wall.、毛钩藤 *Uncaria hirsuta* Havil.、华钩藤 *Uncaria sinensis*（Oliv.）Havil. 或无柄果钩藤 *Uncaria sessilifructus* Roxb. 的干燥带钩茎枝。

【理化鉴定】 照《中国药典》（2020年版）薄层色谱法，以本品为供试品，以钩藤碱为对照品，以石油醚（60～90℃）-丙酮（6∶4）为展开剂，展开，取出，晾干，喷以改良碘化铋钾试液。供试品色谱中，在与对照品色谱相应的位置上，显相同颜色的斑点。

【检查】 水分 不得过10.0％测定。

总灰分 不得过 3.0%。

【浸出物】 不得少于 6.0%。

【能力训练】

通过能力训练,掌握常用茎木类中药的理化鉴别方法。

一、任务分组

请以每组 5~7 人自由成组,每组选出一名小组长,并将小组成员情况填入表 5-3 中。

表 5-3　小组成员情况

班级		任务编号		指导老师	
组号		组长		学号	
组员	学号	姓名	学号	姓名	
任务分工					

二、任务实施

查阅相关资料并运用所学知识,对常用茎木类中药的理化鉴别方法进行整理,并把相关药材名称填入表 5-4 中。

表 5-4　常用茎木类中药的理化鉴别方法

沉淀反应	泡沫反应	气泡反应	结晶反应	两界面有色环反应	微量升华反应	荧光反应	颜色反应	其他

三、任务评价

根据小组成员进行能力训练的过程及任务完成情况进行自评、互评及教师评价,并将各项得分填入表 5-5 中。

表 5-5　任务评价

类别	评分内容	评价标准	分值	得分
学生自评 （20分）	团队协作及工作态度	优 5 良 4 中 3 差 2	5	
	工作质量及结果	优 5 良 4 中 3 差 2	5	
	职业素养	优 5 良 4 中 3 差 2	5	
	创新意识	优 5 良 4 中 3 差 2	5	
学生互评 （20分）	协调能力	优 5 良 4 中 3 差 2	5	
	组织有序与团队合作	优 5 良 4 中 3 差 2	5	
	工作效率与工作规范性	优 5 良 4 中 3 差 2	5	
	任务完成与成果展示	优 5 良 4 中 3 差 2	5	
教师评价 （60分）	考勤	无故迟到扣 5、早退扣 5、旷课扣 15	15	
	任务纪律	优 15 良 12 中 9 差 6	15	
	任务过程	优 15 良 12 中 9 差 6	15	
	任务结果	优 15 良 12 中 9 差 6	15	
	综合得分		100	

【练习思考】

一、客观题

1. 木通的薄层色谱鉴别中以（　　）为对照品。
   A. 木通苯乙醇苷 A　　　　　　　　B. 木通苯乙醇苷 B
   C. 木通苯乙醇苷 C　　　　　　　　D. 木通苯乙醇苷 D

2. 苏木薄层色谱鉴别的紫外光检测波长是（　　）。
   A. 260nm　　　B. 256nm　　　C. 254nm　　　D. 365nm

3. 钩藤的总灰分要求不得过（　　）。
   A. 5.0%　　　B. 4.0%　　　C. 3.0%　　　D. 2.0%

4. 钩藤的水分要求不得过（　　）。
   A. 15.0%　　　B. 14.0%　　　C. 13.0%　　　D. 12.0%

5. 苏木的浸出物要求不得少于（　　）。
   A. 7.0%　　　B. 8.0%　　　C. 9.0%　　　D. 10.0%

二、主观题

简述木通的理化鉴定过程。

（谢蜜蜜　宋少辉）

任务三　常用皮类中药理化鉴定

【学习目标】

一、知识目标
掌握牡丹皮、厚朴、黄柏的理化鉴定方法。

二、能力目标
能进行皮类药材的理化鉴定操作，识别特定化合物的升华、沉淀、颜色反应等物理化学变化。

三、素质目标
树立药材质量观，培养安全用药意识。

【基本知识】

牡丹皮　Mudanpi
Moutan Cortex

【来源】牡丹皮为毛茛科植物牡丹 *Paeonia suffruticosa* Andr. 的干燥根皮。

【理化鉴定】照《中国药典》（2020年版）薄层色谱法，以本品为供试品，以丹皮酚为对照品，以环己烷-乙酸乙酯-冰醋酸（4∶1∶0.1）为展开剂，展开，取出，晾干，喷以2%香草醛硫酸乙醇溶液（1→10），在105℃加热至斑点显色清晰。供试品色谱中，在与对照品色谱相应的位置上，显相同颜色的斑点。

【检查】**水分**　不得过13.0%。

总灰分　不得过5.0%。

【浸出物】不得少于15.0%。

【含量测定】按《中国药典》（2020年版）采用高效液相色谱法，本品按干燥品计算，含丹皮酚（$C_9H_{10}O_3$）不得少于1.2%。

厚朴　Houpo
Magnoliae Officinalis Cortex

【来源】厚朴为木兰科植物厚朴 *Magnolia officinalis* Rehd. et Wils. 或凹叶厚朴 *Magnolia officinalis* Rehd. et Wils. var. *biloba* Rehd. et Wils. 的干燥干皮、根皮及枝皮。

【理化鉴定】照《中国药典》（2020年版）薄层色谱法，以本品为供试品，以厚朴酚、和厚朴酚为对照品，以甲苯-甲醇（17∶1）为展开剂，展开，取出，晾干，喷以

1%香草醛硫酸溶液,在100℃加热至斑点显色清晰。供试品色谱中,在与对照品色谱相应的位置上,显相同颜色的斑点。

【检查】**水分** 不得过15.0%。

总灰分 不得过7.0%。

酸不溶性灰分 不得过3.0%。

【含量测定】按《中国药典》(2020年版)采用高效液相色谱法,本品按干燥品计算,含厚朴酚($C_{18}H_{18}O_2$)与和厚朴酚($C_{18}H_{18}O_2$)的总量不得少于2.0%。

黄柏 Huangbo
Phellodendri Chinensis Cortex

【来源】黄柏为芸香科植物黄皮树 *Phellodendron chinense* Schneid. 的干燥树皮。

【理化鉴定】照《中国药典》(2020年版)薄层色谱法,以本品为供试品,以黄柏对照药材、盐酸黄柏碱为对照品,以三氯甲烷-甲醇-水(30:15:4)的下层溶液为展开剂,置氨蒸气饱和的展开缸内,展开,取出,晾干,喷以稀碘化铋钾试液。供试品色谱中,在与对照药材色谱和对照品色谱相应的位置上,显相同颜色的斑点。

【检查】**水分** 不得过12.0%。

总灰分 不得过8.0%。

【浸出物】不得少于14.0%。

【含量测定】按《中国药典》(2020年版)采用高效液相色谱法,本品按干燥品计算,含小檗碱以盐酸小檗碱($C_{20}H_{17}NO_4 \cdot HCl$)计,不得少于3.0%;含黄柏碱以盐酸黄柏碱($C_{20}H_{23}NO_4 \cdot HCl$)计,不得少于0.34%。

【能力训练】

通过能力训练,掌握常用皮类中药的理化鉴定方法。

一、任务分组

请以每组5~7人自由成组,每组选出一名小组长,并将小组成员情况填入表5-6中。

表5-6 小组成员情况

班级		任务编号		指导老师	
组号		组长		学号	
组员	学号	姓名	学号	姓名	
任务分工					

二、任务实施

查阅相关资料并运用所学知识,对常用皮类中药的理化鉴别方法进行整理,并将整理结果填入表 5-7 中。

表 5-7　常用皮类中药的理化鉴别方法

沉淀反应	泡沫反应	气泡反应	结晶反应	两界面有色环反应	微量升华反应	荧光反应	颜色反应	其他

三、任务评价

根据小组成员进行能力训练的过程及任务完成情况进行自评、互评及教师评价,并将各项得分填入表 5-8 中。

表 5-8　任务评价

类别	评分内容	评价标准	分值	得分
学生自评（20分）	团队协作及工作态度	优 5 良 4 中 3 差 2	5	
	工作质量及结果	优 5 良 4 中 3 差 2	5	
	职业素养	优 5 良 4 中 3 差 2	5	
	创新意识	优 5 良 4 中 3 差 2	5	
学生互评（20分）	协调能力	优 5 良 4 中 3 差 2	5	
	组织有序与团队合作	优 5 良 4 中 3 差 2	5	
	工作效率与工作规范性	优 5 良 4 中 3 差 2	5	
	任务完成与成果展示	优 5 良 4 中 3 差 2	5	
教师评价（60分）	考勤	无故迟到扣 5、早退扣 5、旷课扣 15	15	
	任务纪律	优 15 良 12 中 9 差 6	15	
	任务过程	优 15 良 12 中 9 差 6	15	
	任务结果	优 15 良 12 中 9 差 6	15	
综合得分			100	

【练习思考】

一、客观题

1. 牡丹皮按干燥品计算,含丹皮酚($C_9H_{10}O_3$)不得少于(　　)。
   A. 1.5%　　　　B. 1.4%　　　　C. 1.3%　　　　D. 1.2%

2. 厚朴的总灰分要求不得过(　　)。
   A. 7.0%　　　　B. 6.0%　　　　C. 5.0%　　　　D. 4.0%

3. 黄柏的水分要求不得过(　　)。
   A. 15.0%　　　　　　　　　　　B. 14.0%
   C. 13.0%　　　　　　　　　　　D. 12.0%

4. 按黄柏干燥品计算,含小檗碱[以盐酸小檗碱($C_{20}H_{17}NO_4 \cdot HCl$)计]不得少于(　　);含黄柏碱[以盐酸黄柏碱($C_{20}H_{23}NO_4 \cdot HCl$)计]不得少于(　　)。
   A. 3.0%;0.24%　　　　　　　　B. 2.0%;0.34%
   C. 3.0%;0.34%　　　　　　　　D. 0.34%;3.0%

5. 牡丹皮的薄层色谱鉴别中以(　　)为对照品。
   A. 槲皮素　　　　　　　　　　B. 丹参酮
   C. 丹皮酚　　　　　　　　　　D. 小檗碱

二、主观题

简述黄柏的理化鉴定过程。

(谢蜜蜜　董术发)

任务四　常用叶类中药理化鉴定

【学习目标】

一、知识目标

(1) 掌握番泻叶的理化鉴别方法;
(2) 熟悉大青叶的理化鉴别方法。

二、能力目标

能进行常用叶类药材的理化鉴定操作,识别特定化合物的升华、沉淀、颜色反应等物理化学变化。

三、素质目标

培养精益求精的科学态度,用药安全、生命至上的良好职业道德风尚。

【基本知识】

番泻叶　Fanxieye
Sennae Folium

番泻叶的鉴定

【来源】 番泻叶为豆科植物狭叶番泻 *Cassia angustifolia* Vahl 或尖叶番泻 *Cassia acutifolia* Delile 的干燥小叶。

【理化鉴定】

① 取本品粉末 25mg，加水 50mL 和盐酸 2mL，置水浴中加热 15 分钟，放冷，加乙醚 40mL，振摇提取，分取醚层，通过无水硫酸钠层脱水，滤过，取滤液 5mL，蒸干，放冷，加氨试液 5mL，溶液显黄色或橙色，置水浴中加热 2 分钟后，变为紫红色。

② 以本品作为供试品，以番泻叶对照药材作为对照品，照《中国药典》（2020 年版）薄层色谱法，以乙酸乙酯-正丙醇-水（4∶4∶3）为展开剂，展开缸预平衡 15 分钟，展开，取出，晾干，置紫外光灯（365nm）下检视。供试品色谱中，在与对照药材色谱相应的位置上，显相同颜色的荧光斑点；喷以 20％硝酸溶液，在 120℃加热约 10 分钟，放冷，再喷以 5％氢氧化钾的稀乙醇溶液，供试品色谱中，在与对照药材色谱相应的位置上，显相同颜色的斑点。

【检查】 杂质　不得过 6％。

水分　不得过 10.0％。

【含量测定】 按《中国药典》（2020 年版）采用高效液相色谱法，本品按干燥品计算，含番泻苷 A（$C_{42}H_{38}O_{20}$）和番泻苷 B（$C_{42}H_{38}O_{20}$）的总量，不得少于 1.1％。

大青叶　Daqingye
Isatidis Folium

【来源】 大青叶为十字花科植物菘蓝 *Isatis indigotica* Fort. 的干燥叶。

【理化鉴定】 以本品作为供试品溶液。以靛蓝对照品、靛玉红作为对照品，照《中国药典》（2020 年版）薄层色谱法，以环己烷-三氯甲烷-丙酮（5∶4∶2）为展开剂，展开，取出，晾干。供试品色谱中，在与对照品色谱相应的位置上，分别显相同的蓝色斑点和浅紫红色斑点。

【检查】 水分　不得过 13.0％。

【浸出物】 不得少于 16.0％。

【含量测定】 按《中国药典》（2020 年版）采用高效液相色谱法，本品按干燥品计算，含靛玉红（$C_{16}H_{10}N_2O_2$）不得少于 0.020％。

【能力训练】

通过能力训练，掌握常用叶类中药的理化鉴别方法。

一、任务分组

请以每组 5~7 人自由成组,每组选出一名小组长,并将小组成员情况填入表 5-9 中。

表 5-9 小组成员情况

班级		任务编号		指导老师	
组号		组长		学号	
组员	学号	姓名	学号	姓名	
任务分工					

二、任务实施

查阅相关资料并运用所学知识,对常用叶类中药的理化鉴别方法进行整理,并填入表 5-10 中。

表 5-10 常用叶类中药的理化鉴别方法

沉淀反应	泡沫反应	气泡反应	结晶反应	两界面有色环反应	微量升华反应	荧光反应	颜色反应	其他

三、任务评价

根据小组成员进行能力训练的过程及任务完成情况进行自评、互评及教师评价,并将各项得分填入表 5-11 中。

表 5-11 任务评价

类别	评分内容	评价标准	分值	得分
学生自评（20分）	团队协作及工作态度	优5良4中3差2	5	
	工作质量及结果	优5良4中3差2	5	
	职业素养	优5良4中3差2	5	
	创新意识	优5良4中3差2	5	
学生互评（20分）	协调能力	优5良4中3差2	5	
	组织有序与团队合作	优5良4中3差2	5	
	工作效率与工作规范性	优5良4中3差2	5	
	任务完成与成果展示	优5良4中3差2	5	
教师评价（60分）	考勤	无故迟到扣5、早退扣5、旷课扣15	15	
	任务纪律	优15良12中9差6	15	
	任务过程	优15良12中9差6	15	
	任务结果	优15良12中9差6	15	
	综合得分		100	

【练习思考】

一、客观题

1. 取番泻叶粉末 25mg，加水 50mL 和盐酸 2mL，置水浴中加热 15 分钟，放冷，加乙醚 40mL，振摇提取，分取醚层，通过无水硫酸钠层脱水，滤过，取滤液 5mL，蒸干，放冷，加氨试液 5mL，溶液显黄色或橙色，置水浴中加热 2 分钟后，变为（　　）。

A. 黄色　　　　　　　　　　B. 紫色
C. 紫红色　　　　　　　　　D. 绿色

2. 番泻叶按干燥品计算，含番泻苷 A（$C_{42}H_{38}O_{20}$）和番泻苷 B（$C_{42}H_{38}O_{20}$）的总量，不得少于（　　）。

A. 1.1%　　　　　　　　　　B. 1.0%
C. 1.2%　　　　　　　　　　D. 1.3%

3. 大青叶理化鉴定实验中，要求供试品色谱中，在与对照品色谱相应的位置上，分别显相同的（　　）斑点和（　　）斑点。

A. 蓝色；浅紫红色；　　　　B. 浅紫红色；蓝色
C. 绿色；浅紫红色　　　　　D. 蓝色；浅红色

4. 大青叶的水分要求不得过（　　）。

A. 15.0%　　　　　　　　　　B. 14.0%
C. 13.0%　　　　　　　　　　D. 12.0%

5. 番泻叶的杂质限量要求不得过（　　）。
A. 5.0%　　　　　　B. 6.0%　　　　　　C. 7.0%　　　　　　D. 8.0%

二、主观题

简述番泻叶的薄层色谱鉴定过程。

（谢蜜蜜　杨艳娟）

任务五　常用花类中药理化鉴定

【学习目标】

一、知识目标

（1）掌握金银花、红花的理化鉴别方法；

（2）熟悉丁香、菊花的理化鉴别方法。

二、能力目标

能进行常用花类药材的理化鉴定操作，识别特定化合物的升华、沉淀、颜色反应等物理化学变化。

三、素质目标

培养精益求精的工匠精神和质量第一、生命至上的职业道德。

【基本知识】

丁香　DingXiang

Caryophylli Flos

【来源】本品为桃金娘科植物丁香 *Eugenia caryophyllata* Thunb. 的干燥花蕾。

【理化鉴定】以本品为供试品。以丁香酚为对照品，照《中国药典》（2020年版）薄层色谱法，以石油醚（60～90℃）-乙酸乙酯（9:1）为展开剂，展开，取出，晾干，喷以5%香草醛硫酸溶液，在105℃加热至斑点显色清晰。供试品色谱中，在与对照品色谱相应的位置上，显相同颜色的斑点。

【检查】杂质　不得过4%。

水分　不得过12.0%。

【含量测定】按《中国药典》（2020年版）采用气相色谱法，本品含丁香酚（$C_{10}H_{12}O_2$）不得少于11.0%。

金银花　Jinyinhua

Lonicerae Japonicae Flos

【来源】金银花为忍冬科植物忍冬 *Lonicera japonica* Thunb.。

【理化鉴定】以本品为供试品，以绿原酸为对照品，照《中国药典》（2020年版）薄层色谱法，以乙酸丁酯-甲酸-水（7∶2.5∶2.5）的上层溶液为展开剂，展开，取出，晾干，置紫外光灯（365nm）下检视。供试品色谱中，在与对照品色谱相应的位置上，显相同颜色的荧光斑点。

【检查】**水分**　不得过12.0%。

总灰分　不得过10.0%。

酸不溶性灰分　不得过3.0%。

重金属及有害元素　铅不得过5mg/kg；镉不得过1mg/kg；砷不得过2mg/kg；汞不得过0.2mg/kg；铜不得过20mg/kg。

金银花的花朵为什么会变色

金银花的花朵变色，是由自身的多种色素和植物激素发生变化而导致的，这是属于一种正常的自然现象。一般而言，忍冬花蕾的发育分为七种状态：银花期、大白期、金花期、凋花期、二白期、三青期、幼蕾期，而确定金银花最佳收获期的主要指标为绿原酸含量。有研究者在选定的忍冬植株上，分别采摘七个时期的样品，烘干后称重，并测定绿原酸含量。

研究结果表明，绿原酸的含量变化，从幼蕾期到大白期逐渐增加，并达到最高峰，随后开始降低。由此得出：花蕾采收的最佳时期应在每茬花的大白期。因此，提高金银花产量和质量的关键之一是适时采摘，过早和过晚采摘均会影响产量和质量，采摘时应掌握在花蕾上部膨大成米白色或乳白色时最适宜，过早则花蕾青绿、嫩小，影响产量；过晚则花蕾开放，效价降低。

菊花　Juhua

Chrysanthemi Flos

【来源】菊花为菊科植物菊 *Chrysanthemum morifolium* Ramat. 的干燥头状花序。

【理化鉴定】以本品为供试品，以菊花对照药材为对照品，照《中国药典》（2020年版）薄层色谱法，以甲苯-乙酸乙酯-甲酸-冰醋酸-水（1∶15∶1∶1∶2）的上层溶液为展开剂，展开，取出，晾干，置紫外光灯（365nm）下检视。供试品色谱中，在与对照药材色谱和对照品色谱相应的位置上，显相同颜色的荧光斑点。

【检查】**水分**　不得过15.0%。

【含量测定】按《中国药典》（2020年版）采用高效液相色谱法，本品按干燥品计算，含绿原酸（$C_{16}H_{18}O_9$）不得少于0.20%，含木犀草苷（$C_{21}H_{20}O_{11}$）不得少于0.080%，3,5-O-二咖啡酰基奎宁酸（$C_{25}H_{24}O_{12}$）不得少于0.70%。

红花　Honghua
Carthami Flos

【来源】红花为菊科植物红花 Carthamus tinctorius L. 的干燥花。

【理化鉴定】以本品为供试品，以红花对照药材为对照品，照《中国药典》（2020年版）薄层色谱法，以乙酸乙酯-甲酸-水-甲醇（7∶2∶3∶0.4）为展开剂，展开，取出，晾干。供试品色谱中，在与对照药材色谱相应的位置上，显相同颜色的斑点。

【检查】**杂质**　不得过2%。

水分　不得过13.0%。

总灰分　不得过15.0%。

酸不溶性灰分　不得过5.0%。

吸光度　不得低于0.20。

【浸出物】不得少于30.0%。

【含量测定】按《中国药典》（2020年版）采用高效液相色谱法，本品按干燥品计算，含羟基红花黄色素A（$C_{27}H_{32}O_{16}$）不得少于1.0%，含山奈酚（$C_{15}H_{10}O_6$）不得少于0.050%。

知识延伸

小心染色红花

对于"染色红花"可采用"眼观、手揉、水试"进行识别。正品红花中总会有少量的黄花，若药材颜色全为靓丽的红色我们应当小心警惕。其次，正品红花手感柔软，疏松，染色者质稍硬，轻揉后手中留有细微杂物。红花水试鉴别溶液显金黄色而花不褪色，染色者溶液呈红色。

【能力训练】

通过能力训练，掌握常用花类中药理化鉴定方法。

一、任务分组

请以每组5~7人自由成组，每组选出一名小组长，并将小组成员情况填入表5-12中。

表 5-12　小组成员情况

班级		任务编号		指导老师	
组号		组长		学号	
组员	学号	姓名	学号	姓名	
任务分工					

二、任务实施

查阅相关资料并运用所学知识，对常用花类中药的理化鉴别方法进行整理，并填入表 5-13 中。

表 5-13　常用花类中药的理化鉴别方法

沉淀反应	泡沫反应	气泡反应	结晶反应	两界面有色环反应	微量升华反应	荧光反应	颜色反应	其他

三、任务评价

根据小组成员进行能力训练的过程及任务完成情况进行自评、互评及教师评价，并将各项得分填入表 5-14 中。

表 5-14　任务评价

类别	评分内容	评价标准	分值	得分
学生自评（20 分）	团队协作及工作态度	优 5 良 4 中 3 差 2	5	
	工作质量及结果	优 5 良 4 中 3 差 2	5	

续表

类别	评分内容	评价标准	分值	得分
学生自评（20分）	职业素养	优5良4中3差2	5	
	创新意识	优5良4中3差2	5	
学生互评（20分）	协调能力	优5良4中3差2	5	
	组织有序与团队合作	优5良4中3差2	5	
	工作效率与工作规范性	优5良4中3差2	5	
	任务完成与成果展示	优5良4中3差2	5	
教师评价（60分）	考勤	无故迟到扣5、早退扣5、旷课扣15	15	
	任务纪律	优15良12中9差6	15	
	任务过程	优15良12中9差6	15	
	任务结果	优15良12中9差6	15	
综合得分			100	

【练习思考】

一、客观题

1. 按《中国药典》（2020版）采用气相色谱法，丁香中含丁香酚（$C_{10}H_{12}O_2$）不得少于（　　）。

　　A. 8.0%　　　　　　　　　　　B. 9.0%
　　C. 10.0%　　　　　　　　　　D. 11.0%

2. 丁香的薄层色谱鉴别实验中用到的显色剂是（　　）。

　　A. 10%硫酸乙醇溶液　　　　　B. 香草醛硫酸试液
　　C. 5%硫酸乙醇溶液　　　　　 D. 20%硝酸溶液

3. 菊花的水分要求不得过（　　）。

　　A. 15.0%　　　　　　　　　　B. 14.0%
　　C. 13.0%　　　　　　　　　　D. 12.0%

4. 红花的浸出物要求不得少于（　　）。

　　A. 15.0%　　　　　　　　　　B. 25.0%
　　C. 30.0%　　　　　　　　　　D. 40.0%

5. 金银花中铅的含量不得过（　　）。

　　A. 4mg/kg　　　　　　　　　　B. 5mg/kg
　　C. 6mg/kg　　　　　　　　　　D. 7mg/kg

二、主观题

简述菊花的薄层色谱鉴定过程。

（谢蜜蜜　周在富）

任务六 常用果实及种子类中药理化鉴定

【学习目标】

一、知识目标

掌握五味子、苦杏仁、小茴香、马钱子、槟榔的理化鉴定方法。

二、能力目标

能进行常用果实及种子类药材的理化鉴定操作,识别特定化合物的升华、沉淀、颜色反应等物理化学变化。

三、素质目标

培养谦虚谨慎的工作态度和科学严谨、精益求精的工匠精神。

【基本知识】

五味子 Wuweizi

Schisandrae Chinensis Fructus

【来源】五味子为木兰科植物五味子 *Schisandra chinensis* (Turcz.) Baill. 的干燥成熟果实。

【理化鉴定】以本品为供试品溶液,以五味子对照药材为对照品,照《中国药典》(2020年版)薄层色谱法,以石油醚(30~60℃)-甲酸乙酯-甲酸(15:5:1)的上层溶液为展开剂,展开,取出,晾干,置紫外光灯(254nm)下检视。供试品色谱中,在与对照药材色谱和对照品色谱相应的位置上,显相同颜色的斑点。

【检查】**杂质** 不得过1%。

水分 不得过16.0%。

总灰分 不得过7.0%。

【含量测定】按《中国药典》(2020年版)采用高效液相色谱法,本品按干燥品计算,含五味子醇甲($C_{24}H_{32}O_7$)不得少于0.40%。

苦杏仁 Kuxingren

Armeniacae Semen Amarum

【来源】苦杏仁为蔷薇科植物山杏 *Prunus armeniaca* L. var. *ansu* Maxim.、西伯利亚杏 *Prunus sibirica* L.、东北杏 *Prunus mandshurica* (Maxim.) Koehne 或杏 *Prunus armeniaca* L. 的干燥成熟种子。

【理化鉴定】 以本品为供试品，以苦杏仁苷为对照品，照《中国药典》（2020年版）薄层色谱法，以三氯甲烷-乙酸乙酯-甲醇-水（15∶40∶22∶10）5～10℃放置12小时的下层溶液为展开剂，展开，取出，立即用0.8%磷钼酸的15%硫酸乙醇溶液浸板，在105℃加热至斑点显色清晰。供试品色谱中，在与对照品色谱相应的位置上，显相同颜色的斑点。

【检查】水分 不得过7.0%。

过氧化值 不得过0.11。

【含量测定】 按《中国药典》（2020年版）采用高效液相色谱法，本品按干燥品计算，含苦杏仁苷（$C_{20}H_{27}NO_{11}$）不得少于3.0%。

> **知识延伸**
>
> 问题：我们吃的坚果杏仁是中药材苦杏仁吗？
>
> 解析：与苦杏仁不同，在我们日常生活中所食用的坚果甜杏仁为蔷薇科植物杏或山杏的部分栽培种味甜的干燥种子，由于苦杏仁苷含量较少，因而多供食用。

马钱子　Maqianzi

Strychni Semen

【来源】 马钱子为马钱科植物马钱 *Strychnos nux-vomica* L. 的干燥成熟种子。

【理化鉴定】 以本品为供试品，以茴香醛为对照品，照《中国药典》（2020年版）薄层色谱法，以石油醚（60～90℃）-乙酸乙酯（17∶2.5）为展开剂，展至8cm，取出，晾干，喷以二硝基苯肼试液。供试品色谱中，在与对照品色谱相应的位置上，显相同的橙红色斑点。

【检查】杂质 不得过4%。

总灰分 不得过10.0%。

【含量测定】 按《中国药典》（2020年版）采用挥发油测定法，本品按干燥品计算，含反式茴香脑（$C_{10}H_{12}O$）不得少于1.4%。

槟榔　Binglang

Arecae Semen

【来源】 槟榔为棕榈科植物槟榔 *Areca catechu* L. 的干燥成熟种子。

【理化鉴定】 以本品为供试品，以槟榔对照药材为对照品，照《中国药典》（2020年版）薄层色谱法，以环己烷-乙酸乙酯-浓氨试液（7.5∶7.5∶0.2）为展开剂，置氨蒸气预饱和的展开缸内，展开，取出，晾干，置碘蒸气中熏至斑点清晰。供试品色谱中，在与对照药材色谱和对照品色谱相应的位置上，显相同颜色的斑点。

【检查】水分 不得过10.0%。

黄曲霉毒素 本品每1000g含黄曲霉毒素B_1不得过5μg，含黄曲霉毒素G_2、黄曲霉毒素G_1、黄曲霉毒素B_2和黄曲霉毒素B_1总量不得过10μg。

【含量测定】 按《中国药典》(2020 年版)采用高效液相色谱法,本品按干燥品计算,含槟榔碱($C_8H_{13}NO_2$)不得少于 0.20%。

【能力训练】

通过能力训练,掌握常见果实及种子类中药的理化鉴定特征及方法。

一、任务分组

请以每组 5~7 人自由成组,每组选出一名小组长,并将小组成员情况填入表 5-15 中。

表 5-15 小组成员情况

班级		任务编号		指导老师	
组号		组长		学号	
组员	学号		姓名	学号	姓名
任务分工					

二、任务实施

查阅相关资料并运用所学知识,对常见果实及种子类中药的理化鉴别方法进行整理并填入表 5-16。

表 5-16 常见果实及种子类中药的理化鉴别方法

沉淀反应	泡沫反应	气泡反应	结晶反应	两界面有色环反应	微量升华反应	荧光反应	颜色反应	其他

三、任务评价

根据小组成员进行能力训练的过程及任务完成情况进行自评、互评及教师评价,并将各项得分填入表 5-17 中。

表 5-17　任务评价

类别	评分内容	评价标准	分值	得分
学生自评 （20 分）	团队协作及工作态度	优 5 良 4 中 3 差 2	5	
	工作质量及结果	优 5 良 4 中 3 差 2	5	
	职业素养	优 5 良 4 中 3 差 2	5	
	创新意识	优 5 良 4 中 3 差 2	5	
学生互评 （20 分）	协调能力	优 5 良 4 中 3 差 2	5	
	组织有序与团队合作	优 5 良 4 中 3 差 2	5	
	工作效率与工作规范性	优 5 良 4 中 3 差 2	5	
	任务完成与成果展示	优 5 良 4 中 3 差 2	5	
教师评价 （60 分）	考勤	无故迟到扣 5、早退扣 5、旷课扣 15	15	
	任务纪律	优 15 良 12 中 9 差 6	15	
	任务过程	优 15 良 12 中 9 差 6	15	
	任务结果	优 15 良 12 中 9 差 6	15	
	综合得分		100	

【练习思考】

一、客观题

1. 按《中国药典》（2020 版）采用高效液相色谱法，五味子按干燥品计算，含五味子醇甲（$C_{24}H_{32}O_7$）不得少于（　　）。

   A. 0.30%　　B. 0.40%　　C. 0.50%　　D. 0.60%

2. 苦杏仁的过氧化值不得过（　　）。

   A. 0.14　　B. 0.13　　C. 0.12　　D. 0.11

3. 马钱子的总灰分不得过（　　）。

   A. 8.0%　　B. 9.0%　　C. 10.0%　　D. 11.0%

4. 槟榔薄层色谱实验中展开液的比例为（　　）。

   A. 环己烷-乙酸乙酯-浓氨试液（7∶7∶0.2）

   B. 环己烷-乙酸乙酯-浓氨试液（7.5∶7.5∶0.2）

   C. 环己烷-乙酸乙酯-浓氨试液（7∶7∶2）

   D. 环己烷-乙酸乙酯-浓氨试液（7.5∶7∶2）

5. 槟榔黄曲霉毒素检查中要求每 1000g 槟榔含黄曲霉毒素 B_1 不得过（　　），含黄曲霉毒素 G_2、黄曲霉毒素 G_1、黄曲霉毒素 B_2 和黄曲霉毒素 B_1 总量不得过（　　）。

   A. 5μg；10μg　　B. 5μg；15μg　　C. 10μg；10μg　　D. 5μg；5μg

二、主观题

简述五味子的薄层色谱鉴定过程。

（谢蜜蜜　薛莉君）

任务七　常用全草类中药理化鉴定

【学习目标】

一、知识目标
掌握麻黄、金钱草、薄荷、穿心莲的理化鉴定方法。

二、能力目标
能进行常用全草类药材的理化鉴定操作，识别特定化合物的升华、沉淀、颜色反应等物理化学变化。

三、素质目标
提升工作效率，明白要想做好鉴定工作就需要坚持不懈，细心、耐心、恒心缺一不可。

【基本知识】

麻黄　Mahuang
Ephedrae Herba

【来源】麻黄为麻黄科植物草麻黄 *Ephedra sinica* Stapf、中麻黄 *Ephedra intermedia* Schrenk et C. A. Mey. 或木贼麻黄 *Ephedra equisetina* Bge. 的干燥草质茎。

【理化鉴定】

① 取本品粉末 0.2g，加水 5mL 与稀盐酸 1～2 滴，煮沸 2～3 分钟，滤过。滤液置分液漏斗中，加氨试液数滴使呈碱性，再加三氯甲烷 5mL，振摇提取。分取三氯甲烷液，置二支试管中，一管加氨制氯化铜试液与二硫化碳各 5 滴，振摇，静置，三氯甲烷层显深黄色；另一管为空白，以三氯甲烷 5 滴代替二硫化碳 5 滴，振摇后三氯甲烷层无色或显微黄色。

② 以本品为供试品，以盐酸麻黄碱为对照品，照《中国药典》（2020 年版）薄层色谱法，以三氯甲烷-甲醇-浓氨试液（20∶5∶0.5）为展开剂，展开，取出，晾干，喷以茚三酮试液，在 105℃加热至斑点显色清晰。供试品色谱中，在与对照品色谱相应的位置上，显相同的红色斑点。

【检查】杂质　　不得过 5%。

水分　　不得过 9.0%。

总灰分　　不得过 10.0%。

【含量测定】 按《中国药典》（2020 年版）采用高效液相色谱法，本品按干燥品计算，含盐酸麻黄碱（$C_{10}H_{15}NO \cdot HCl$）和盐酸伪麻黄碱（$C_{10}H_{15}NO \cdot HCl$）的总量不得少于 0.80%。

金钱草　Jinqiancao

Lysimachiae Herba

【来源】 金钱草为报春花科植物过路黄 *Lysimachia christinae* Hance 的干燥全草。

【理化鉴定】 以本品为供试品，以槲皮素、山奈酚为对照品，照《中国药典》（2020 年版）薄层色谱法，以甲苯-甲酸乙酯-甲酸（10∶8∶1）为展开剂，展开，取出，晾干，喷以 3% 三氯化铝乙醇溶液，在 105℃ 加热数分钟，置紫外光灯（365nm）下检视。供试品色谱中，在与对照品色谱相应的位置上，显相同颜色的荧光斑点。

【检查】 杂质　不得过 8%。

水分　不得过 13.0%。

总灰分　不得过 13.0%。

酸不溶性灰分　不得过 5.0%。

【浸出物】 不得少于 8.0%。

【含量测定】 按《中国药典》（2020 年版）采用高效液相色谱法，本品按干燥品计算，含槲皮素（$C_{15}H_{10}O_7$）和山奈酚（$C_{15}H_{10}O_6$）的总量不得少于 0.10%。

薄荷　Bohe

Menthae Haplocalycis Herba

【来源】 薄荷为唇形科植物薄荷 *Mentha haplocalyx* Briq. 的干燥地上部分。

【理化鉴定】

① 取本品叶的粉末少量，经微量升华得油状物，加硫酸 2 滴及香草醛结晶少量，初显黄色至橙黄色，再加水 1 滴，即变紫红色。

② 以本品为供试品，以薄荷对照药材为对照品，照《中国药典》（2020 年版）薄层色谱法，以甲苯-乙酸乙酯（9∶1）为展开剂，展开，取出，晾干，喷以 2% 对二甲氨基苯甲醛的 40% 硫酸乙醇溶液，在 80℃ 加热至斑点显色清晰，置紫外光灯（365nm）下检视。供试品色谱中，在与对照药材色谱和对照品色谱相应的位置上，显相同颜色的荧光斑点。

【检查】 叶　不得少于 30%。

水分　不得过 15.0%。

总灰分　不得过 11.0%。

酸不溶性灰分　不得过 3.0%。

【含量测定】 挥发油　按《中国药典》（2020 年版）采用挥发油测定法，本品含挥发油不得少于 0.80%（mL/g）。

薄荷脑　按《中国药典》（2020 年版）采用气相色谱法，本品按干燥品计算，含薄荷脑（$C_{10}H_{20}O$）不得少于 0.20%。

穿心莲　Chuanxinlian
Andrographis Herba

【来源】穿心莲为爵床科植物穿心莲 *Andrographis paniculata*（Burm. f.）Nees 的干燥地上部分。

【理化鉴定】以本品为供试品，以穿心莲对照药材为对照品，照《中国药典》（2020年版）薄层色谱法，以三氯甲烷-甲苯-甲醇（8∶1∶1）为展开剂，展开，取出，晾干，喷以 10%硫酸乙醇溶液，在 105℃加热至斑点显色清晰，置紫外光灯（365nm）下检视。供试品色谱中，在与对照药材色谱和对照品色谱相应的位置上，显相同颜色的荧光斑点。

【检查】叶　不得少于 30%。

【浸出物】不得少于 8.0%。

【含量测定】按《中国药典》（2020年版）采用高效液相色谱法，本品按干燥品计算，含穿心莲内酯（$C_{20}H_{30}O_5$）、新穿心莲内酯（$C_{26}H_{40}O_8$）、14-去氧穿心莲内酯（$C_{20}H_{30}O_4$）和脱水穿心莲内酯（$C_{20}H_{28}O_4$）的总量不得少于 1.5%。

【能力训练】

通过能力训练，掌握常见全草类中药理化鉴定的方法。

一、任务分组

请以每组 5~7 人自由成组，每组选出一名小组长，并将小组成员情况填入表 5-18 中。

表 5-18　小组成员情况

班级		任务编号		指导老师	
组号		组长		学号	
组员	学号	姓名		学号	姓名
任务分工					

二、任务实施

查阅相关资料并运用所学知识，对常用全草类中药的理化鉴别方法进行整理并填入表 5-19 中。

表 5-19　常用全草类中药的理化鉴别方法

沉淀反应	泡沫反应	气泡反应	结晶反应	两界面有色环反应	微量升华反应	荧光反应	颜色反应	其他

三、任务评价

根据小组成员进行能力训练的过程及任务完成情况进行自评、互评及教师评价，并将各项得分填入表 5-20 中。

表 5-20　任务评价

类别	评分内容	评价标准	分值	得分
学生自评 （20 分）	团队协作及工作态度	优 5 良 4 中 3 差 2	5	
	工作质量及结果	优 5 良 4 中 3 差 2	5	
	职业素养	优 5 良 4 中 3 差 2	5	
	创新意识	优 5 良 4 中 3 差 2	5	
学生互评 （20 分）	协调能力	优 5 良 4 中 3 差 2	5	
	组织有序与团队合作	优 5 良 4 中 3 差 2	5	
	工作效率与工作规范性	优 5 良 4 中 3 差 2	5	
	任务完成与成果展示	优 5 良 4 中 3 差 2	5	
教师评价 （60 分）	考勤	无故迟到扣 5、早退扣 5、旷课扣 15	15	
	任务纪律	优 15 良 12 中 9 差 6	15	
	任务过程	优 15 良 12 中 9 差 6	15	
	任务结果	优 15 良 12 中 9 差 6	15	
综合得分			100	

【练习思考】

一、客观题

1. 取麻黄粉末 0.2g，加水 5mL 与稀盐酸 1～2 滴，煮沸 2～3 分钟，滤过。滤液置分液漏斗中，加氨试液数滴使呈碱性，再加三氯甲烷 5mL，振据提取，分取三氯甲烷液，置二支试管中，一管加氨制氯化铜试液与二硫化碳各 5 滴，振据，静置，三氯甲烷层显深黄色；另一管为空白，以三氯甲烷 5 滴代替二硫化碳 5 滴，振摇后三氯甲烷层（　　）。

   A. 无色或显微黄色　　　　　　　　B. 浑浊
   C. 浅紫红色　　　　　　　　　　　D. 微黄色

2. 麻黄的水分含量不得过（　　）。

   A. 8.0%　　　B. 9.0%　　　C. 10.0%　　　D. 11.0%

3. 金钱草的薄层色谱鉴别中展开剂的比例是（　　）。

   A. 甲苯-甲酸乙酯-甲酸（8∶8∶1）　　　B. 甲苯-甲酸乙酯-甲酸（10∶10∶1）
   C. 甲苯-甲酸乙酯-甲酸（10∶8∶8）　　　D. 甲苯-甲酸乙酯-甲酸（10∶8∶1）

4. 薄荷的酸不溶性灰分要求不得过（　　）。

   A. 3.0%　　　B. 4.0%　　　C. 5.0%　　　D. 6.0%

5. 按《中国药典》（2020 版）采用高效液相色谱法，穿心莲按干燥品计算，含穿心莲内酯（$C_{20}H_{30}O_5$）、新穿心莲内酯（$C_{26}H_{40}O_8$）、14-去氧穿心莲内酯（$C_{20}H_{30}O_4$）和脱水穿心莲内酯（$C_{20}H_{28}O_4$）的总量不得少于（　　）。

   A. 3.0%　　　B. 2.5%　　　C. 2.0%　　　D. 1.5%

二、主观题

简述薄荷的薄层色谱鉴定过程。

（谢蜜蜜　苏婷婷）

任务八　常用藻、菌、树脂及其他类中药理化鉴定

【学习目标】

一、知识目标

掌握冬虫夏草、猪苓、茯苓、血竭、珍珠、鹿茸、牛黄的理化鉴定方法。

二、能力目标

能进行常用藻、菌、树脂及其他类药材的理化鉴定操作，识别特定化合物的升华、沉淀、颜色反应等物理化学变化。

三、素质目标

树立科学谨慎、精益求精的职业道德观念。

【基本知识】

冬虫夏草 Dongchongxiacao
Cordyceps

【来源】冬虫夏草为麦角菌科真菌冬虫夏草菌 *Cordyceps sinensis*（BerK.）Sacc. 寄生在蝙蝠蛾科昆虫幼虫上的子座和幼虫尸体的干燥复合体。

【检查】**重金属及有害元素** 铅不得过 5mg/kg；镉不得过 1mg/kg；汞不得过 0.2mg/kg；铜不得过 20mg/kg。

【含量测定】按《中国药典》（2020 年版）采用高效液相色谱法，本品含腺苷（$C_{10}H_{13}N_5O_4$）不得少于 0.010%。

猪苓 Zhuling
Polyporus

【来源】猪苓为多孔菌科真菌猪苓 *Polyporus umbellatus*（Pers.）Fries 的干燥菌核。

【理化鉴定】以本品为供试品，以麦角甾醇为对照品，照《中国药典》（2020 年版）薄层色谱法，以石油醚（60～90℃）-乙酸乙酯（3:1）为展开剂，展开，取出，晾干，喷以 2% 香草醛硫酸溶液，在 105℃ 加热至斑点显色清晰。供试品色谱中，在与对照品色谱相应的位置上，显相同颜色的斑点。

【检查】**水分** 不得过 14.0%。

总灰分 不得过 12.0%。

酸不溶性灰分 不得过 5.0%。

【含量测定】按《中国药典》（2020 年版）采用高效液相色谱法，本品按干燥品计算，含麦角甾醇（$C_{28}H_{44}O$）不得少于 0.070%。

茯苓 Fuling
Poria

【来源】茯苓为多孔菌科真菌茯苓 *Poria cocos*（Schw.）Wolf 的干燥菌核。

【理化鉴定】

① 取本品粉末少量，加碘化钾碘试液 1 滴，显深红色。

② 以本品为供试品，以茯苓对照药材为对照品，照《中国药典》（2020 年版）薄层色谱法，以甲苯-乙酸乙酯-甲酸（20:5:0.5）为展开剂，展开，取出，晾干，喷以 2% 香草醛硫酸溶液-乙醇（4:1）混合溶液，在 105℃ 加热至斑点显色清晰。供试品色谱中，在与对照药材色谱相应的位置上，显相同颜色的主斑点。

【检查】水分　不得过18.0%。

总灰分　不得过2.0%。

【浸出物】不得少于2.5%。

茯苓常见伪品

伪品	性状和理化性质
面粉加工品	表面较光滑,嚼之有甜味。碘试液呈蓝色
木薯、甘薯、粉葛、栝楼类的根	碘试液呈蓝色

血竭　Xuejie

Draconis Sanguis

【来源】血竭为棕榈科植物麒麟竭 *Daemonorops draco* Bl. 果实渗出的树脂经加工制成。

【理化鉴定】

① 取本品粉末,置白纸上,用火隔纸烘烤即熔化,但无扩散的油迹,对光照视呈鲜艳的红色。以火燃烧则产生呛鼻的烟气。

② 以本品为供试品,以血竭对照药材为对照品,照《中国药典》(2020年版)薄层色谱法,以三氯甲烷-甲醇(19∶1)为展开剂,展开,取出,晾干,置日光下检视。供试品色谱中,在与对照药材色谱和对照品色谱相应的位置上,显相同的橙色斑点。

③ 以本品为供试品,以血竭对照药材为对照品,照《中国药典》(2020年版)薄层色谱法,以三氯甲烷-甲醇(19∶1)为展开剂,展开,取出,晾干,置日光下检视。供试品色谱中,在与对照药材色谱相应的位置上,显相同的橙色斑点。

【检查】总灰分　不得过6.0%。

松香　以本品为供试品,以松香酸为对照品,照《中国药典》(2020年版)薄层色谱法,以石油醚(60~90℃)-乙酸乙酯-冰醋酸(9∶1∶0.1)为展开剂,展开,取出,晾干,置紫外光灯(254nm)下检视。供试品色谱中,在与对照品色谱相应的位置上,不得显相同颜色的斑点;再喷以10%硫酸乙醇溶液,在105℃加热至斑点显色清晰,置紫外光灯(365nm)下检视,不得显相同的蓝白色荧光斑点。

醇不溶物　不得过25.0%。

【含量测定】按《中国药典》(2020年版)采用高效液相色谱法,本品含血竭素($C_{17}H_{14}O_3$)不得少于1.0%。

珍珠　Zhenzhu

Margarita

【来源】珍珠为珍珠贝科动物马氏珍珠贝 *Pteria martensii* (Dunker)、蚌科动物三

角帆蚌 *Hyriopsis cumingii*（Lea）或褶纹冠蚌 *Cristaria plicata*（Leach）等双壳类动物受刺激形成的珍珠。

【理化鉴定】取本品，置紫外光灯（365nm）下观察，显浅蓝紫色或亮黄绿色荧光，通常环周部分较明亮。

【检查】**酸不溶性灰分**　不得过 4.0%。

重金属及有害元素　铅不得过 5mg/kg；镉不得过 0.3mg/kg；砷不得过 2mg/kg；汞不得过 0.2mg/kg；铜不得过 20mg/kg。

鹿茸　Lurong

Cervi Cornu Pantotrichum

【来源】鹿茸为鹿科动物梅花鹿 *Cervus nippon* Temminck 或马鹿 *Cervus elaphus* Linnaeus 的雄鹿未骨化密生茸毛的幼角。

【理化鉴定】

① 取本品粉末 0.1g，加水 4mL，加热 15 分钟，放冷，滤过，取滤液 1mL，加茚三酮试液 3 滴，摇匀，加热煮沸数分钟，显蓝紫色；另取滤液 1mL，加 10% 氢氧化钠溶液 2 滴，摇匀，滴加 0.5% 硫酸铜溶液，显蓝紫色。

② 以本品为供试品，以鹿茸对照药材为对照品，照《中国药典》（2020 年版）薄层色谱法，以正丁醇-冰醋酸-水（3∶1∶1）为展开剂，展开，取出，晾干，喷以 2% 茚三酮丙酮溶液，在 105℃ 加热至斑点显色清晰。供试品色谱中，在与对照药材色谱相应的位置上，显相同颜色的主斑点；在与对照品色谱相应的位置上，显相同颜色的斑点。

牛黄　Niuhuang

Bovis Calculus

【来源】牛黄为牛科动物牛 *Bos taurus domesticus* Gmelin 的干燥胆结石。

【理化鉴定】

① 取本品少量，加清水调和，涂于指甲上，能将指甲染成黄色，习称"挂甲"。

② 取本品少许，用水合氯醛试液装片，不加热，置显微镜下观察：不规则团块由多数黄棕色或棕红色小颗粒集成，稍放置，色素迅速溶解，并显鲜明金黄色，久置后变绿色。

③ 以本品为供试品，以胆酸、去氧胆酸为对照品，照《中国药典》（2020 年版）薄层色谱法，以异辛烷-乙酸乙酯-冰醋酸（15∶7∶5）为展开剂，展开，取出，晾干，喷以 10% 硫酸乙醇溶液，在 105℃ 加热至斑点显色清晰，置紫外光灯（365nm）下检视。供试品色谱中，在与对照品色谱相应的位置上，显相同颜色的荧光斑点。

④ 以本品为供试品，以胆红素为对照品，照《中国药典》（2020 年版）薄层色谱法，以环己烷-乙酸乙酯-甲醇-冰醋酸（10∶3∶0.1∶0.1）为展开剂，展开，取出，晾干。供试品色谱中，在与对照品色谱相应的位置上，显相同颜色的斑点。

【检查】**水分**　不得过 9.0%。

总灰分　不得过 10.0%。

游离胆红素 照《中国药典》(2020年版)采用高效液相色谱法测定(避光操作),供试品色谱中,在与对照品色谱峰保留时间相对应的位置上出现的色谱峰面积应小于对照品色谱峰面积或不出现色谱峰。

【含量测定】**胆酸** 按《中国药典》(2020年版)采用高效液相色谱法,本品按干燥品计算,含胆酸($C_{24}H_{40}O_5$)不得少于4.0%。

胆红素 按《中国药典》(2020年版)采用高效液相色谱法,本品按干燥品计算,含胆红素($C_{33}H_{36}N_4O_6$)不得少于25.0%。

【能力训练】

通过能力训练,掌握常用藻、菌、树脂及其他类中药的理化鉴定方法。

一、任务分组

请以每组5~7人自由成组,每组选出一名小组长,并将小组成员情况填入表5-21中。

表5-21　小组成员情况

班级		任务编号		指导老师	
组号		组长		学号	
组员	学号	姓名	学号	姓名	
任务分工					

二、任务实施

查阅相关资料并运用所学知识,对常用藻、菌、树脂及其他类中药的理化鉴别方法进行整理并填入表5-22中。

表5-22　常用藻、菌、树脂及其他类中药的理化鉴别方法

沉淀反应	泡沫反应	气泡反应	结晶反应	两界面有色环反应	微量升华反应	荧光反应	颜色反应	其他

续表

沉淀反应	泡沫反应	气泡反应	结晶反应	两界面有色环反应	微量升华反应	荧光反应	颜色反应	其他

三、任务评价

根据小组成员进行能力训练的过程及任务完成情况进行自评、互评及教师评价，并将各项得分填入表 5-23 中。

表 5-23　任务评价

类别	评分内容	评价标准	分值	得分
学生自评（20分）	团队协作及工作态度	优5良4中3差2	5	
	工作质量及结果	优5良4中3差2	5	
	职业素养	优5良4中3差2	5	
	创新意识	优5良4中3差2	5	
学生互评（20分）	协调能力	优5良4中3差2	5	
	组织有序与团队合作	优5良4中3差2	5	
	工作效率与工作规范性	优5良4中3差2	5	
	任务完成与成果展示	优5良4中3差2	5	
教师评价（60分）	考勤	无故迟到扣5、早退扣5、旷课扣15	15	
	任务纪律	优15良12中9差6	15	
	任务过程	优15良12中9差6	15	
	任务结果	优15良12中9差6	15	
综合得分			100	

【练习思考】

一、客观题

1. 按《中国药典》（2020 版）采用高效液相色谱法，冬虫夏草含腺苷（$C_{10}H_{13}N_5O_4$）不得少于（　　）。

　　A. 0.020%　　　B. 0.010%　　　C. 0.030%　　　D. 0.050%

2. 猪苓的水分要求不得过（　　）。

　　A. 15.0%　　　B. 14.0%　　　C. 13.0%　　　D. 12.0%

3. 茯苓的总灰分不得过（　　）。

　　A. 2.0%　　　B. 1.0%　　　C. 3.0%　　　D. 4.0%

4. 血竭的醇不溶物要求不得过（　　）。

　　A. 25.0%　　　B. 30.0%　　　C. 35.0%　　　D. 40.0%

5. 珍珠的重金属及有害元素检查中要求砷不得过（　　）。

　　A. 4mg/kg　　　B. 3mg/kg　　　C. 2mg/kg　　　D. 1mg/kg

二、主观题

简述珍珠的理化鉴定方法。

（谢蜜蜜　鹿　君）

任务九　常用矿物类中药理化鉴定

【学习目标】

一、知识目标

掌握朱砂、石膏的理化鉴定方法。

二、能力目标

能进行常用矿物类药材的理化鉴定操作，识别特定化合物的升华、沉淀、颜色反应等物理化学变化。

三、素质目标

体会从古至今的医药人都秉持着以人为本、生命至上的思想理念，为保障患者的用药安全，潜心研究、无私奉献。

【基本知识】

朱砂　Zhusha
Cinnabaris

【来源】本品为硫化物类矿物辰砂族辰砂，主含硫化汞（HgS）。

【理化鉴定】

① 取本品粉末，用盐酸湿润后，在光洁的铜片上摩擦，铜片表面显银白色光泽，加热烘烤后，银白色即消失。

② 取本品粉末2g，加盐酸-硝酸（3∶1）的混合溶液2mL使溶解，蒸干，加水2mL使溶解，滤过，滤液显汞盐与硫酸盐的鉴别反应。

【检查】**铁**　照《中国药典》（2020年版）铁盐检查法检查，如显颜色，与标准铁溶液4mL制成的对照液比较，不得更深（0.1%）。

二价汞　照《中国药典》（2020年版）汞、砷元素形态及价态测定法中汞元素形态及其价态测定法测定，本品含二价汞以汞（Hg）计，不得过0.10%。

【含量测定】本品含硫化汞（HgS）不得少于96.0%。

石膏　Shigao
Gypsum Fibrosum

【来源】 本品为硫酸盐类矿物石膏族石膏，主含含水硫酸钙（$CaSO_4 \cdot 2H_2O$）。

【理化鉴定】

① 取本品一小块（约2g），置具有小孔软木塞的试管内，灼烧，管壁有水生成，小块变为不透明体。

② 取本品粉末0.2g，加稀盐酸10mL，加热使溶解，溶液显钙盐与硫酸盐的鉴别反应。

③ 取本品粉末适量，溴化钾压片法制备供试品，照《中国药典》（2020年版）红外分光光度法，供试品的红外吸收图谱应与二水硫酸钙对照品（$CaSO_4 \cdot 2H_2O$）具有相同的特征吸收峰。

【检查】重金属　含重金属不得过10mg/kg。

砷盐　含砷量不得过2mg/kg。

【含量测定】 本品含含水硫酸钙（$CaSO_4 \cdot 2H_2O$）不得少于95.0%。

【能力训练】

通过能力训练，掌握常用矿物类中药的理化鉴定方法。

一、任务分组

请以每组5~7人自由成组，每组选出一名小组长，并将小组成员情况填入表5-24中。

表5-24　小组成员情况

班级		任务编号		指导老师	
组号		组长		学号	
组员	学号		姓名	学号	姓名
任务分工					

二、任务实施

查阅相关资料并运用所学知识，对常用矿物类中药的理化鉴别方法进行整理并填入

表 5-25 中。

表 5-25　常用矿物类中药的理化鉴别方法

沉淀反应	泡沫反应	气泡反应	结晶反应	两界面有色环反应	微量升华反应	荧光反应	颜色反应	其他

三、任务评价

根据小组成员进行能力训练的过程及任务完成情况进行自评、互评及教师评价，并将各项得分填入表 5-26 中。

表 5-26　任务评价

类别	评分内容	评分标准	分值	得分
学生自评（20分）	团队协作及工作态度	优5 良4 中3 差2	5	
	工作质量及结果	优5 良4 中3 差2	5	
	职业素养	优5 良4 中3 差2	5	
	创新意识	优5 良4 中3 差2	5	
学生互评（20分）	协调能力	优5 良4 中3 差2	5	
	组织有序与团队合作	优5 良4 中3 差2	5	
	工作效率与工作规范性	优5 良4 中3 差2	5	
	任务完成与成果展示	优5 良4 中3 差2	5	
教师评价（60分）	考勤	无故迟到扣5、早退扣5、旷课扣15	15	
	任务纪律	优15 良12 中9 差6	15	
	任务过程	优15 良12 中9 差6	15	
	任务结果	优15 良12 中9 差6	15	
综合得分			100	

【练习思考】

1. 可进行微量升华的中药为（　　）。
   A. 大黄　　　　B. 川贝母　　　　C. 大青叶　　　　D. 紫苏叶

2. 番泻叶粉末遇碱试液显（　　）。
   A. 蓝色　　　　B. 红色　　　　C. 绿色　　　　D. 紫色

3. 《中国药典》（2020年版）规定挥发油不得少于0.8%（mL/g）的药材是（　　）。
   A. 降香　　　　B. 木通　　　　C. 薄荷　　　　D. 五味子

4. 按照《中国药典》（2020年版）规定，天麻的二氧化硫残留量不得超过（　　）。
   A. 600mg/kg　　B. 500mg/kg　　C. 300mg/kg　　D. 400mg/kg

5. 《中国药典》（2020年版）规定挥发油不得少于11.0%（mL/g）的药材是（　　）。
   A. 沉香　　　　B. 关木通　　　　C. 薄荷　　　　D. 丁香

6. 按《中国药典》（2020年版）规定，醇溶性浸出物不得少于15.0%的药材是（　　）。
   A. 板蓝根　　　B. 丹参　　　　C. 秦皮　　　　D. 牛膝

7. 某药材粉末，加三氯甲烷10mL，浸渍2小时，滤过。滤液挥干，加乙醇1mL，产生具弹性的胶膜。该药材是（　　）。
   A. 苏木　　　　B. 降香　　　　C. 鸡血藤　　　　D. 杜仲

8. 按《中国药典》（2020年版）规定，浸出物不得少于15%的药材是（　　）。
   A 牡丹皮　　　B 厚朴　　　　C 肉桂　　　　D 桑白皮

9. 《中国药典》（2020年版）规定厚朴含厚朴酚与和厚朴酚的总量不得少于（　　）。
   A. 1.0%　　　　B. 2.0%　　　　C. 3.0%　　　　D. 4.0%

10. 取某药品粉末，置于烧瓶中，加水，加热蒸馏，馏出液具特异香气，收集馏出液10mL，分置二支试管中，一管中加1%三氯化铁溶液1滴，即显红棕色；另一管中加硫酸肼饱和溶液与醋酸钠结晶少量，稍加热，放冷，生成淡黄绿色沉淀，置紫外光灯（365nm）下观察，显强烈的黄色荧光。该药材是（　　）。
    A. 秦皮　　　　B. 黄柏　　　　C. 牛膝　　　　D. 香加皮

（谢蜜蜜　胡立中）

项目六

中药鉴定其他鉴别方法

项目引导

伴随着现代生物技术的不断进步,中药鉴定方法从传统的鼻闻、眼观、口尝等经验性鉴别方法,发展到分子水平的DNA分子遗传标记技术、中药指纹图谱技术以及多组学技术(如基因组学、代谢组学)的应用。这些新方法和新技术在中药鉴定的标准化和科学性方面发挥了重要作用,并具有广阔的发展前景。在不断引进和发展新技术的同时,传统经验鉴别仍具有不可替代的价值,二者的有机结合将进一步完善中药鉴定技术。

任务一 DNA 分子遗传标记技术

【学习目标】

一、知识目标

掌握DNA分子遗传标记技术的定义、主要方法以及在中药鉴定中的应用。

二、能力目标

熟悉DNA分子遗传标记技术流程。

三、素质目标

培养"守正"与"创新"的精神。

【基本知识】

一、DNA 分子遗传标记技术

1. 分子遗传标记的定义

DNA分子遗传标记技术是一种新兴的分子标记技术,目前已经在分子生物学特别是在分子遗传学上得到了广泛的应用,由于真核生物的遗传信息都储存在染色体和细胞器基因组的 DNA 序列中，因此从理论上讲，DNA 水平上的分子标记是在所有遗传标记中最为稳定，最为可靠的。现代分子生物学技术的发展，使直接利用 DNA 序列中核苷酸的变异作为遗传标记成为了可能。

目前，对分子遗传标记较完整的描述，是指易于识别，遵循孟德尔遗传模式的，具有个体特异性或其分布规律具有种质特征的某一类表型特征或遗传物质；其范围包括：①基因或遗传物质的产物的变异特征；②作为基因或遗传物质载体的染色体的形态学变异；③基因或遗传物质本身的变异。

2. 分子遗传标记的主要方法

随着分子生物学技术的发展，在 DNA 分子遗传标记中，出现了越来越多的新方法，主要有 DNA 限制性片段长度多态性（RFLP）技术、DNA 扩增片段单链构象多态性（PCR-SSCP）技术、随机扩增多态性 DNA 技术、微卫星 DNA 分析、DNA 分子杂交技术、裂解酶片段长度多态性（CFLP）技术等方法。

二、分子遗传标记在中药学上的应用

分子遗传标记技术对中药的研究产生了重要影响，已有人提出分子生药学（molecular pharmacognosy）这一新的概念。分子遗传标记技术在中药的研究中有以下作用：

1. 在生药鉴定上的应用

传统的生药鉴定主要依靠颜色、形状、气味、味道和质地等感性特征，这种鉴定方法不准确而且对这些特征的把握因人而异。现代分类学将组织学、形态学和化学法引入到生药鉴定上来，是生药鉴定的一个进步，但这些方法仍有很大的局限性。利用 DNA 分子遗传标记技术直接分析药材的 DNA 多态性，找出真品特有的 DNA 片段，对此进行测序，进而制备 DNA 探针，来检测相应的药材，是一种便捷、准确的生药鉴定方法。

2. 在药用植物亲缘关系上的应用

由于 DNA 能从本质上反映药用植物的亲缘关系，现在很多药用植物亲缘关系的研究均利用此方法。

3. 在药用植物资源与生物多样性保护上的应用

目前在研究药用植物资源时，多采用经典的形态分类学方法，用该方法划分物种是建立在个体性状描述和宏观观测水平上，得到的结论往往不完善，易引起争论。同时这是不科学的，DNA 分子遗传标记技术直接分析遗传物质 DNA 在不同生物个体间的差异，使植物分类和资源的研究更加科学化。

4. 在药用植物道地性研究上的应用

道地药材具有强烈的地域性，表现在它们往往分布在某些狭小的区域，或虽分布较广但只有某些狭小生境区的质量好、疗效佳、产量最大。药材道地性的原因就是植物的遗传物质 DNA 及初生和次生代谢过程中的酶系统发生了"道地性"变化。道地性药材与非道地性药材毕竟同种，甚至同一亚种，二者在形态和生药性状等特征上，差别往往不明显，给道地药材的鉴别带来了困难。因此，采用 DNA 分子诊断技术并辅以等位酶技术，可以从分子水平上来揭示药材的"道地性"。

5. 在遗传育种上的应用

药用植物的"优良品种"对药材生产存在着巨大的潜力，"高含量育种"是药用植物育种的主要目的和特色。遗传图谱是生物种类的分子档案，对育种工作者有极大的参考价值。目前应用 RAPD 技术已构建了一些重要农作物的遗传图谱。但在药用植物方面还是空白，需加大这方面的研究，为药材的开发利用打下坚实的基础。

6. 贵重药材及其伪劣品的鉴别

我国药用植物种类已上万种，常用的约 500 种，其中被列为贵重药材的有 200 种左右，占常用的 40%。贵重药材由于价格昂贵，药源不足等，弄虚作假现象严重。鉴于 DNA 分子遗传标记技术用量少，准确、重现性好等特点，用于贵重药材的真伪鉴别具有很好的应用前景。DNA 分子遗传标记技术虽出现的时间还不长，但在其发展过程中已显露出广泛的应用前景，将对生药学研究的现代化起到重要作用。

【能力训练】

查阅相关资料，了解 DNA 分子遗传标记技术的应用领域。

【练习思考】

1. 分子遗传标记的主要方法有哪些？
2. 分子遗传标记在中药学上有哪些应用？

（周在富　鹿　君）

任务二　扫描电镜技术

【学习目标】

一、知识目标

掌握扫描电镜技术的定义、主要方法以及在中药鉴定中的应用。

二、能力目标

熟悉扫描电镜技术的操作流程。

三、素质目标

培养文化传承的守正与创新的热情。

【基本知识】

一、扫描电镜基本工作原理

扫描电镜的主要构成分为四部分。电子束产生于镜筒内，在样品上进行扫描后激发信号。在电子信号的收集与处理系统中，由于扫描电子束与样品发生的作用，产生重要的二次电子信号，再被检测二次电子的检测器接收，最终转变为电压信号被送到显像管的栅极，由电子信号的显示与记录系统拍照记录。利用计算机采收结果并进行分析。真空系统及电源系统提供相应工作条件与电源。

二、应用于中药鉴定领域

传统的中药鉴定主要依靠性状等方面进行药材品种鉴别。然而实际情况中，多种药材的表面特征非常相似，传统方法很难加以很好地鉴别。扫描电镜分辨率高，可清晰地观察到微观表面形貌，且制样简单，不需切片和染色，可直接进行表面或断面观察。

1. 植物类中药鉴定中的应用

扫描电镜在植物类中药鉴定中的应用方面较多，可以扫描种皮、果皮的纹饰进行鉴别，还有花粉粒的纹饰，茎、叶表皮组织结构以及菌类表面结构等。张淑华等用扫描电镜对韭菜子和葱子、芥子和芸苔子等几组易混种子中药的表面进行了扫描鉴别，结果表明每种都有自己独特的细微表面结构，各不相同。赵丽丽等采用扫描电镜法，观察到从外观形状上不易区分的黄芩和黏毛黄芩种子具有不同的表面超微特征。邵邻相等利用扫描电镜观察了3种香茶菜属植物小坚果的微观形态，结果证明存在明显差异。任跃英等运用扫描电镜找出了黄果、红果人参和黄果、红果西洋参4种种源花粉的大小、形态及外壁纹饰的超微结构的相对差异，提供了新品种鉴定辅助指标。对于茎叶的鉴别，可以观察其表皮气孔和角质膜等一些细微特征来加以区分。李建军等以3种芦荟属植物叶表皮为材料进行实验，结果证明利用扫描电镜可以更清楚地实现鉴定。俞艳玲等进行菌类实验，利用扫描电镜观察到不同种红曲霉之间在菌丝、分生孢子等超显微特征方面存在的差异，据此可对红曲霉进行鉴别，为该属真菌的分类提供依据。

2. 动物类中药鉴定中的应用

多篇文献证明扫描电镜已较好地应用在动物类中药鉴别中，在质量控制方面显得尤为重要。可依据蛇类鳞片、动物皮毛等形态特征进行鉴定。中药乌梢蛇易混入伪品，尤其加工处理过后更是真伪难辨，影响药材质量。而利用扫描电镜可以观察到乌梢蛇及其伪品在细微结构上的显著差异，稳定又易于识别。

3. 矿物类中药鉴定中的应用

矿物类中药资源丰富，其微观结构的研究对中药鉴定具有重要意义。研究发现在扫描电镜下可清楚地观察到雄黄矿石的自然结构类型，且该类型与其化学组成有关。由于雄黄毒性主要来自可能含有的杂质三氧化二砷（As_2O_3），因此用来鉴定杂质成分并加以分析对用药安全是至关重要的。

【能力训练】

查阅相关资料，了解一下扫描电镜技术在国内外中药鉴定上的应用。

【练习思考】 >>>

1. 扫描电镜应用于中药鉴定领域有哪些优点？
2. 简述扫描电镜的基本工作原理。

（周在富　王维斌）

任务三　中药化学指纹图谱

【学习目标】

一、知识目标

掌握中药化学指纹图谱技术的定义、主要方法以及在中药鉴定中的应用。

二、能力目标

熟悉中药化学指纹图谱技术的操作流程。

三、素质目标

培养遵纪守法、克己奉公、质量第一、保障患者生命健康的职业素养。

【基本知识】

一、指纹图谱技术的概念

指纹最早来源于法医学，主要是根据每个人指纹结构的细微差别，来区分与鉴别不同的人。而指纹图谱技术作为指纹这一概念的衍生，是指一些中药或中药制剂经过相应的处理之后，采取该技术对中药进行分析，获得能够标示化学特征的光谱或是色谱图，并根据图谱评价中药的优劣、质量与稳定性。

二、指纹图谱技术的分类

通过对我国目前所用指纹图谱技术的分析，可将该技术主要分为两大类，一类是中药化学成分指纹图谱，该类中包含色谱指纹图谱、光谱指纹图谱等。另一类是中药生物技术指纹图谱，该类中包含：中药 DNA 指纹图谱、中药电泳指纹图谱，以及目前尚在研究阶段的中药基因组学指纹图谱。而从应用的频率来看，目前在中药鉴定上较常应用的属于中药化学成分指纹图谱。

三、中药鉴定指纹图谱技术的具体应用

1. 中药光谱指纹图谱技术的应用分析

中药光谱指纹图谱技术包括诸多，目前常见的主要有 X 射线衍射指纹图谱、紫外光谱指纹图谱、红外光谱指纹图谱以及核磁共振指纹图谱四种。其中，X 射线衍射指纹图谱是通过不同程度的衍射现象，作为中药混合物的特征图谱，以此来分析中药及中药制剂中的定量与定性，进而起到有效保障中药的质量的作用。而紫外光谱与红外光谱指纹图谱技术，主要是指利用紫外、红外光谱作为基础，来鉴定中药及中药制剂的真伪，由于这两种指纹图谱技术具有操作快捷方便、鉴别准确性高、鉴别意义明显等特征，在中药鉴定中的应用也十分广泛。最后的核磁共振指纹图谱多是应用在纯中药化合物的结构鉴定当中，由于核磁共振指纹图谱技术具有独特的重现性、全面性、易辨性、定量性等特征，对鉴别中药真伪的效果十分显著，因此其在中药鉴定中的应用也非常广泛。

2. 中药色谱指纹图谱技术的应用分析

中药色谱指纹图谱技术包括气相色谱指纹图谱、高效液相色谱指纹图谱以及薄层色谱指纹图谱等技术。其中，气相色谱指纹图谱技术较常应用于挥发性成分较多的中药及中药制剂当中，将此技术与质谱检测技术联合应用，可有效地提高中药鉴定的效率、分析速度与选择性，进而为中药的质量评价提供坚实的基础。高效液相色谱指纹图谱技术在实际的应用中，具有灵敏度高、分离效果佳、检测方法多、分析速度快等诸多优势，因此，较常应用于不容易分离、成分复杂的中药鉴定当中。薄层色谱指纹图谱技术主要是应用于对中药各种成分的鉴定当中，例如，可采用该技术对中药白芍中的白芍总苷进行鉴定。由于该技术具有操作简单、鉴定速度快、鉴定范围广、一次性分析样品多、信息量大等特征，其在当前中药鉴定中的应用也越来越广泛。

3. 中药生物技术指纹图谱技术的应用分析

目前常用的中药生物技术指纹图谱技术主要包括 DNA 指纹图谱技术与电泳指纹图谱技术两种。其中，中药 DNA 指纹图谱技术是指应用 PCR 技术，将中药样本中的 DNA 提取出来，再通过人工合成的方法，将 DNA 样本合成为新的 DNA 片段。之后，再依照生物 DNA 片段的遗传性与特异性特征，分析中药成分含量，从而达到鉴别中药优劣、质量、品种的作用。采用中药 DNA 指纹图谱技术，具有简单、快速、不受外界环境影响等多种优点。而中药电泳指纹图谱技术主要是指，将存在于中药植物细胞中，且受遗传因子所控制的蛋白质分子作为指标，通过氧化同工酶与蛋白质的聚丙烯酰胺凝胶电泳指纹图谱技术，从分子学角度出发，对中药植物基因的单一性、遗传性等特别进行鉴别。由于中药电泳指纹图谱技术具有污染小、灵敏度高、样品处理简单、操作方便快捷、鉴别准确等诸多优势，因此在中药鉴定中的应用也比较常见。

【能力训练】

查阅相关资料,了解一下国内外中药鉴定技术的最新进展。

【练习思考】>>>

1. 什么是指纹图谱?
2. 最常见的指纹图谱技术包括哪些?

(周在富　黄之英)

参 考 文 献

[1] 国家药典委员会. 中华人民共和国药典（2020版）[M]. 北京：中国医药科技出版社，2020.

[2] 王满恩. 中药饮片鉴别新图说[M]. 北京：人民卫生出版社，2010.

[3] 国家药品监督管理局执业药师资格认证中心. 国家执业药师考试指南[M]. 北京：中国医药科技出版社，2023.

[4] 金世元. 金世元中药材传统鉴别经验[M]. 北京：中国中医药出版社，2012.

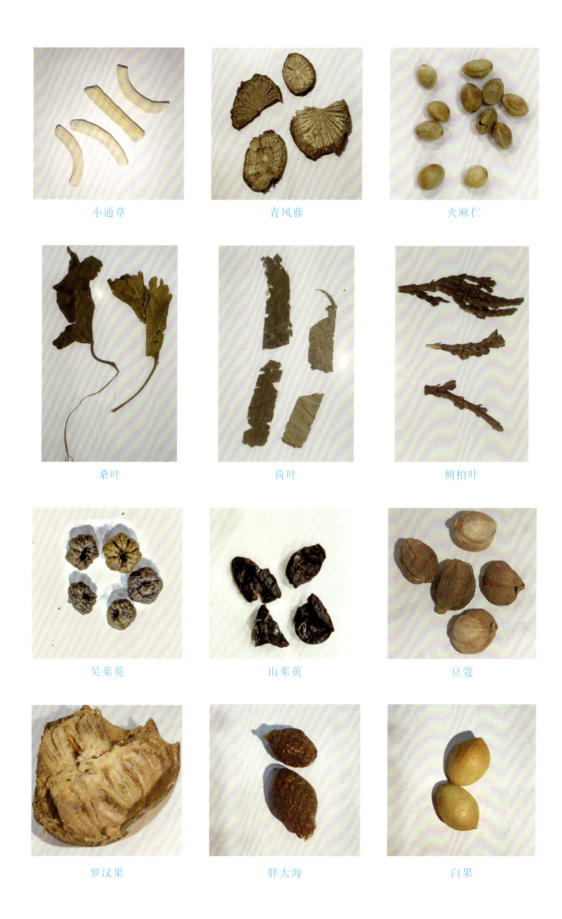

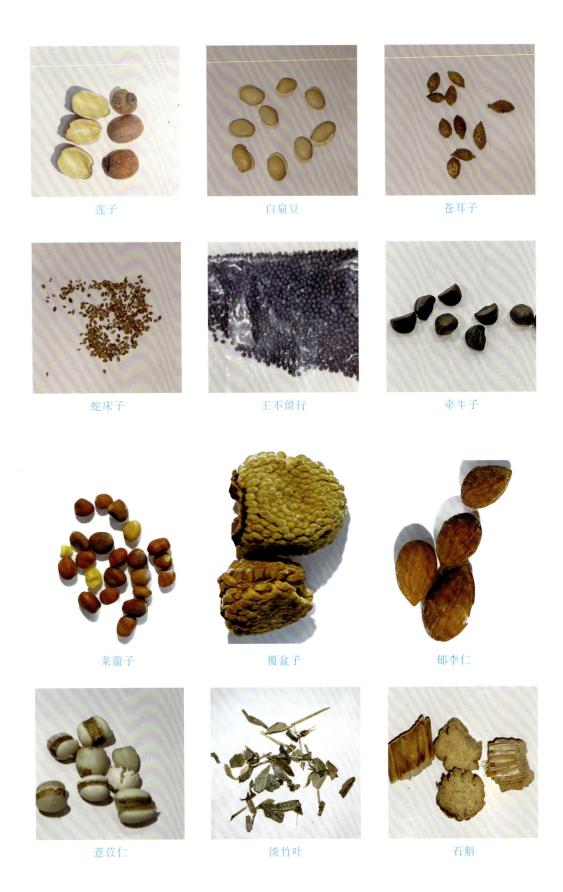

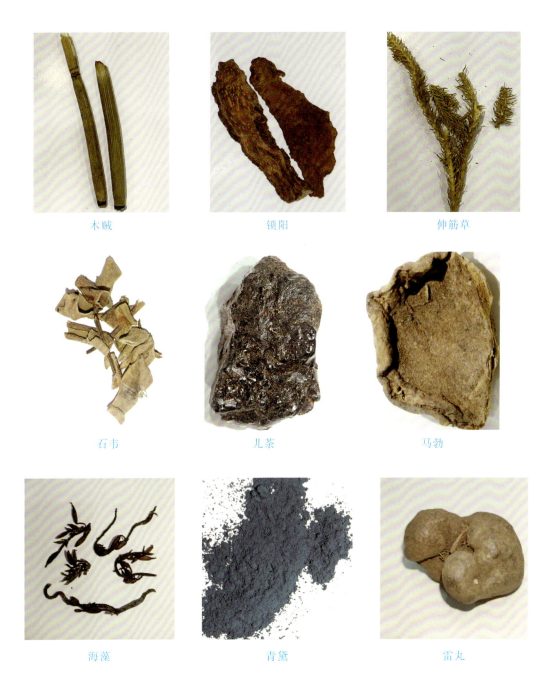

木贼　　　锁阳　　　伸筋草

石韦　　　儿茶　　　马勃

海藻　　　青黛　　　雷丸